医学博士教你

祛病养生

——不老的秘密

BULAO DE MIMI

詹向红　侯俊林　主编

SPM 南方出版传媒
广东科技出版社｜全国优秀出版社
·广州·

图书在版编目（CIP）数据

医学博士教你祛病养生：不老的秘密/詹向红，侯俊林主编．—广州：广东科技出版社，2018.4

ISBN 978-7-5359-6744-2

Ⅰ.①医… Ⅱ.①詹…②侯… Ⅲ.①养生（中医）—基本知识 Ⅳ.①R212

中国版本图书馆CIP数据核字（2017）第114528号

医学博士教你祛病养生——不老的秘密

Yixue Boshi Jiaoni Qubingyangsheng——Bulao de Mimi

责任编辑：邓　彦　邵水生

封面设计：友间文化

责任校对：陈杰锋

责任印制：彭海波

出版发行：广东科技出版社

（广州市环市东路水荫路11号　邮政编码：510075）

http: //www. gdstp. com. cn

E-mail: //gdkjyxb@gdstp. com.cn（营销）

E-mail: //gdkjzbb@gdstp. com.cn（编务室）

经　　销：广东新华发行集团股份有限公司

印　　刷：佛山市浩文彩色印刷有限公司

（佛山市南海区狮山科技工业园A区　邮政编码：528225）

规　　格：787mm×1 092mm　1/16　印张16.5　字数300千

版　　次：2018年4月第1版

2018年4月第1次印刷

定　　价：39.80元

前　言

衰老，是一个千百年来经久不衰的话题。从传说中秦始皇派徐福率五百童男童女去海上寻找不死仙药，到汉武帝求方士造丹炉炼取长生仙丹，都表明长生不老一直是中国历史上人们孜孜追求的事情。上至帝王，下至黎庶，无一不对长生驻世、青春不老矢志求索，并且乐此不疲。从古语讲的“蝼蚁尚且贪生”一语，可知生之可贵。

今天，在一个自然和生命科学高度发达的时代，遮盖着生命种种神秘的面纱，已经逐渐被一层层地揭开。人类基因组图谱的绘制、克隆动物实验的成功、分子生物学的发展、电子技术在生物学中的应用等，都预示着人类彻底揭开生命本源的一天即将到来。医学，作为一门横跨自然科学和社会科学两大门类的学科，其进步必然伴随着科学技术和人文科学的前进和发展。医学所要面对的是一个个活生生的人，而不是一台台机器，我们不能割裂开一个人的生存环境及状态去讨论“生病的人”或者是“人生的病”。医学发展到今天，人们已经逐渐意识到，有针对性的、个性化的、有效的医疗和保健，才是未来医学发展的必然方向和趋势，而这恰恰是中国古代先贤积千百年智慧、用无数先辈的生命验证过的中医所具备的最大优势。

中医认为，人的生命与天地自然是和谐统一的，人的一生无不随着天地四时的变化而变化。外感六淫、内伤七情、饮食劳倦等，总是对我们人体的健康进行一番考验。《黄帝内经》讲：强者不必病而弱者病，这就要求我们在疾病面前做一个强者。如何做一个强者?《黄帝内经》也给出了答案："食饮有节，起居有常，不妄作劳。"现代社会，我们每一个人都面临着巨大的生存压力，为了更好地生活，我们不惜残忍地对待我们的身体，熬夜、酗酒、暴饮暴食，这些不良的生活习惯，假如能在我们身上微微得到改善，我们的生命质量和生活质量也可能会得到巨大的改善，我们的青春年华也才不会被挥霍无度。

生命是一个过程，相信每一位读者都希望自己的生命过程精彩而美丽，这首先要有个清静透彻的心态。儒家说的"朝闻道，夕死可矣"，多么澹然! 道家说的"生生死死，死死生生，方生方死，方死方生"，多么超脱! 佛家说的"知世间万事皆是空虚，终日营为皆是妄想，知我身皆是虚幻，祸福皆是无有，生死皆是一梦，慨然领悟，顿然解释，则心地自然清净，疾病自然安痊，能如是，则药未到口，病已忘矣"，多么潇洒! 在世界文化逐渐向中国文化回归的今天，我们每一个人，特别是有着深厚文化积淀的中国人，都应该努力找寻自己生命的基点，让生命的过程变得更有价值和意义。

本书是从医学的角度谈抗衰老的问题，希望通过简单平实的话语，将什么是衰老、衰老的原因是什么、常见衰老的表现及对策以及如何延缓衰老等问题，进行一个系统的解答，消除人们对衰老认识的种种误区。不仅如此，作者还希望通过这本书，能够帮助读者建立一个正确的养生观，使读者避免面对茫茫健身书海无所适从，兴望洋之叹。如果读者真的能从这本书中得到益处，将是对我们工作最大的肯定和赞许。

青春，也许就在您的手中不老。

编者

目 录

什么是衰老 ……………………………………………… 1

一、年纪大就是衰老吗 ………………………………………… 1

人体就如一台机器，一般情况下，随着使用时间的延长会逐渐老化。但如果调养得当，则完全可以延缓衰老进程，如83岁的老太太还是瑜伽高手，90高龄仍有生育能力即是明证。

二、衡量衰老的标准是什么 …………………………………… 4

衡量衰老有标准，进行心理测试和生理测试便可知。

三、衰老是怎么一回事 ………………………………………… 9

衰老不是一种疾病，它是身体各器官功能衰退的表现。

四、人类究竟可以活到多少岁 ………………………………… 10

中医学认为上寿为120岁。按发育成熟年龄和细胞分裂次数算，人类应可活到120~150岁。

五、世界各地著名寿星排行榜 ………………………………… 13

不相信你就看看目前世界上部分著名长寿老人的年龄及排行。

人为什么会衰老 …………………………………… 18

一、中医学对于衰老的认识 ……………………… 18

（一）先天禀赋说 ………………………………… 18

体质是父母给的，父母体质好、寿命长，则子女也易获得长寿；反之，则容易早衰，寿命缩短。

（二）阴阳失调说 ………………………………… 19

《黄帝内经》言："阴平阳秘，精神乃治"，阴阳平衡则机体健康无病，阴阳失调则机体衰老夭亡。

（三）脏腑虚衰说 ………………………………… 21

肾为先天之本，脾为后天之本。脏腑功能衰弱是衰老的原因。

（四）精亏神损说 ………………………………… 23

精是生命活动的基础，神是生命活动的统摄。精充神旺才可健康长寿；反之，则过早衰老。

（五）气血虚衰说 ………………………………… 24

人体以气血为本。人的一生，气血由弱转强、由盛转衰，与之伴随的是人体由幼及长、由壮及老。

（六）痰阻血瘀说 ………………………………………… 25

痰阻血瘀可致精血津液运行不畅，脏腑得不到正常濡养而虚衰。

二、现代医学对衰老原因的认识 ………………………… 27

（一）基因调控说 ………………………………………… 27

基因就像钟表，其内的发条决定了停摆的时间。

（二）磨损伤害说 ………………………………………… 29

犹如汽车，注意保养，寿命较长；反之则过早报废。

（三）自由基学说 ………………………………………… 30

金属生锈是一个氧化的过程，人体也有类似的过程，罪魁祸首就是自由基。

（四）端粒–端粒酶学说 ………………………………… 33

最新的细胞有限分裂学或复制衰老学，不可不知。

（五）内分泌失调学说 …………………………………… 36

内分泌功能失调与衰老息息相关，不能不提。

（六）脂褐素蓄积说 …………………………………… 40

脂褐素随着年龄增长而增加，它与衰老的关系也要关注。

常见的衰老表现或疾病及对策 ……………………… 43

一、人一老眼神就不好了 ………………………………… 43

视觉器官衰老，表现为眼睛不好使，眼珠子发黄。

二、如何才能人老珠不黄 ………………………………… 47

三、耳朵里有只虫在叫 …………………………………… 50

听觉器官衰老，表现为耳朵响了，甚至世界越来越安静了。

四、世界越来越安静了 …………………………………… 55

五、玉兰花为什么不香了 ………………………………… 57

嗅觉器官衰老，表现为鼻子香臭不分，声音也变得干涩而浑浊。

六、留住那美妙的声音 …………………………………… 61

七、如何减少皱纹的产生 ………………………………… 65

皮肤衰老，表现为皱纹、粗糙、斑点、毛发脱落、白发。

八、怎样保持细腻的肌肤 ………………………………… 70

九、褐色的斑点是什么 …………………………………… 74

十、“头”等大事如何解决 ……………………………… 77

十一、如何预防“高堂明镜悲白发” …………………… 81

十二、老年人易骨折的幕后元凶 …………………………… 84

运动系统衰老，表现为骨质疏松，肌力减退。

十三、如何预防颈椎病 …………………………………… 89
十四、妙招对付肩周炎 …………………………………… 95
十五、如何预防肌力减退 ……………………………… 102
十六、牙齿逐渐退休了 ………………………………… 107

消化系统衰老，表现为牙齿松动，消化功能下降，便秘。

十七、好多食物消化不了 ……………………………… 110
十八、通畅才能有健康 ………………………………… 115
十九、为什么老年人易胸闷 …………………………… 121

呼吸系统衰老，表现为胸闷气短，呼吸不畅。

二十、老张的尴尬——尿失禁 ………………………… 124

泌尿和生殖系统衰老，表现为尿多，尿失禁，性欲减退，早泄，前列腺肥大，卵巢早衰，乳房下垂。

二十一、跟老伴越来越少了 …………………………… 127
二十二、早泄——不能每次都草草收场 ……………… 133
二十三、如何预防前列腺增生 ………………………… 137
二十四、呵护女性的美丽之源 ………………………… 141
二十五、90°挺好 ……………………………………… 145
二十六、年纪大了，血压也高了 ……………………… 151

心血管系统衰老，表现为血脂高了，血压高了，动脉也硬化了。

二十七、如何预防高脂血症 …………………………………… 155
二十八、睡不着觉的烦恼 ……………………………………… 158

神经系统衰老，表现为睡不好觉，记忆力也差了。

二十九、如何预防记忆力下降 ………………………………… 163
三十、女性更年期综合征 ……………………………………… 167

内分泌系统衰老，表现为更年期综合征，肥胖，血糖升高，心情抑郁。

三十一、不胖一身轻 …………………………………………… 170
三十二、血糖若失控，后果很严重 …………………………… 175
三十三、远离生命的隐形杀手 ………………………………… 180
三十四、如何预防亚健康 ……………………………………… 185

免疫系统衰老，表现为亚健康，免疫功能差。

三十五、如何提高免疫力 ……………………………………… 190

怎样延缓衰老 ……………………………………………… 193

一、事业诚可贵，健康价更高 ………………………………… 193

车要注意保养，人要注意健康。商人很拼命，一身都是病。不要年轻时拿命换钱，年老时拿钱换命。钱有很多可以赚，命只一条赔不起。没了命，钱再多也是人家的。健康才是硬道理。

二、心态平和寿自高 …………………………………… 195

心态不但影响命运，更影响寿命。喜怒忧思悲恐惊，七情过激均可致病。研究显示，性情急躁的人患高血压和心脏病的几率比常人高很多。

三、合理饮食防衰老 …………………………………… 202

民以食为天，中医讲究饮食有节、合理搭配、寒温适宜、注意卫生。

四、作息规律身体好 …………………………………… 207

天人合一，起居应顺应自然阴阳消长规律。

五、适当运动不显老 …………………………………… 211

《黄帝内经》强调劳逸适度、不枉劳作，因此运动要掌握好“度”。

六、要想脾胃好，常吃怀山药 ……………………………… 214

山药调补脾胃，性味平和，老幼皆宜。如加鸡内金，则补脾效果更强。

七、上床萝卜下床姜，不劳医生开药方 …………………… 217

生姜可开胃止吐，还可降低胆固醇，防止动脉粥样硬化的产生。萝卜可帮助消化。

八、养生八珍糕 ………………………………………… 219

清朝宫廷密膳，长寿皇帝最爱吃的点心。健脾补肾，延缓衰老。

九、延缓衰老中药介绍 …………………………………… 221

人参、当归、黄芪、枸杞子、何首乌、山楂、大枣。

十、怎样补钙才合理 …………………………………… 237

合理补钙，增加骨质，提高骨密度。

十一、你会喝水吗 ……………………………………… 239

每天饮水量多少，何时饮水最合适，应该饮什么水，饮料不可以代替水。

什么是衰老

一、年纪大就是衰老吗

人体就如一台机器，一般情况下，随着使用时间的延长会逐渐老化。但如果调养得当，则完全可以延缓衰老进程，如83岁的老太太还是瑜伽高手，90高龄仍有生育能力即是明证。

生长壮老是生命的自然规律，自然界的一切生命在生长成熟之后，都不可避免地走向衰老。秋风卷地，百草枯黄，我们知道它们的生命行将结束；小猫小狗，步履蹒跚，我们知道它们已渐渐老去；但是人类的衰老怎么来度量呢?

相对于头发灰白、行动迟缓，人们似乎更喜欢以年龄来判断一个人衰老的程度，认为年纪大的人就衰老。一提起18岁，我们脑海中会马上出现天真烂漫、朝气蓬勃的少年形象；而一提起80岁，我们的脑海中则会立刻浮现出满脸皱纹、皓发如雪的老人形象。在我国古代，人们对老人年龄也有一些特定的称呼，例如：60 岁称为“耆”，意为进入老之境；70 岁称为“耄”，白发苍苍之意；80 岁称为“耋”，表示已老态龙钟；90 岁称为“鲐”，指老人背上生斑似鲐鱼背；百岁称为“期颐”，意为冷不知穿衣，食不知滋味，处处需要子孙奉养照顾。可见对于不同年龄的人，人们是有一个比较固定印象的。

但是，当我告诉你下列事实，你可能会大吃一惊。

（一）八十老太做体操

83 岁的贝蒂·卡尔曼（Bette Calman）是澳大利亚一位长期教授瑜伽的教练，目前，这位祖母级别的教练看上去依然年轻，并且充满活力。她的身体像橡皮条一样柔韧，能够向后弯曲，并能以两手支撑身体，使身体与地面保持平行。她还时常改变发型和耳饰，当她穿着粉红色连衣裤时更是魅力十足。

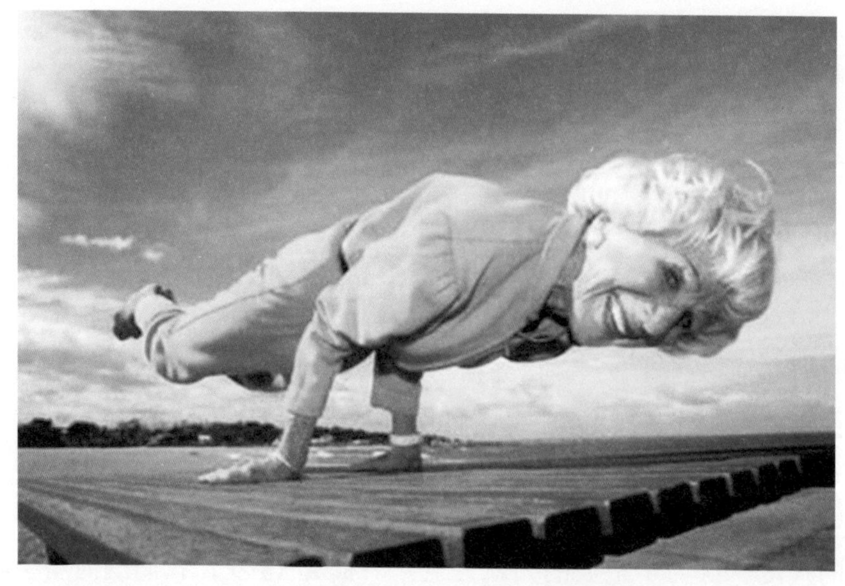

你看她像 83 岁吗？

（二）九十老人能生育

Nanu Ram Jogi 是印度一位已有 90 岁高龄的老人，他已经生育了 21 个孩子，其中有 12 个儿子和 9 个女儿，但是他的生育计划却并未停止。目前，他与第四任妻子结婚，并成功生育了一个孩子。他在接受记者采访时声称，自己要到 100 岁时才会停止生育后代。

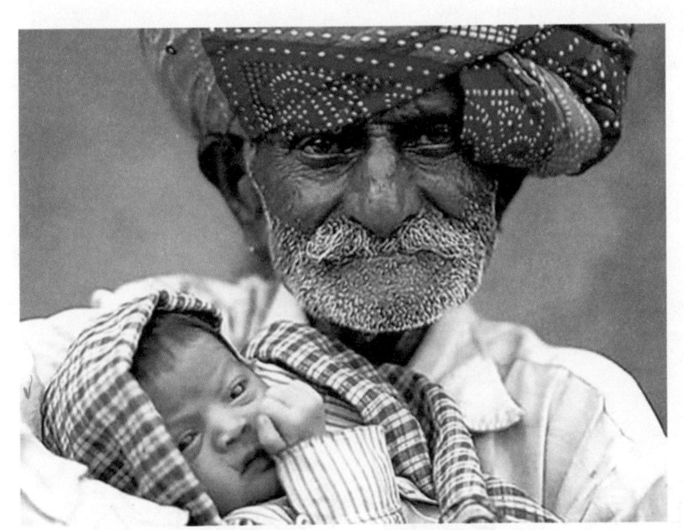

90 岁老人和他的新生儿

（三）青春永驻的老人

罗伯特·德蒙特奎是美国最优秀的运动员之一，身高 1.8 米，体重 88 千克。从 16 岁到 84 岁，他的身高和体重没有任何变化。更令人感到不可思议的是，他的身材和机体状态与他青少年时期几乎完全一样。1996 年，他在没有经过任何严格训练的情况下，以惊人的 5 小时 23 分钟跑完了马拉松比赛。经严格训练之后，他多次以不超过 3 小时 19 分钟的时间，出色地完成马拉松比赛。

（四）六岁女童已衰老

6 岁的佳佳（化名）是河南信阳地区的一名女童，但她看起来已经像个小老太婆了。松弛的皮肤，满脸的皱纹，稀疏的毛发，让人简直不敢相信眼前是一位6岁的儿童。

在外貌提前衰老的同时，佳佳的身体机能也在迅速老化。她骨节僵硬，动作迟缓，活动能力很差，连最喜欢的捉迷藏也不能参加。佳佳的父亲说："孩子出生时十分健康，与正常孩子没有什么两样，但从3岁起，孩子的头发开始逐渐脱落，脸上出现皱纹，变得越来越像老人了。"经北京儿童医院初步诊断，佳佳患的是罕见的"早老症"。"早老症"是一种未老先衰的疾病，患者出生时一般正常，但在10岁时外貌和身体机能已相当于80岁的正常人了。

由此可见，虽然人体会随着年龄的增加逐渐衰老，但是用年龄来衡量衰老的程度并不科学。那么，到底什么是衰老？它有没有客观的衡量标准呢？答案即将在下一节揭晓。

二、衡量衰老的标准是什么

衡量衰老有标准，进行心理测试和生理测试便可知。

既然按日历计算的实际年龄大小不足以衡量衰老，哪衡量衰老的标准究竟是什么呢？目前，科学家们制定了生理和心理年龄的测量方法，我们可以借此衡量自己的衰老程度。

（一）生理年龄的测量

生理年龄是指生理学上的年龄，它表示一个人生命活力的高低。英国科学家日前制订出一套新的健康检测法，可以大致测试出个体的生物学年龄。

● 测试 1：瞳孔大小

年纪越大瞳孔越小，但在强光下瞳孔会收缩，因此应在平日的光线下测量瞳孔大小。

得分：4 毫米 30 岁，2 毫米 60 岁。

● 测试 2：大脑活性

由 100 开始倒数到零，每次隔 7 个数字（100,93,86......），并记录所花时间。

得分：少于 20 秒 40 岁以下，20~25 秒 40~60 岁。

● 测试 3：眼角膜环

在镜子中观察自己的眼球，多数人会发现角膜会围着一条白色的曲线，曲线越长，说明体内的胆固醇越高。如果生理年龄有 80 岁，就会发现一个完整的角膜环。

● 测试 4：皮肤弹性

捏着手背皮肤 1 分钟，然后放松，留意皮肤回复平坦状态的时间。皮肤越老，需要的复原时间就越长。

得分：少于 1 秒 20 岁以下，1~2 秒 20~30 岁，3~4 秒 30~40 岁，5~10 秒 40~50 岁，11~30 秒 50~60 岁，30~45 秒 60~70 岁。

● 测试 5：反射动作

测试者将一把 45 厘米长的尺子垂直拎起，使其下端与被测者的手处于同一水平上。测试者松手使尺子自由降落，记录被测者接住尺子时已下落的距离，年纪越小则尺子下落距离越少。得分：少于 14 厘米 20 岁以下，14~24 厘米 20~30 岁，24~29 厘米 30~40 岁，29~35 厘米 40~50 岁，35~40 厘米 50~60 岁。

● 测试 6：平衡

将右腿弯曲成 45°，用左脚站立，双手放在臀部，闭上眼睛，记录失去平衡右脚落地的时间。这样做 3 次，每次相隔数分钟，计算平均时间。

得分：60~69 秒 30~40 岁，50~59 秒 40~50 岁，40~49 秒 50~60 岁，

30~39 秒 60~70 岁，20~29 秒 70~80 岁。

（二）心理年龄的测量

心理年龄反映着某人的心理健康状态，可表达心理活动的发育、成长与老化的程度。成年人的心理年龄可通过下表测出。

成年人心理年龄测定表

序号	内容	是	中间	否	实际得分
1	下决心后立即去做	0	1	2	
2	往往凭经验办事	2	1	0	
3	对事情有探索精神	0	2	4	
4	说话慢而啰唆	4	2	0	
5	健忘	4	2	0	
6	怕烦心	4	2	0	
7	喜欢参加各种活动	0	1	2	
8	日益固执起来	4	2	0	
9	对什么事都有好奇心	0	1	2	
10	有强烈的生活追求	0	2	4	
11	难以控制感情	0	1	2	
12	容易妒忌别人，易悲伤	2	1	0	
13	见到不讲理的事不那么气愤了	2	1	0	
14	不喜欢看推理小说	2	1	0	
15	对电影和爱情小说日益丧失兴趣	2	1	0	
16	做事情缺乏持久性	4	2	0	
17	不爱改变旧习惯	2	1	0	
18	喜欢回忆过去	4	2	0	
19	学习新事物感到困难	2	1	0	
20	十分注意自己的身体变化	2	1	0	
21	生活兴趣的范围变小了	4	2	0	
22	看书的速度加快	0	1	2	
23	动作欠灵活	2	1	0	

（续上表）

序号	内容	是	中间	否	实际得分
24	晚上不如早晨和上午头脑清醒	2	1	0	
25	对生活中的挫折感到烦恼	2	1	0	
26	缺乏自信心	2	1	0	
27	集中精力思考有困难	4	2	0	
28	工作效率低	4	2	0	
总分					

如得分为 0~30 分，心理年龄约为 20~30 岁，得分 30~50 分为 30~40 岁，50~65 分为 40~50 岁，65~75 分为 50~60 岁，75 分以上则心理年龄超过 60 岁。

（三）人体器官衰老时间表

据美国梅奥诊所专家们的研究，正常人体一些器官和组织的衰老时间如下。

● 脸部皮肤：女性 19 岁半就开始长出第一条皱纹；男性 35 岁脸部皮肤开始干燥、粗糙，并逐渐松弛。

● 肺：肺活量从 20 岁起开始缓慢下降。30 岁时，男性平均每次呼吸还能吸入 946 毫升空气，而到 70 岁，这一数字则降至 473 毫升。

● 大脑和神经：大脑中的神经细胞从 22 岁开始会缓慢减少。40 岁后，神经细胞将以每天 1 万个的速度递减，从而影响记忆及思维能力。

● 头发：男性从 30 岁开始出现白发，并逐渐脱发；女性则从 35 岁左右开始。

● 乳房：随着女性体内雌激素和孕激素水平的下降，乳房从 35 岁开始逐渐衰老、下垂。

● 肌肉：人体的肌肉处在不断的生长和衰老过程中。30 岁后，肌肉衰老速度开始大于生长速度。过了 40 岁，人们的肌肉开始以每年 0.5%~2%的速度减少。

● 骨骼：骨质从 35 岁开始流失，进入自然老化阶段。80 岁时，身高会比一生中最高时降低约 5 厘米。

● 心脏：心脏从 40 岁开始衰老，向全身输送血液的效率开始降低。45 岁以上的男性和 55 岁以上的女性心脏病发作的概率增大。

● 牙齿：从 40 岁开始，牙齿和牙龈更易腐烂。

● 眼睛：从 40 岁开始，近距离观察事物会越来越费劲，对光线强度的变化也更难适应。

● 肾：肾脏滤过率从 50 岁开始下降。

● 前列腺：前列腺也从 50 岁开始衰老。前列腺增生引发了包括尿频在内的一系列问题，困扰着 50 岁以上的半数男子。

● 听觉器官：55 岁左右开始衰老，60 多岁以上的人半数会因为老化导致听力受损。

● 肠：由于肠道内环境的改变，肠内有益菌群的数量在 55 岁以后开始大幅减少，这一情况在大肠内尤为严重。从而使人的消化功能下降，肠道疾病风险增大。

● 舌头和鼻子：从 60 岁开始，味觉和嗅觉感受器将逐渐减少。

● 膀胱：膀胱从 65 岁开始衰老，从而影响我们对排尿的控制。

● 肝脏：肝脏似乎是体内唯一能挑战衰老进程的器官，它到 70 岁才开始衰老。如果捐赠人不饮酒不吸毒，也没有患过传染病，一个 70 岁老人的肝也可以移植给 20 岁的年轻人。

在人的生命过程中，机体的老化是一个必然的过程，我们不能够使其逆转，但是，如果采取一定的措施，还是可以延缓其衰老的速度。那么哪些措施可以延缓衰老，保持青春呢？这将在以后的章节中和大家分享。

三、衰老是怎么一回事

衰老不是一种疾病，它是身体各器官功能衰退的表现。

当我们还是个顽皮小孩的时候，总是盼望着快快长大。那时我们的口头禅是“我长大以后要……”时光如流水，不经意间，我们已经儿女绕膝，或者子孙满堂。我们的子女或者孙辈正以当年我们的口吻对我们讲着“我长大了要……”，多么相似的一幕，但是，主角已经换人，我们不可能再回去了，而他们，却可以一路走来。这就是生命，一个只能前进，而不能后退的过程。

现在，我们的烦恼是：衰老，在我们还没认清它庐山真面目的时候，已经向我们偷偷袭来。仿佛是转眼之间，皱纹，已经爬上额头；白发，已经长在鬓角。

那么，衰老到底是怎么回事？

衰老其实是人生的必然过程。它对每个人都很公平：上至帝王将相，下至黎民百姓，谁也避免不了。随年龄的增长，人体器官和系统的机能逐渐衰退，对环境的适应力逐渐降低，修复损伤的能力全面下降，这便是衰老。有人这样来形象地形容衰老：

● 乘公共汽车的时候，有时连孕妇也会给你让座。

● 所有办理人寿保险的推销员见到你都绕着走。

● 你看到广场上的鸽子会落在雕塑上，当你坐在那里时，鸽子也会落在你身上。

● 年轻时自己口才挺差的，但现在你可以滔滔不绝地对别人讲 2 个小时你家里的热水瓶。

● 你花了半天时间才想起存折放在哪了。你有事准备去告诉老伴，可是一转身又忘记了。

● 半夜起来撒完尿后找不到床在哪儿了，只好敲开儿子的房门，请他帮你把自己送回床上去。

衰老包括生理衰老与病理衰老。前者是指人体发育成熟之后即成年之后，出现的生理性退化过程，比如头发变白、皮肤变皱等；后者是指在生理性变化的基础上，由于患某些疾病而加速了衰老的过程，比如癌症患者的身体状态会迅速衰老。

此外，人是一种社会性动物，从社会学角度来看，如果一个人对新鲜事物失去兴趣、喜欢怀旧、爱管闲事、说话唠叨等，也是衰老的表现。

在人们的意识中，衰老和死亡一直是人类生命中的一个阴影。在我周围，许多人曾提及这个问题，他们都说害怕衰老和死亡，希望永远活着。在他们中间有一些年龄甚小，还只是初中生。但是，从整个人类的发展来说，为了给人类下一代留下足够的生存空间，衰老和死亡又是必要的。地球上的资源是有限的，不可能容纳无限多的人。因此，当人们生儿育女，建功立业，完成来到这个世界上的使命之后，应该在某一天退出社会，最终离开这个世界。因此，我们要乐观地看待衰老这一事实。只是，目前来说，大部分人活的还不够长，或者在有生之年并没有实现自己的心愿。因而，我们渴望能够延缓衰老，活得更久一些。那么，人类究竟能活多少岁？

四、人类究竟可以活到多少岁

中医学认为上寿为120岁。按发育成熟年龄和细胞分裂次数算，人类应可活到120~150岁。

人类究竟可以活到多少岁？这向来是一个引人关注的问题。传说上古时期的彭祖活了800多岁；而道教的创始人老子骑青牛出关，不知所终，有人认为他已羽化登仙，长生不老。但这些毕竟只是传说，没有确实可靠的根据。

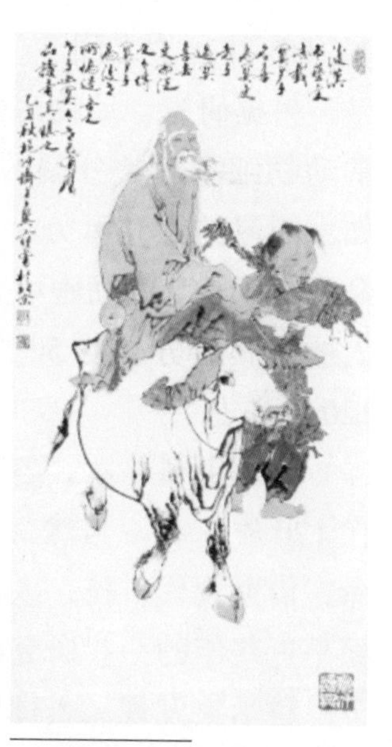

老子出关图

在中国古代典籍中，就曾有过关于“人能活多少岁”的说法。《黄帝内经》说：“尽终其天年，度百岁乃去”，《尚书》则提出“寿，百二十岁也”。可见，中医学认为，人的寿命应该在100~120岁左右。

而现代医学则是按发育成熟年龄或细胞分裂周期来计算人类寿命的。婴儿出生之后，要靠母亲乳汁的喂养才得以存活。动物中也有一些和人类一样，生下小宝宝之后，母亲会用乳汁喂养它们，如猴子、大猩猩等。这些动物叫做哺乳动物，它们和人类有更多相似之处。科学家们研究发现，哺乳动物的最高寿命，大约相当于其性成熟期，也就是可以生育后代时年龄的8 ~ 10倍。人类的性成熟期大约在13 ~ 15岁，因此寿命应该在104 ~ 150岁之间。另有研究显示，哺乳动物的寿命相当于生长期的5 ~ 7倍。生长期一般是指动物从出生到骨骼发育结束这一时期。例如：狗的生长期是2年，它们的寿命为10 ~ 14年；牛的生长期是4年，它们的寿命是20~30年；骆驼的生长期是8年，它们的寿命是40年左右；猿生长期12年，寿命约为60年。而人的生长期为20 ~ 25年，按照这一规律推算，人类最高寿命应该

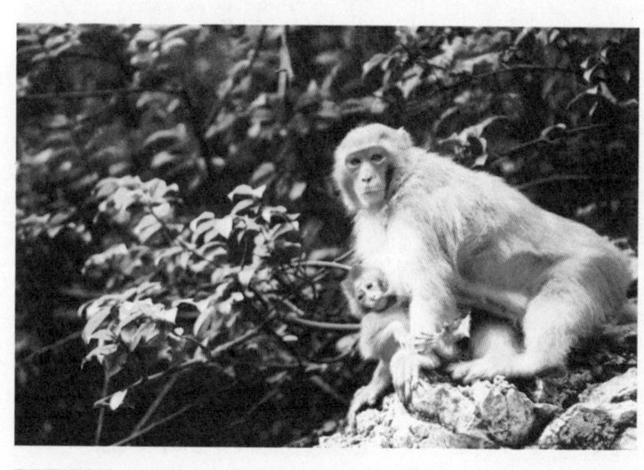

猴子哺乳图

在 100 ~ 175 岁之间。

另据研究，动物寿命的长短与其细胞可正常分裂的周期密切相关。通常动物细胞正常分裂的次数越多，分裂周期越长，其寿命也就越长。例如：小鼠的细胞可分裂 12 次，分裂周期为 3 个月，两者相乘，可得其寿命为 3 年；鸡的细胞可分裂 25 次，分裂周期为 1.2 年，则其寿命为 30 年。人的细胞可分裂约 50 次，分裂周期为 2.4 年，照此推算，人的寿命应为 120 岁左右。

有关资料显示，各国长寿老人的实际寿命与上述估算值较为接近，即在 120 岁左右。当然，120 岁是目前人类在自然状态下所能达到的最高寿命。借助现代科技，人类的寿命有可能突破这一极限，得以大大延长。下面是近些年的一些研究成果。

科学家发现，人体变歧杆菌含量的多少与人体的生长、机体代谢、衰老等密切相关，百岁健康老人体内变歧杆菌的数量要比普通老人高约 100 倍。中国科学家也曾对广西巴马长寿老人体内的菌群进行调查和研究，结果发现巴马长寿老人体内变歧杆菌数量高达 10^8，远远高于正常人群。这被认为是巴马长寿老人长寿的主要原因。根据这一研究结果，国际医学界提出了一个设想：如果人体内的变歧杆菌经过补充，能始终保持在一个较高的水平，人类的平均寿命就可能达到 140 岁以上。

此外，基因技术近年来取得了突飞猛进的发展，基因“狂人”德格雷更是宣称已破解人类老化的实质。德格雷提出，导致人类老化的因子有 7 个，即细胞的萎缩和恶化、细胞的恶性繁殖、染色体的变化、线粒体的变化、细胞体内垃圾的堆积、细胞体外垃圾的堆积，以及细胞体外蛋白质的交织。德格雷还认为，老化实际上基于生物细胞发动的一个固定程序，细胞依据该程序逐一凋亡。即便某人从不得病，他仍将在 120 岁前后死去。因为 120 岁时机体重要器官的关键细胞将会凋亡，有关组织细胞也不再发挥其生理功能，机体也随之死去。如果应用基因技术等现代科学技术，解除上述 7 个因子，并控制细胞的分裂次数和分裂程序，老化过程即可延缓甚至停止，人类的寿命将会大大延长，甚至可以实现长生不老的梦想。

五、世界各地著名寿星排行榜

不相信你就看看目前世界上部分著名长寿老人的年龄及排行。

对“人过七十古来稀”这句话，我们肯定不会陌生。不过，这是古人对于生命的感触和概括而已。如今活个八九十岁也不算是稀罕事，好多长寿老人都已成功的活过了百岁。而且，目前人类的最高寿命仍在稳步的增长。

欧洲的瑞典是一个典型的工业化国家，有着完善的寿命记录。人们对比后发现，瑞典最老寿星的年龄呈现出一个不断上升的趋势。例如，19 世纪 60 年代最老的寿星卒于 101 岁，这一记录到 20 世纪 60 年代缓慢上升至 105 岁。但在此后的 40 年中，这一记录则迅速上升，到 20 世纪的 90 年代已达到 108 岁。

下面，是近年来世界各地部分寿星的排名及年龄。

● 第一名：130 岁

目前见于报道的最长寿的老人，是居住在哈萨克斯坦卡拉甘达市的萨汉·多索娃（Sakhan Dosova）。萨汉 2009 年去世时已经 130 岁了。这是 2009 年 3 月该国第二次人口普查的重大收获，无论是萨汉的哈萨克斯坦身份证，还是仍然保存着的前苏联护照，所标注的老太太的出生日期都是 1879 年 3 月 27 日。而斯大林和爱因斯坦也恰好在这一年出生，不过他们早就已经去世了。

在各种采访中，萨汉声称自己并没有所谓的长寿秘籍。她生病从不吃药，而喜欢用土法治疗。她不喜欢吃甜食，而喜欢吃干奶酪以及小麦做成的食物。老人的家人透露，萨汉的性格非常开朗，经常开怀大笑，也许好心情就是她得以长寿的秘诀。

不过也有人怀疑萨汉的真实年龄。对萨汉年龄质疑的人表示，她最小的孩子 2009 年 65 岁，那么萨汉应该在 65 岁高龄时生下这个孩子。而妇女在这个年龄生育的可能性是很小的。

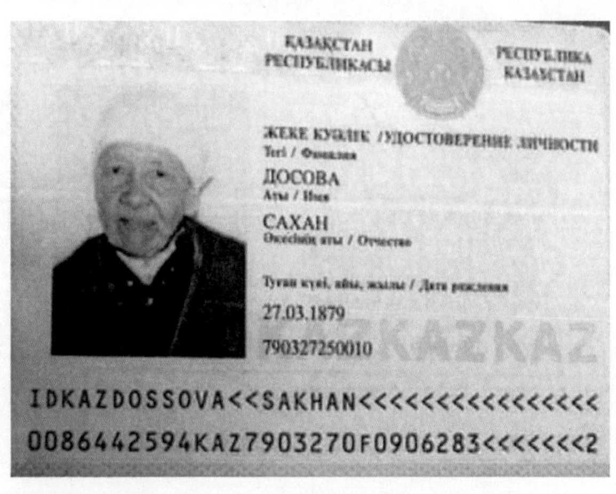

萨汉的证件

● 第二名：128 岁

2009 年，在乌兹别克斯坦一次全国范围内的百岁以上老人普查中，当地官员发现了 128 岁的女寿星尤苏波娃。尤苏波娃出生于 1880 年 7 月 1 日，至今已成功地跨越了三个世纪。

● 第三名：120 岁

2006 年 4 月 22 日，我国最长寿的老人杜品华在家中度过了 120 岁生日。杜品华 1886 年出生于四川省乐山市五通桥区辉山镇，她一生只生了一个女儿，后来收养了一个儿子。现在她与 50 多岁的养子袁成龙一起生活。

虽然已经 120 岁高龄，但老人家的身体状况仍然很好。她目前还有一颗牙齿，花白的头发中仍能见到缕缕青丝。眼睛虽然看不见了，但听力很好，可以清楚地听到周围人的谈话，思维也很清晰。当大家为老人送上鲜花、蛋糕和慰问金，并祝福老人生日快乐、健康长寿时，她连声说道，“感谢政府的关心！感谢领导来看我，也感谢党，没有共产党就没有我的今天!”随后，她还和大家拉起了家常。

现在，老人的生活仍能基本自理。每天早晨起床可以自己穿衣、洗脸、梳头，吃饭也不需要别人帮忙。因为眼睛看不见，老人特别爱听电视

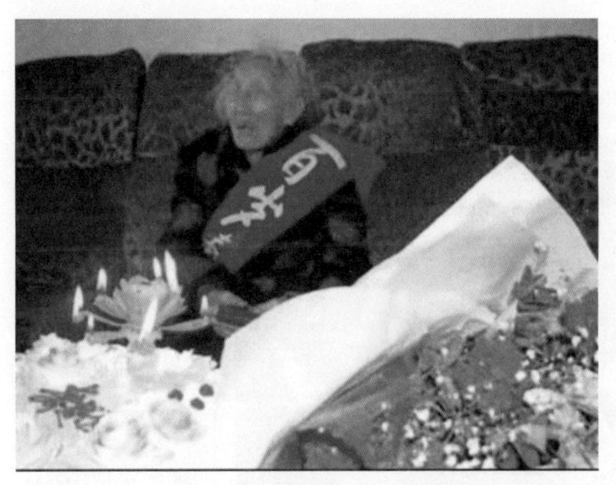
杜品华老人 120 岁生日时的照片

节目。

袁成龙告诉记者，母亲一生不沾烟酒，很少吃肉，喜欢吃软食和蔬菜。“开开心心地生活是最重要原因！”她的邻居肯定地说：“我只晓得她每天只吃素，人好得很，从不生气，成天笑呵呵的。”袁成龙也告诉记者：“母亲心胸开阔，心眼好，从不与人计较。她常教导我们要宽容，开开心心地过日子。”

此外，以色列在 2008 年也发现了一名 120 岁的老太玛丽亚·艾玛什。艾玛什丢失了身份证，去补办时称自己出生于 1888 年，从而引起了人们的注意。以色列内政部人口登记管理处的资料也显示，艾玛什 1888 年出生在吉舍尔·扎尔卡村。该村一战后由土耳其管辖，她还有当年土政府颁发的身份证。艾玛什目前有 10 个儿子、1 个女儿，120 位孙辈、250 位曾孙辈、20 位玄孙辈，长女也已近年 90 岁。她 40 岁的孙媳说：“老人至今身体健康，每天都会去散步，并喝一杯橄榄油。”

吉尼斯世界纪录发言人埃斯皮诺萨表示，尚需整理证明她年龄的确切文件才能宣布这个长寿纪录，如她的教育、医疗证明、孩子们的出生证等能证明老人人生历程的文件。

- 第四名：118 岁

2009 年 3 月 16 日，西藏林周县江夏乡加荣村藏族老人阿麦次仁迎来 118 岁生日。她是目前西藏年龄最大的老人。阿麦次仁老人从小性格开朗、耿直，喜欢吃糌粑、肉末、肉包子等，并喜欢喝酥油茶和清茶。

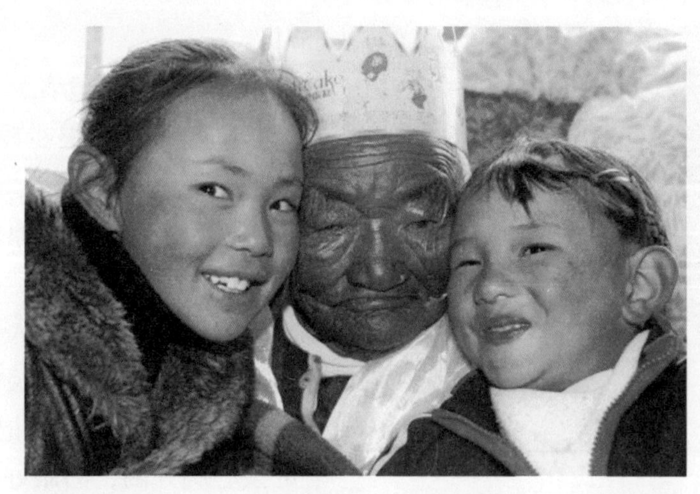

118 岁老寿星
阿麦次仁（中）

当地政府核发的户口簿上显示，阿麦次仁生于 1891 年 3 月 16 日。她是藏北草原上那曲县罗玛镇人，婚后生育了两女一子，目前 70 岁的二女儿央金仍在世。

● 第五名：115 岁

2008 年 4 月 20 日，居住在美国印第安纳州的女寿星埃德娜·帕克迎来了自己的 115 岁生日。帕克生于 1893 年，结婚后一直跟随丈夫在自家农场工作，直到 99 岁高龄。帕克说："勤劳和良好的心态是她长寿的秘诀。"

2008 年，曾亚四已经 115 岁高龄了，经广州市民政局确认，她是目前广州市最长寿的老人。曾亚四于 1893 年 8 月 22 日生于广东梅州五华，在上个世纪 50 年代来广州，居住在白云区三元里走马岗社区。2000 年独子过世后被送入钟落潭养老院，2005 年后在白云区养老院，今年又被接到广州市老人院颐养天年。目前老人需坐轮椅，虽然耳聋，但鬓发犹乌，精神尚佳。曾婆婆平常吃饭肉菜炖得极其烂，爱饮米酒和汽水，喜好用茶籽洗头，并且早睡早起，脾气很好。

2009 年 1 月 2 日，葡萄牙老人玛丽亚·德热苏斯在葡萄牙西北部城市托马尔去世，享年 115 岁又 114 天。德热苏斯生于 1893 年 9 月 10 日。她有 6 个儿女，其中 3 人先她离去。据说，她生前从不吸烟、不饮酒，也不喝咖啡。她喜欢吃蔬菜，但不吃肉。

2009 年 9 月 11 日，美国非洲裔老妇格特鲁德·贝恩斯在洛杉矶西部一家疗养院去世，活了 115 年又 158 天。贝恩斯 107 岁时不慎摔断骨盆，此后一直住在这里。此前，这家疗养院曾透露，贝恩斯除了患关节炎外，一直没有其他疾病。贝恩斯 2008 年成为美国年龄最大的选民，在总统选举中投票支持奥巴马，吸引全球传媒的报道。她今年 4 月 115 岁庆生时，奥巴马还曾特地向她祝贺。贝恩斯一生经历 21 位美国总统、两次世界大战、1903 年赖特兄弟初次试飞飞机，以及太空人阿姆斯特朗登陆月球等。她的医生威特说：“她把长寿归功于信仰上帝，不喝酒，不吸烟和生活自律俭朴。”

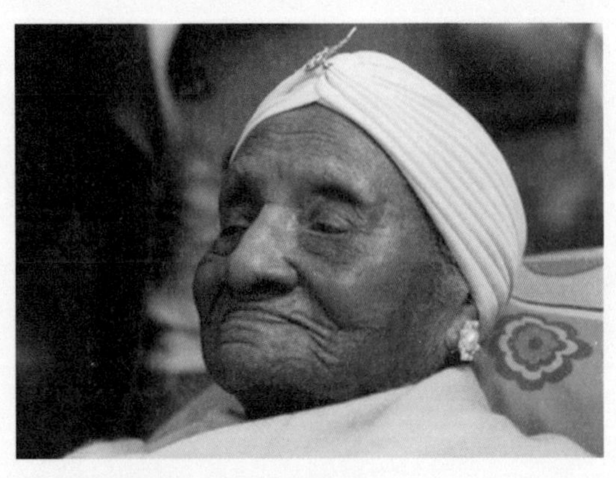

115 岁的格特鲁德·贝恩斯

2009 年 9 月 17 日，泰国人蒲素帕在该国普吉岛上庆祝自己 115 岁生日。蒲素帕准备在生日过后立即申报吉尼斯世界纪录，成为“世界上最长寿老人”。报道称，前几任吉尼斯官方认定的最长寿老人相继去世后，这一头衔的竞争便落在蒲素帕和现年 113 岁的美国老人沃尔特·布鲁宁身上。虽然蒲素帕声称自己生于 1894 年，但他在出生 2 年后才拿到自己的出生证明，因此官方记录蒲素帕的出生日期为 1896 年 9 月 17 日。即便如此，蒲素帕还是能够打败布鲁宁，因为布鲁宁出生于 1896 年 9 月 21 日，比蒲素帕仅仅小了 4 天。蒲素帕将自己长寿的秘诀归功为“少食、少言和只讲真话”。据称，蒲素帕一餐只吃“9 口饭”，多一口都不吃，并且食物中尽量少放调料或食盐。

人为什么会衰老

世间万物，有始有终，就像花儿有开就有谢，月亮有圆就有缺一样。人类，作为世间万物中的一员，自然也不可能超越这一规律，当生命达到全盛期以后，也将不可避免地走向衰老。正如清朝丁其誉在《调摄》中所说的："凡人三十岁以后，年衰一年。"但人为什么会衰老呢？中医学和现代医学都给出了各自的见解，具体如下。

一、中医学对于衰老的认识

我国历代医家对人类衰老过程进行了详细的观察，结合中医理论提出了许多学说，其中较有影响的有"先天禀赋说"、"阴阳失调说"、"脏腑虚衰说"、"精亏神损说"、"气血虚衰说"、"痰阻血瘀说"等。它们从不同角度对衰老的原因进行了探讨，下面对这些理论进行简单介绍。

（一）先天禀赋说

体质是父母给的，父母体质好、寿命长，则子女也易获得长寿；反之，则容易早衰，寿命缩短。

该理论认为，人的衰老进程和寿命长短取决于先天禀赋。先天禀赋就是一生下来就具备的体质因素，这种体质来自于父母，它在出生前就已确定，你无法选择。父母的体质很好，一般情况下，子女的体质也不会差；如果父母的体质很弱，通常来说，子女的体质也相对较差。

那么，这种禀赋与寿命有什么样的关系呢？汉代王充在《论衡》中说："强寿弱夭，谓禀气渥薄也……夫禀气渥则其体强，体强则寿长；气薄则体弱，体弱则寿夭。"也就是说，人们体质的强弱和寿命的长短，与先天禀赋的好坏有关。先天禀赋充足，则体质强，容易健康长寿；反之，若先天禀赋不足，则体质弱，容易早老死亡。

当然，除先天禀赋外，衰老的快慢以及死亡的早晚还与其他很多因素有关，如劳作、思虑、饮食等，但先天禀赋依然起着重要的作用。这就好比一根蜡烛，在出厂时它所含蜡质的多少就已确定，在排除灯心大小、有风无风等因素后，含蜡质较多的蜡烛燃烧的时间会更长。

社会上长寿之人的子女也多长寿，为这一学说提供了现实例证。

（二）阴阳失调说

《黄帝内经》言："阴平阳秘，精神乃治"，阴阳平衡则机体健康无病，阴阳失调则机体衰老夭亡。

1. 什么是阴阳

阴阳的概念，源自我国古代人民的自然观。阴阳最初的含义是很朴素的，表示阳光的向背，向日为阳，背日为阴。后来，阴阳又引申为气候的寒暖，方位的上下、左右、内外，运动状态的躁动与安静，以及白天与黑夜，太阳与月亮等。古代先哲们进而体会到自然界中的一切现象都是既相互对立而又相互联系的，就统一用阴阳来加以概括。他们认为阴阳的对立与消长是宇宙的基本规律，是事物本身所固有的。

阴阳学说认为，阴阳是天地的总纲，自然界的一切事物都包含着阴阳这两个既相互对立、又相互统一的两个方面。它们处在不断地相互作用和运动变化之中，推动着天地间一切事物和现象的产生和变化，推动着生命的发生、发展、衰老和死亡。《黄帝内经》中有多处文字论及上述观点，如“阴阳者，天地之道也，万物之纲纪，变化之父母，生杀之本始也”以及“生之本，本于阴阳。天地之间，六合之内，其气九州、九窍、五藏、十二节，皆通乎天气……此寿命之本也”。

这些就是阴阳真正的含义，也是据此所画出的太极图和八卦图的本意所在。

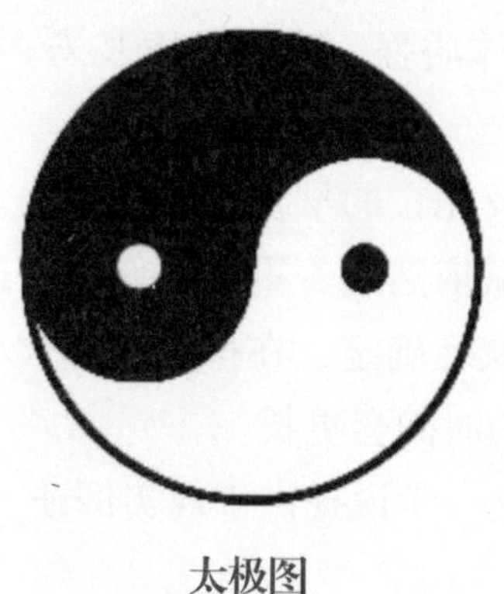

太极图

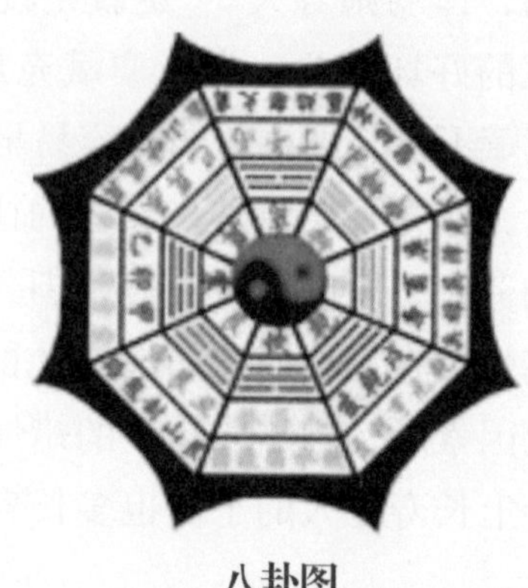

八卦图

2. 阴阳与衰老的关系

人的生命活动，也是依赖于内在矛盾——阴阳为基础的。阴阳两者相互依存，保持平衡，则机体健康无病。这就像自然界如果风调雨顺，寒温适宜，则万物生长繁茂，欣欣向荣。如某种不良因素长期作用于机体，导致阴阳之间的相对平衡被破坏，就会发生阴阳一方偏胜而另一方偏衰的病理状态。如果这种病理状态长期得不到纠正，可导致阴或阳的虚损。阴或阳虚损到一定程度，就会影响人体功能的正常发挥；从而导致衰老的发

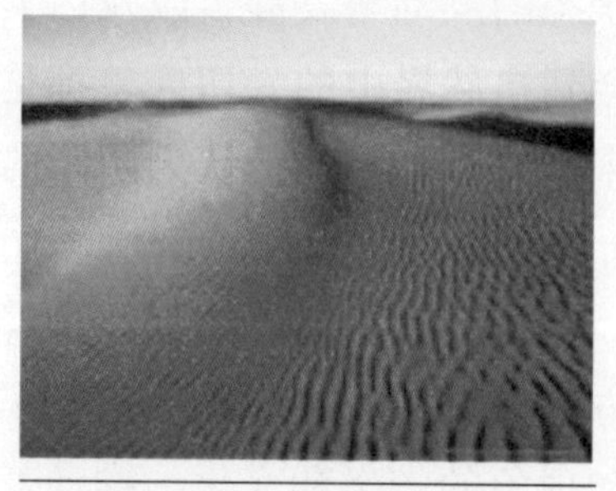

干旱的沙漠——孤阳不生

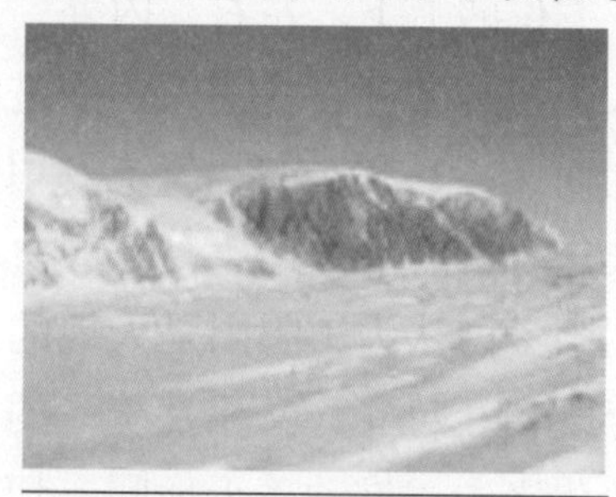

寒冷的两极——独阴不长

生。这就像自然界如果阳气太盛，炎热少雨，万物就会因干渴枯萎；如果自然界阴气太盛，雨雪霏霏，万物就会因寒冷凋敝。若进一步发展，阴阳不能相互为用而分离，人的生命也就走到了尽头。正如炎热干旱的沙漠，或者千里冰封的两极，都很少有生命存在。

因此，阴阳失调可导致衰老的发生，而调节阴阳使之保持平衡则具有延缓衰老的作用。

（三）脏腑虚衰说

肾为先天之本，脾为后天之本。脏腑功能衰弱是衰老的原因。

中医学认为，五脏六腑乃人体之大本。五脏是指心、肝、脾、肺和肾，六腑是指胆、胃、小肠、大肠、三焦和膀胱。它们不但是指有形可见的具体器官，更是指具有特定功能的系统，是人体重要的组成部分。如果把人体比作手表的话，五脏六腑就是手表的表心。手表要进行准确，表心的质量要过关；生命要正常运转，脏腑的功能是关键。表心出问题，手表就报废；脏腑一虚衰，衰老便发生。《黄帝内经》就有言："百岁，五脏皆虚，神气皆去，形骸独居。"也就是说，如果五脏虚衰，人体的神气就会无所依附而散失，最终只剩下一副躯壳，生命便走向终结。

而五脏六腑中，对衰老进程影响最大的，当属肾和脾胃。

1. 肾虚导致衰老

肾为先天之本，人体的生长壮老过程与肾中精气的盛衰密切相关。对此，《黄帝内经》中有详尽的描述："女子七岁，肾气盛，齿更发长……三七，肾气平均，故真牙生而长极……七七，任脉虚，太冲脉衰少，天癸竭，地道不通，故形坏而无子也。""丈夫八岁，肾气实，发长齿更。二八肾气盛，天癸至，精气遗泻，阴阳和，故能有子……三八，肾气平均，筋骨劲强……五八，肾气衰，发堕齿槁……八八，天癸竭，精少，肾脏衰，形体皆极。"翻译成白话文，就是说按照生理过程，女子以7年为一个发育阶段。女孩长到7岁时，肾气开始充盛，所以开始换牙，头发也开始旺盛生长……21岁时，肾气充满，所以智牙长出，身高达到高峰……49岁时，贮存在肾中主管生育的天癸几近耗竭，因此形体衰老，丧失生育能力。男子以8年为一个发育阶段。8岁时，肾精开始充实，因此毛发渐旺，牙齿更换；16岁时，肾气充盛，肾中的天癸成熟，故开始具有生育能力；24岁时，肾气充满平匀，因此筋骨变得坚强有力……40岁时，肾气日衰，所以头发开始脱落，牙齿枯槁松动……而到了64岁时，肾气大衰，故形体衰老十分明显。由此可见，生命过程是随肾气旺盛而强健，随肾气的衰弱而衰老的。后世医家将其概括为“肾气盛则寿延，肾气衰则寿夭”。

肾中精气的盛衰主宰着人体的生长壮老，关系着人体的寿夭否泰，决定着衰老的速度。肾主管骨骼的生长及健康，又可以生髓，髓通于脑。肾中精气的充盛与否可通过头发直观的表现出来；肾又开窍于耳及前后二阴。壮年之后，由于肾中精气日渐衰减，老年人弯腰驼背，动作迟缓，易于骨折，健忘痴呆，面焦发堕，耳鸣齿脱，腰酸膝痛，尿后余沥，或者二便失禁等衰老征象出现。

2. 脾胃虚衰致衰老

民以食为天，饮食靠消化。在中医学的概念中，脾胃具有消化和吸收饮食的功能。脾是后天之本，主运化水谷精微；胃为水谷之海，主受纳腐熟水谷。胃的受纳腐熟功能与脾的运化功能密切配合，将水谷化为精微，进而化生精气血津液，以供养五脏六腑及四肢百骸。故《黄帝内经》说：“五脏六腑皆禀气于胃”。上面已经谈到，人的衰老，大多肾精先枯，因此全仗脾胃受纳运化，吸收精微，以滋养全身，才保证了生命活动的正常进行。如果脾胃功能由盛转衰，整体的衰老也就开始了。所以李东垣在《脾胃论》中写到“胃之一腑病，则十二经元气皆不足也……凡有此病者，虽不变易他疾，已损其天年”。脾胃虚损，精气津液不能正常化生，机体失去滋养，衰老就必然发生。

对于老年人来讲，如果他们脾胃尚健，饮食正常，则易获长寿。如果食量很少，或者消化不好，他们的健康就必定出问题。

作为先后天之本，肾衰与脾虚都可引起人体的衰老。其实，人体是一个有机整体，五脏六腑之间有着千丝万缕的联系。人的衰老，除与肾和脾胃相关，与其他脏腑也有密切关系。五脏六腑之间在生理上相互协调，在病理上相互影响。一个脏腑功能失调，常影响到相关脏腑，从而共同加速衰老的进程。

（四）精亏神损说

精是生命活动的基础，神是生命活动的统摄。精充神旺才可健康长寿；反之，则过早衰老。

在日常生活中，我们常常会听到这样的说法，比如“这人精神很好”，或者“他怎么没精打采的”。这里的“精”和“神”就是来源于中医学的一对概念，为什么要这样形容呢？这还得从“精”和“神”的内涵谈起。

1. 什么是“精”，什么是“神”

中医学认为，精是生命活动的基础，它是一种有形的，多为液态的精微物质。其基本含义有广义和狭义之分：广义的精，泛指构成人体和维持生命活动的精微物质，包括肾藏之精以及人体的血、津和液；狭义的精，则特指肾藏之精，包括生殖之精，是促进人体生长、发育和生殖功能的基本物质。而神则是指人体生命活动的固有规律及其由此引发的一切生命现象。

2. 精和神与衰老的关系

人的生命，由精开始。如《黄帝内经》所言：“人始生，先成精，精成而脑髓生。”人出生后，还要依靠阴精的滋养，才能够健康成长，因此阴精的充盛与否就十分重要。如果阴精充盛，则神全体健，老而不衰。反之，如果阴精耗竭，则会导致过早衰老，甚至夭亡。因此，明代徐春甫在《古今医统大全》称：“人可保者命，可惜者身，可重者精……若耗散真精，疾病随生，死亡随至。”人的生命就像一盏油灯，“精”就相当于油，“神”则相当于灯焰。灯

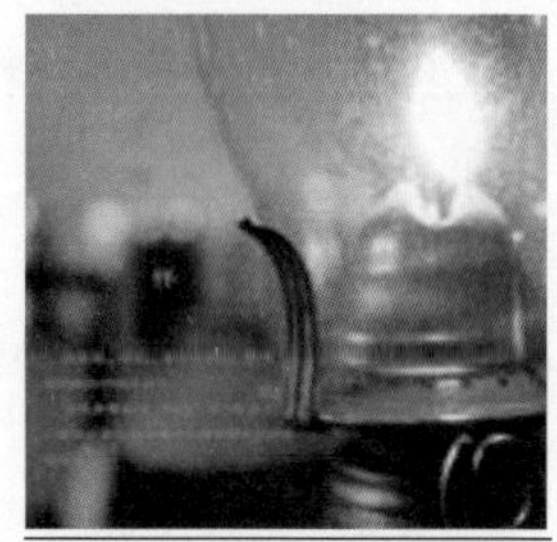

人的生命就像一盏油灯

焰要想明亮，就要保证灯中有充足的油。如果灯中的油越来越少，最终用完，那么灯焰也就会越来越小，最终熄灭。

（五）气血虚衰说

人体以气血为本。人的一生，气血由弱转强、由盛转衰，与之伴随的是人体由幼及长，由壮及老。

1. 气血的作用

气和血在中医学中都是非常重要的概念。归纳起来，气的作用主要表现在推动人体的生长发育、脏腑运动、物质运输和机体的新陈代谢等方面。除此之外，气还具有温煦、防御和固摄的作用。气虚衰时，我们的身体就会生病或者衰老。

血的功能表现两个方面：其一可滋养脏腑形体经络关窍，其二是精神活动的物质基础。血盛则形体强健，面色红润、皮肤光滑、毛发润泽、关节灵活、神清气爽、思维敏捷、朝气蓬勃。血虚则形体虚弱、面色萎黄、皮肤粗糙、毛发枯槁、关节僵硬、精神恍惚、思维迟钝、暮气沉沉。因此，血虚也可导致衰老。

2. 气血与衰老的关系

在正常情况下，气血是相互依存的。血液循行于脉管之中，流布全身，不断循环。气则升降出入，无处不在。两者并行以供给人体各脏腑组织的营养及动力。在人的一生中，气血由弱转强、由盛转衰，与之伴随的是人体由幼及长，由壮及老。人体生长、发育、壮盛以至衰老的过程，由气血的盛衰决定。《黄帝内经》曰："壮者之气血盛，肌肉滑，气道通，荣卫之行不失其常……老者之气血衰，其肌肉枯，气道涩，五脏之气相搏，其营气衰少而卫气内伐。"此便强调了气血的盛衰荣枯是养生长寿的根本。

总之，人体气血充足，才可流行全身，滋养脏腑关节，润泽皮肤毛发，使孔窍得养，骨丰肉满，精神安定，健康长寿。如果人体气血不足，则会过早衰老。人体之气就相当于自然界中的阳光，血就相当于自然界中的雨水。阳光普照万物，雨水滋润大地，万物才能茁壮成长。反之，缺少了阳光和雨水，万物就会衰老，甚至死亡。

（六）痰阻血瘀说

痰阻血瘀可致精血津液运行不畅，脏腑得不到正常濡养而虚衰。

除了上述几个因素外，中医学认为痰阻血瘀也是引起衰老的一个重要因素。

1. 痰阻和血瘀是怎么回事

中医学中所说的“痰”与这里日常生活中所说的“痰”不完全相同。中医学认为，痰是人体的津液因代谢失调聚集而成的，它可以停留在人体的任何地方，而并不仅仅停聚在肺、气管和喉咙里。因此，中医学所说的痰不但包括可以从口中吐出的痰，还包括停留在身体各处那些无法看到的痰。痰可以说是人体机能失调后产生的那些未排出体外的废弃物。如果它停留在肺，可引起咳嗽、气喘、胸闷、咯痰；蒙蔽于心，可引起胸闷、心悸、失眠、神昏、甚至癫痫；停聚于胃，会导致胃部胀闷不适、恶心呕吐、食欲不振；停留于经络筋骨，可出现肢体麻木、半身不遂，或形成痰核瘰疬，即相当于西医所说的淋巴结结核等；痰饮上扰，则可导致眩晕、甚至昏迷；痰气凝郁于咽喉，则会感觉有东西卡在喉咙里，吐之不出，咽之不下；痰停在胸胁部，可见胸胁部胀满，咳嗽时会牵引胸胁部疼痛；痰留聚肠间，则会引起肠鸣辘辘，甚至拉肚子。可见痰为害甚广，因此有“百病皆因痰作祟”之说。

中医学中所说的瘀血，是指全身血脉运行不畅或局部血液停滞，或者体内存在的离经之血未能及时消散等病理状况。瘀血形成后，既会影响血液的运行，又能导致脏腑功能失调，从而引起各种病证。如瘀阻心络，会出现胸闷、心痛、口唇青紫；瘀阻肺络，可见胸痛、咳血；瘀阻于肝，则见胁痛、扪之有块；瘀阻于胃，可见呕血、胃部疼痛、大便漆黑；瘀阻胞宫，可致小腹疼痛、月经不调、经闭、痛经，甚至崩漏；瘀在肢体，则局部可见肿痛或青紫，影响活动。

2. 痰阻血瘀与衰老的关系

由以上可以看出，痰阻和血瘀都可导致人体机能失调，从而影响其正常功能的发挥。在痰瘀的生成方面，中医认为津液代谢失调则聚而成痰，血液运行不畅则阻而化瘀。因此在津血同源的理论基础上，痰瘀同出一源。两者不但化源相同，而且相互促进。血瘀阻滞，可致津液代谢失常，从而导致痰饮的产生。正如唐容川《血证论》所言“血积既久，亦能化为痰水”。而痰浊内停，阻滞血脉，影响血运，也可促成血瘀。痰瘀之间常常相互转化，交结为患，而成痰阻血瘀之候。痰阻血瘀形成后，精血津液运行更加不畅，脏腑得不到正常濡养而虚衰，功能无法正常发挥，使得代谢产物排泄不畅，聚而成痰，继而化瘀，从而加重脏腑虚衰，形成恶性循环，最终脏腑功能衰退而致死亡。

人体若是大地的话，经络血脉就是大地上的河道，精血津液就是流动的河水，而痰和瘀则是河流中的泥和沙。河流中的泥和沙如果越积越多，必然阻塞河道，影响河水的正常流动，使大地的生态遭到破坏。同样，人体的痰和瘀如果越积越多，必然堵塞经络血脉，影响精血津液的正常流动，使人体的功能无法正常发挥，从而导致人体衰老。

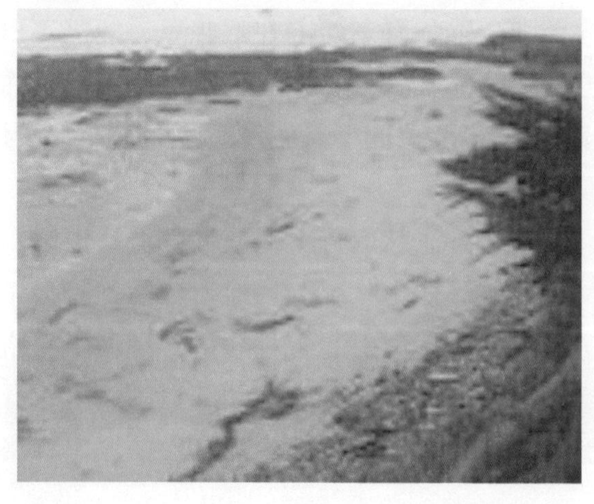

痰和瘀就像河流中的泥和沙

二、现代医学对衰老原因的认识

以上介绍了中医学对于衰老原因的一些看法，这些看法主要是从宏观和整体上来探索人体衰老的原因，常常将人体机能和生理病理状态与自然现象相联系。这其实是中医学“天人相应”观的体现。

随着科技发展而兴起的现代医学，试图从微观角度去寻找衰老的根源。他们也提出了许多衰老学说，其中比较重要的有基因调控说、磨损伤害说、自由基学说、端粒-端粒酶学说、内分泌功能失调说和脂褐素蓄积学说。

（一）基因调控说

基因就像钟表，其内的发条决定了停摆的时间。

进入21世纪，“基因”这个词在我们日常生活中出现的频率越来越高。我们常常在电视或报纸上看到对“基因工程”、“基因图谱”等的报道；转基因大米、转基因大豆等已开始在市场上销售；“基因检测”已十分流行，比如用它来检测疾病、检测性格、检测天赋等，尤其在亲子鉴定方面应用广泛。

1. 基因是什么

基因，也称为遗传因子，是控制生物性状的基本遗传单位。通过它的控制，父母的特征可以遗传给下一代。比如人肤色的黑白、身材的高矮、耳垂的大小等，都与遗传有关，它们由相应的基因所控制。我们通常所说的“龙生龙，凤生凤，老鼠生来会打洞”，也是基因在起作用。正是因为基因具有遗传性，所以通过基因检测能确定两人有没有血缘关系。

2. 基因与衰老的关系

研究显示，每一物种的平均寿命与最高寿命都基本恒定，子女的寿命与双亲的寿命有关，成人早衰症病人平均在39岁时出现衰老，47岁生命结束，而婴幼儿早衰症的小孩在1岁时就出现衰老，12~18岁即过早死去。根据这些现象，有人提出了衰老的基因调控学说。这一学说认为，生物细胞核内存在着与寿命有关的各种基因，包括衰老基因和长寿基因。衰老基因起作用时会缩短个体寿命，如果它发生了变化不再起作用，则可使生物体寿命延长。长寿基因起作用时有助于延长生物体寿命，如其发生变化不再起作用，则使寿命缩短。上述两种基因的相互作用决定了个体生命的长短，这很像是一场拔河比赛。目前，科学家已在人类身上发现了数种长寿基因和衰老基因。

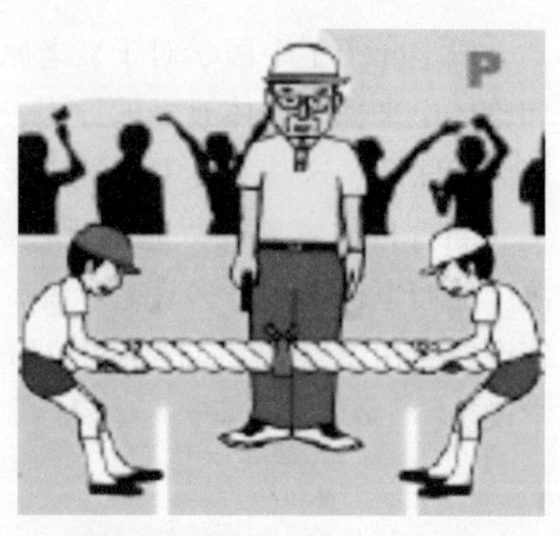

长寿基因和衰老基因之间的关系就像是一场拔河比赛

远在古希腊时期，哲学家柏拉图就曾想到，如果不考虑由意外事故造成的非正常死亡，每个人的寿命在出生时可能就已确定。柏拉图想到了这一点，但他并不知道是基因在起作用。

按照这一学说，一个拥有较多长寿基因和较少衰老基因的人，即使生活习惯不良，生活环境也较差，寿命也不会太短。而一个具有较多衰老基因和较少长寿基因的人，即使生活习惯良好，生活环境也较好，寿命也不会很长。不过，良好的生活习惯和生活环境还是有助于延长寿命的，因此，我们不能因为这一学说而放弃了自身的努力。

（二）磨损伤害说

犹如汽车，注意保养，寿命较长；反之则过早报废。

我们都知道，不管是自行车还是汽车，使用时如果爱惜一些，它的寿命就比较长；反之，如果老是走凹凸不平的路面，又爱踩刹车，就容易过早报废。人体也是这样，如果不加保护地过度使用，就会因磨损或伤害而过早衰老。

比如，一个人如果经常暴饮暴食，就容易损伤肝脏、胃、大小肠等消化系统的器官；如果经常压力过大，又喜欢饮酒，神经系统就容易受到损伤；而过多地接受太阳的紫外线照射会损伤皮肤；空气污染或吸烟可损伤人体的呼吸系统和心血管系统等。此外，磨损和伤害理论认为，衰老不局限于器官水平，同时还发生在细胞上。就像不管你如何爱惜地使用汽车，它依然会报废一样，即使你从来没有吸过一支烟，没有喝过一杯酒，从不过度劳作，即使你避开阳光，住进没有污染的山区，只吃天然食品以及最低限度地使用器官，最终人体还是会损耗的。但是，如果不恰当的使用它，损耗的速度就会加快而已。

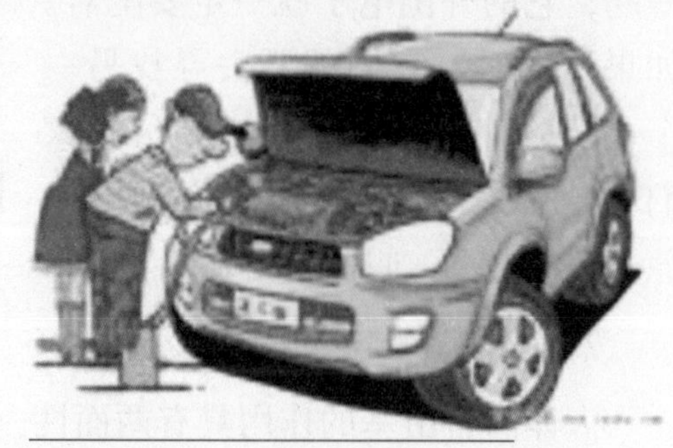

和汽车一样，人体也会磨损

与汽车不同的是，人体有自身的修复系统。年轻时，人体的器官功能和修复系统功能都很好，故能够抵御正常甚至过度的消耗。但是随着年龄的增长，人体的器官不断磨损，功能逐渐下降，而人体的修复能力也在不断下降，因此许多老年人死于年轻时本来就能够抵抗的疾病。

虽然人体在不断磨损，从而走向衰老，但良好的生活方式、适当的营养补充及其他疗法可以提高器官和细胞的再生或修复能力，从而延缓这一进程，帮助人们获得健康和长寿。

（三）自由基学说

金属生锈是一个氧化的过程，人体也有类似的过程，罪魁祸首就是自由基。

随着我国人民生活水平的不断提高，人们对保健知识的需求也与日俱增。目前，在铺天盖地的保健品、化妆品及日常食品的广告中，我们经常会遇到自由基这个词。那么，究竟什么是自由基？它与人类的衰老又有什么关系呢？

1. 自由基

简单地说，在我们这个由原子组成的世界中，有一个有趣的“潜规则”，只要有两个以上的原子组合在一起，它的外围电子就一定要配对。如果不配对，它们就要去寻找另一个电子，使自己变得稳定。科学家们把这种有着不成对电子的原子、原子团或分子，叫做自由基。

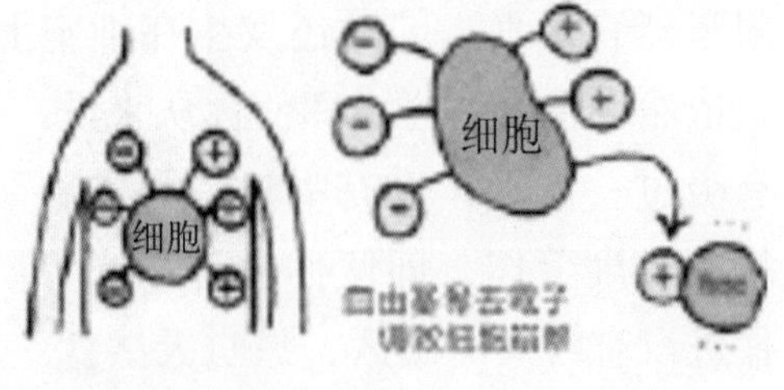

自由基的结构极不稳定

2. 自由基与衰老的关系

人体内自由基的作用具有两面性。一方面，自由基具有杀菌作用，可以清除体内异物或抵抗微生物的侵害，它还参与胶原蛋白和激素的合成，负责有关信号的传导，帮助传递维持生命活力的能量，这是其有利的一面。但自由基非常活跃，非常不安分，它们就像不甘寂寞的单身汉或单身女郎一样，如果总也找不到理想的伴侣，就会成为社会不安定的因素。它们会去抢夺“别人”的电子，破坏“别人”的“婚姻”，从而触发连锁反应，生成大量新的自由基。这种现象就叫做“氧化”。人体衰老的过程便是“氧化”的过程。就像原本平滑坚固的铁，在空气中长时间与氧发生反应，便氧化形成铁锈一样，原本健康的人体，长时间遭受自由基的攻击，细胞和组织就会慢慢损伤，人体就会生病和衰老，甚至死亡。

那么，人体内的自由基是从哪里来的呢？我们如何来清除体内过多的自由基呢？

3. 人体内自由基的来源

大体来讲，人体内自由基包括自身产生的和来自外界的两类。

自身产生的自由基主要在人体生命活动中产生。人的每一次呼吸，包括人从事的耗氧性锻炼，都会产生自由基。人体的新陈代谢本身就是一个氧化过程。这一氧化过程如果反应不完全，就会产生自由基。在其他一些生命必须的反应中，也可产生自由基。此外，当机体发生炎症反应时，其白细胞中亦会出现大量自由基。

来自外界的自由基主要与有害的社会环境和社会因素有关。这些有害的因素包括环境污染、毒性化学物质、吸烟、辐射与电磁波以及精神刺激等。

环境污染包括空气污染、饮用水污染、工业废水污染以及土壤污染等。随着现代工业的发展，我们生存的环境中充斥着越来越多的自由基，我们无时无刻不暴露在自由基的包围和攻击中。像汽车尾气、工业废气等中都含有大量的自由基，人们在日常生活中会毫无防备的吸入。而饮用水污染和土壤污染所产生的大量自由基，则会随着饮食进入我们的体内。我们日常炒菜时产生的油烟中，也含有自由基，这些自由基使经常在厨房劳作的家庭妇女和餐馆大厨们肺部疾病的发生率高于其他人。

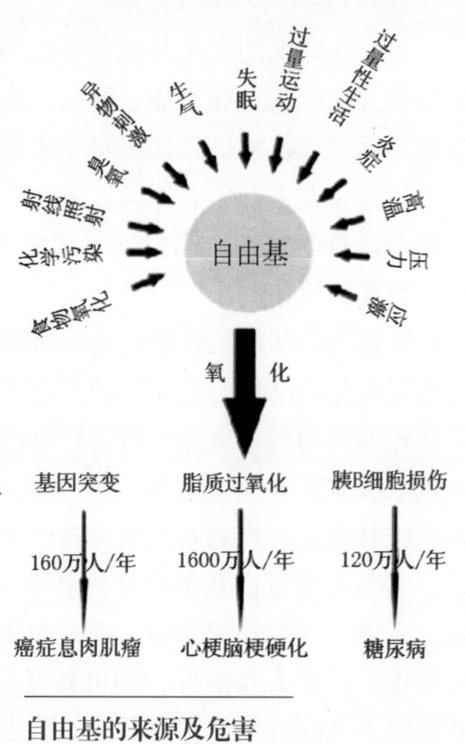

自由基的来源及危害

酒精饮料、蔬菜瓜果的残留农药，以及药物和食品添加剂中的某些化学物质，在肝脏分解代谢的过程中也可产生自由基。

吸烟可直接产生自由基。吸烟是一个十分复杂的化学过程，吸一根香烟就像开起了一座小化工厂，可以产生数以千计的毒素。其中除了早已被人们熟知的焦油和尼古丁外，还包括对人体损害巨大的多种自由基。传统观念认为，吸烟对人体的损害主要来自尼古丁。然而，最新研究表明，吸烟时自由基的危害要远远大于尼古丁。其中有一些自由基是可以被过滤嘴清除的，但大部分不能被过滤掉而进入人体。

医学诊疗的各种射线以及阳光中的紫外线，在照射皮肤时可以产生自由基。

精神因素，如压力过大，以及急躁、生气、焦虑、郁闷、紧张等情绪，都可使机体发生不良反应，导致自由基的产生。

4. 人体内自由基的清除

目前，地球上的自由基正在不断地，前所未有的速度被制造出来。与自由基有关的疾病，如炎症、肿瘤、血液病、糖尿病以及心、肝、肺、皮肤等各方面疑难疾病的发病率也呈不断上升的趋势。既然我们无法逃避自由基的包围和夹击，那么就只有想方设法降低自由基对我们的伤害。

如今，科学家们已经发现了正常人体中可以清除自由基的两类物质：抗氧化酶和抗氧化剂。

抗氧化酶包括超氧化物歧化酶（即通常所说的SOD）、过氧化氢酶、谷胱甘肽过氧化物酶等。它们广泛存在于生物体内，可以将体内的自由基变为活性较低的物质，从而削弱它们对机体的攻击力。

抗氧化剂包括谷胱甘肽、维生素A（胡萝卜素）、维生素E、维生素C等。谷胱甘肽是一种氨基酸复合物，生理条件下以还原型谷胱甘肽占绝大多数，它具有重要的抗氧化作用和解毒功能。胡萝卜素普遍存在于动物、植物、真菌、藻类和细菌中，因在胡萝卜中含量较多而得名。它平时贮存在肝脏中，一旦人体需要，即可转变为维生素A，具有抗氧化作用，其中以β胡萝卜素的抗氧化作用最强。维生素E又名生育酚，属脂溶性维生素，人体不能自行合成，只能从食物中摄取，主要来源于全谷类食品、果仁、花生、黄豆、黑芝麻等。维生素E具有生物抗氧化作用，可以减少过氧化物的生成，保护细胞膜使其免受自由基破坏。而维生素C是一种水溶性的高效抗氧化剂，人类也不能自行合成，必须从食物中摄取。维生素C能够促进氧化型谷胱甘肽转变为还原型谷胱甘肽，并保护维生素A、E以及某些B族维生素免受氧化，从而有助于清除自由基，防止其对机体的损伤。

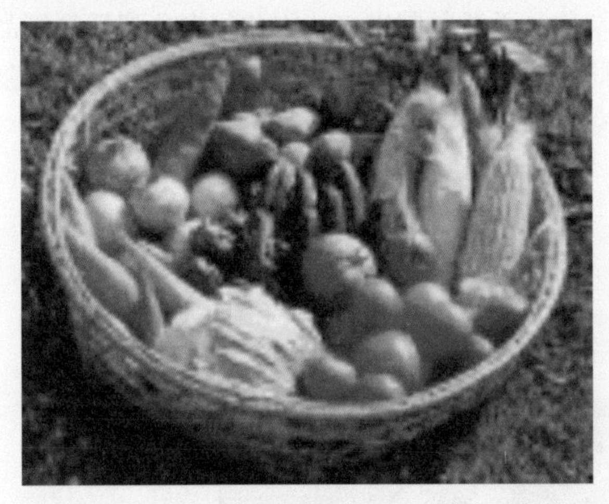

蔬菜和水果中含有大量的抗氧化剂

这些抗氧化酶和抗氧化剂的共同作用，保证了体内自由基的产生和清除并维持在平衡状态，有效地阻止了自由基对机体的伤害，有利于机体的健康。而人体内的自由基清除剂在25岁左右含量最丰富，以后会逐年减少。过了40岁后其减少速度会更快，如不及时从体外补充，就容易出现衰老。

（四）端粒－端粒酶学说

最新的细胞有限分裂学或复制衰老学，不可不知。

在2009年10月份公布的诺贝尔获奖名单中，美国的三名科学家获得了该年度的诺贝尔生理学或医学奖，这是因为他们对于端粒和端粒酶的深入研究极大地促进了抗衰老医学的发展。到底什么是端粒和端粒酶？它们和衰老之间又存在什么样的关系？

大家知道，人体细胞是通过分裂进行增殖的，但大多数人体细胞都不能进行无限的分裂增殖，他们的分裂次数存在一个“极限值”，也就是最大分裂次数。比如人的细胞可分裂约50次左右，此后就不再分裂。这是因为细胞在分裂之前都要首先复制染色体，形成的两个子细胞各自都分配到一套完整染色体。染色体位于细胞核内，每条染色体都是由两条长长的脱氧核糖核酸（DNA）分子通过碱基配对形成的一条长链。但是由于DNA复制的特定方式，染色体顶端部分无法复制出来，因此每次分裂后复制品总比原来的要略短一些。长此以往，当DNA缩短到一定程度危及染色体复制时，细胞就会被迫停止分裂。

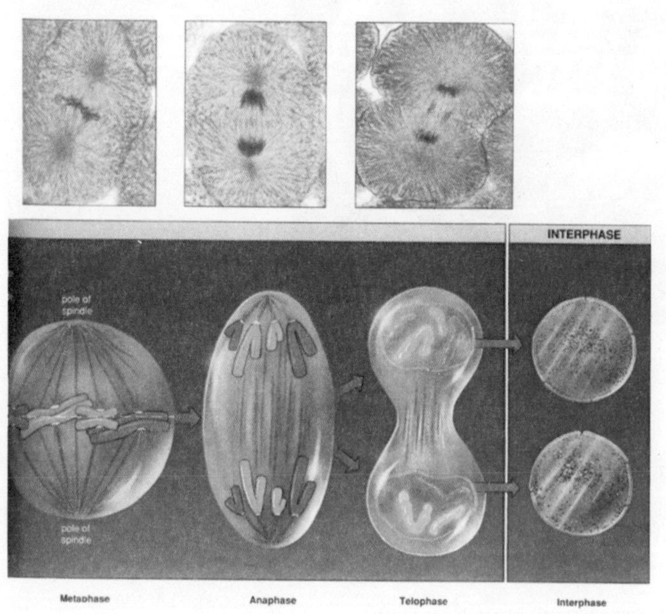

细胞的分裂增殖

端粒-端粒酶学说认为人的体细胞不能改变其DNA复制时染色体两端的缩短，细胞在每次分裂过程中都不能完全复制它们的染色体，因此复制DNA序列可能会丢失，最终造成细胞衰老死亡。染色体复制的上述特点决定了细胞分裂的次数是有限的，而端粒的长度和端粒酶的活性决定了细胞的寿命，因此衰老的端粒学说又被称为细胞有限分裂学说或复制性衰老学说。

1. 端粒

端粒是染色体天然末端的一段特殊结构，这些重复序列的DNA，像帽子一样盖在线性DNA的末端，虽不含功能基因，却可以保持染色体的稳定性。

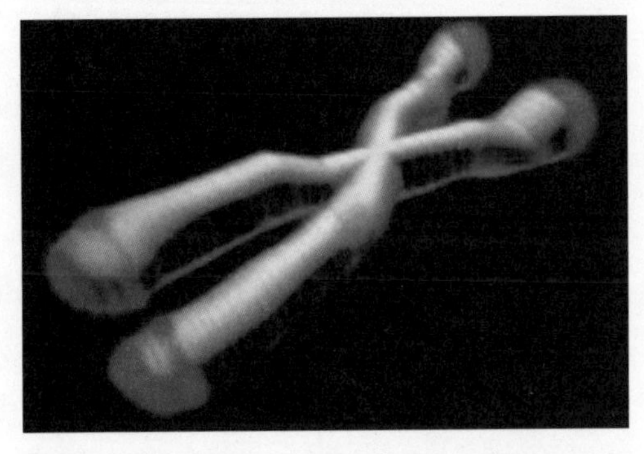

端粒（红色部分）位于染色体的末端

每次染色体复制，都会丢失部分端粒，但不会损失其他DNA序列。这样，端粒通过牺牲自己，保证了DNA序列的完整性。端粒的另一个作用，是帮助形成染色体末端的环状结构。这样在不进行复制时可以把染色体末端“锁住”，避免该DNA分子与其他DNA分子发生重组而遭到破坏。在这一点上，端粒很像鞋带两头的套，确保鞋带不会松开。

2. 端粒酶

端粒酶是一种特殊的逆转录酶，它能以自身RNA（核糖核酸）为模板，逆转录合成端粒重复序列，并加到真核生物染色体末端，以补偿因“末端复制问题”而导致的端粒片段丢失，让端粒不会因细胞分裂而损耗，从而增加细胞分裂克隆的次数，甚至使其可以永远复制下去。

但是，在正常人体细胞中，端粒酶的活性受到严格的调控。只有在生殖细胞等必须不断分裂克隆的细胞之中，才可以检测到具有活性的端粒酶。当细胞分化成熟后，端粒酶的活性就会逐渐消失。

3. 端粒和端粒酶与衰老

正常情况下，细胞分裂的次数与细胞最初的端粒长度呈正比。如果染色体一次又一次被复制，端粒就会越来越短。一般认为，当端粒缩短到一定程度，正常人的双倍体细胞就不能再进行分裂，细胞开始衰老和死亡。因此，端粒被称为决定细胞衰老的“生物钟”。如果细胞要维持其正常分裂，那么就必须阻止端粒的进一步丢失，并激活端粒酶，使细胞能够进行正常的染色体复制。对于绝大多数体细胞来说，它们无法激活端粒酶，因此便停止分裂而最终衰亡。不过，人体也有极少数细胞能在端粒缩短的同时激活端粒酶，弥补端粒缺损并且恢复端粒功能，维持染色体稳定性，从而避免死亡，发展成为“永生细胞”。

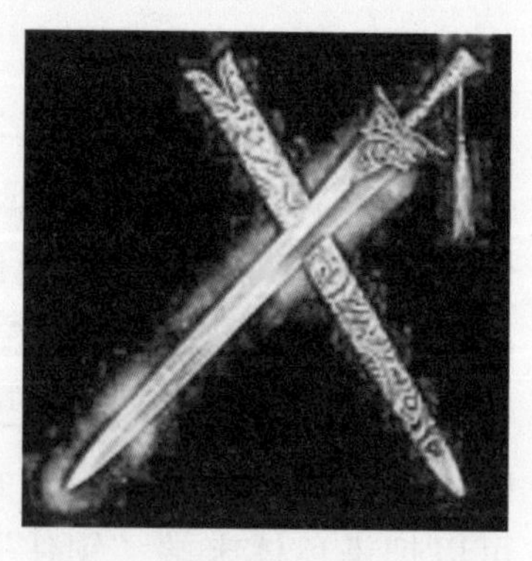

端粒酶的活性对人体来说是一把双刃剑

端粒的顶端不是静止而无变化的，而是呈动态结构，反复地缩短与伸长。细胞分裂增殖会使端粒缩短，而激活的端粒酶又可将其加长。一般来说，端粒越长，端粒酶活性越高，染色体的稳定性和完整性就越好，细胞分裂次数就越多，寿命就越长。但是，端粒酶的活性还必须在可控制的范围内，如果它的活性太高而使人体失去了对它的控制，就会导致体细胞癌化，成为无限增殖的癌细胞。

总之，端粒酶活性的高低直接影响端粒长度的增减，而端粒的长短直接影响到细胞的分裂次数。正常人体内惟有生殖细胞能使已缩短的端粒有效延长，各种内外因素通过调节端粒酶活性改变端粒缩短速度，从而影响人体寿命。在人类细胞中，研究者还发现，端粒缩短的速率与细胞抗氧化损伤的能力相关。容易遭受氧化损害的细胞，其端粒缩短更快；而那些能够抵抗这种损伤的细胞，端粒缩短得较慢。如果避免细胞损伤或激活端粒酶，则有助于延缓人类的衰老进程，从而增加寿命。当然，如何在激活端粒酶的同时避免细胞癌变，则是一个需要进一步研究的问题。

（五）内分泌失调学说

内分泌功能失调与衰老息息相关，不能不提。

如果你的“老朋友”忽然失约了，有人会告诉你注意内分泌；

如果你的脸上的痘痘总是冒个不停，有人会说一定是内分泌紊乱的结果；

如果夫妇俩日思夜想依然没有小宝宝，有人又会提醒可能是内分泌出了问题。

内分泌这个词经常被提到，它与我们的生长发育、身心健康、精神状态等都密切相关。它就像一块神秘的魔法石，发挥着无穷的威力，影响着我们每个人的生活。

那么，内分泌到底是什么呢，内分泌失调又是怎么回事？失调的表现是什么，它和人体的衰老有什么关系？

1. 内分泌

简单来说，人体的某些细胞、组织或器官通过腺体分泌合成的特殊化学物质，不经导管，直接进入体液循环的过程，叫做内分泌。而那些特殊的化学物质，就是我们平常所说的激素。

人体的内分泌器官包括下丘脑、垂体、松果体、甲状腺、甲状旁腺、胸腺、胰岛、肾上腺、睾丸或卵巢等。它们的重量小的不足1克，大的也不过30克。此外在其他组织器官，如消化道黏膜、心房、肺脏、肾脏、皮肤以及妊娠期胎盘，还散在分布着各种各样的内分泌细胞，共同组成了人体的内分泌系统。

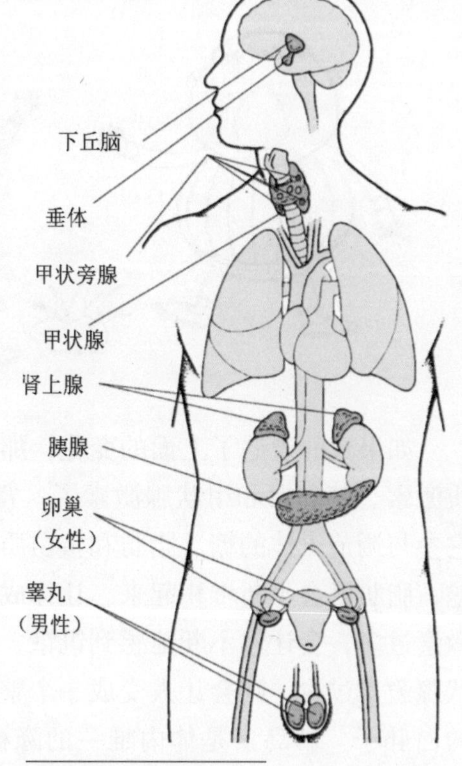

人体的内分泌器官

2. 内分泌失调

人体的内分泌系统分泌的各种激素，与神经系统一起，共同调节着人体的各项生理功能。在正常情况下，各种激素的分泌平衡时，人体就健康无病；但如果这种平衡遭到破坏，使激素的分泌量过多或过少，就会造成内分泌失调，人体就会出现相应的不健康症状。男性和女性都可能出现内分泌失调。

3. 内分泌失调的表现

内分泌失调，一般会出现如下症状：

● 体重失常　　饭量没变，运动不减，内分泌也有办法让你像发了面的馒头一样，想长多胖就多胖；它还能让你无论吃多少，补多少，都能瘦得皮包骨头。

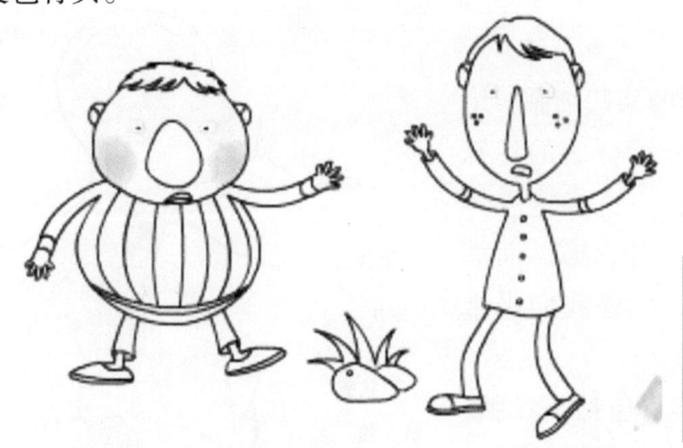

太胖或太瘦都可能是内分泌失调的表现

如果真的遭遇了上面的变化，那你就要认真地查一查体内的肾上腺皮质激素、胰岛素和甲状腺激素了。肾上腺皮质激素是重要的内分泌激素，它参与调节人体的糖、脂肪和蛋白质的代谢，如果肾上腺皮质激素出了问题，脂肪就会不断堆积起来，让你成为一个脸圆腹满的大胖子。而甲状腺激素过多，会让你不断地感到饥饿，吃得很多，体重却不停地往下掉。甲状腺激素过少，则会让人变成一个整天无精打采、哈欠不断的、又虚又肿的白胖子。胰岛素是体内唯一的降糖激素，缺乏胰岛素，就会导致糖尿病，出现多尿、多饮、多食，人却变得越来越瘦的症状。

● 不孕不育　　有的夫妇结婚多年，性生活正常，却始终没有爱情的结晶。这是因为内分泌失调，会影响到精子和卵子的发育和成熟，并影响受精卵在子宫内的着床和发育，从而降低了受孕成功的机会。

● 影响“性福”　　那些激情似火的日子似乎只能在记忆中重温了，你可能认为这是因为审美疲劳，或者自己年事已高，其实最主要的原因还是内分泌失调。如果雄激素分泌过少，男性就会雄风不再；而如果雌激素分泌不足，女性不但会性欲减退，而且还会情绪烦躁。

● 毛发脱落　如果甲状腺分泌不足，基础代谢降低，毛发就会稀疏、易脱落，且皮肤粗糙、脱屑。如果甲状腺激素过多，抑制了雌激素的分泌，就会造成女性脱发。肾上腺皮质激素减少时，毛发也会变得干枯稀疏，阴毛、腋毛会脱落。脑垂体功能低下，可以使肾上腺、甲状腺和性腺功能都出现减退，除了毛发稀疏脱落，还会出现乏力、头晕、怕冷、便秘、闭经、性欲减退、体重下降等症状。

此外，对于女性朋友来说，内分泌失调还可导致多毛症、皮肤粗糙、黄褐斑、乳房胀痛、乳腺增生、月经量不规律、痛经、月经不调等。

4. 内分泌失调与衰老的关系

有研究认为，大脑内存在控制衰老的细胞，这些细胞虽不能决定衰老的启动，但可使已有的衰老进程加速或减慢。近来有学者认为，这些控制衰老进程的细胞主要分布在下丘脑和边缘系统，通过垂体—内分泌腺来调节内分泌系统的活性，是控制和维持机体内环境稳定的调节中枢。所以，有人将下丘脑和边缘系统形象地比喻为促进衰老的"步伐调节器"。

而在所有与衰老有关的内分泌激素中，生长素和褪黑素较受人们关注。生长素是由脑垂体前叶分泌的蛋白质，在胎儿至青少年期分泌旺盛，30岁以后分泌迅速减少，至老年时期则完全停止分泌。生长素的作用是促进生长发育与物质代谢。生长素的生长作用源于它可以直接促进骨、软骨、肌肉以及其他组织细胞分裂增殖，并使蛋白质合成增加。此外它还能诱导肝脏产生生长激素，生长激素能促进氨基酸进入软骨细胞，增强DNA、核糖核酸（RNA）和蛋白质合成，刺激软骨组织增殖与骨化，使长骨加长。生长素对代谢的影响表现在通过生长激素促进氨基酸进入细胞内，加速软骨、骨、肌肉、肝、肾、心、肺、肠、脑以皮肤等组织中的蛋白质合成。此外，它能直接促进脂肪分解，增强脂肪酸氧化，抑制外周组织摄取与利用葡萄糖，减少葡萄糖的消耗，提高血糖水平。随着年龄增长，腺垂体功能减退，生长素分泌减少，衰老便悄然而至。

褪黑素是松果体分泌的一种胺类激素，故又称松果体素。人在出生3个月后褪黑素开始分泌，6岁左右达到高峰，青春发育期后随年龄增长逐年下降，45岁时分泌量仅为幼儿期的一半，到80岁时降至极低水平。褪黑素对人体的作用极其广泛，涉及生物节律、激素分泌、神经-内分泌-免疫调节、应激反应、肿瘤以及衰老过程等方面，可用于调整时差，治疗失眠、癌症、抑郁、癫痫以及老年骨质疏松症。其实，褪黑素的最大特点在于它是迄今发现的最强的内源性自由基清除剂，能够参与抗氧化反应，防止氧化损伤，因而具有延缓衰老的功效。中老年人褪黑素分泌水平减低，脑组织对自由基的氧化损伤十分敏感，因此容易导致衰老发生。

如何防止内分泌失调呢？主要应从饮食、作息、运动和调节情绪上入手，必要时辅以药物治疗。要养成良好的饮食习惯，多吃新鲜果蔬、高蛋白类的食物，多喝水，补充身体所需的水分。要多参加各种运动锻炼，增强体质。要有科学的作息习惯，不要经常熬夜，以免破坏正常的生理规律。此外，还要学会放松自己，舒解心理压力，保持愉快的情绪。

（六）脂褐素蓄积说

脂褐素随着年龄增长而增加，它与衰老的关系也要关注。

脂褐素蓄积学说认为，脂褐素随着年龄的增加而不断增多，并在细胞中蓄积，引起衰老发生。

1. 脂褐素

有些老年人的皮肤上会长出一些褐色的斑块，即我们平时所说的老年斑，这便是脂褐素。脂褐素并不单单出现于皮肤细胞中，它广泛存在于动物体内，除皮肤细胞外，在神经、骨骼、肌肉、肝脏、脾脏、肺脏、肾脏、睾丸、心脏以及血管的细胞中都有较多分布。研究发现，人体细胞中的脂褐素颗粒最早在9岁时就已出现，以后逐年增加。随着年龄增长，脂褐素在细胞内更为密集，体积增大，含量不断增多。

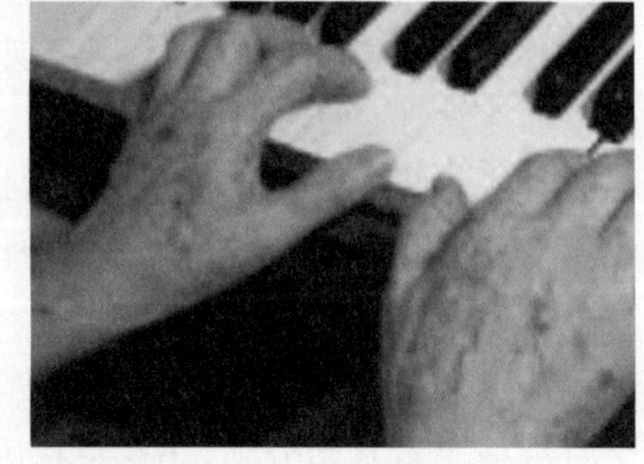

老年斑

脂褐素是脂质、金属、有机分子和生物分子的沉积物，是老年动物细胞内经常存在的、有自发荧光的物质，故有老年色素之称。脂褐素来源于多种细胞器，如溶酶体、线粒体、高尔基复合体、内质网等。脂褐素的化学本质是一种不可降解的交联物，由蛋白质或DNA与脂类共价缩合而成。

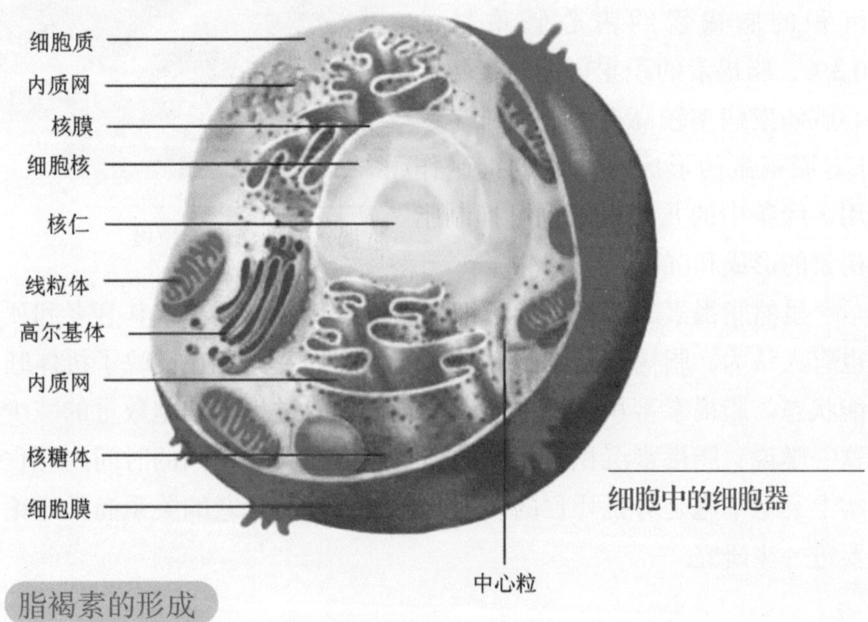

细胞中的细胞器

2. 脂褐素的形成

目前认为，脂褐素的产生与体内自由基的作用和大分子的交联有关。随着年龄增长以及环境中理化因素的影响，人体内产生大量自由基，可诱导脂质过氧化。脂质过氧化物在分解时产生醛类，醛类可与蛋白质、磷脂、核酸发生交联而形成脂褐素。此外，细胞器有大量不饱和脂肪酸构成的膜，膜的脂类成分可与自由基反应而过氧化，产生醛类或羟基，引起生物大分子的交联，形成不溶性的脂褐素。

3. 脂褐素与衰老的关系

脂褐素在细胞内大量沉积，容易引起结构蛋白交联，造成功能蛋白损伤，还可导致RNA持续减少，不能维持代谢需要。此外，随着脂褐素逐渐增多，正常细胞器受到排挤、功能下降，影响细胞正常的物质交换以及信号传导，最终导致细胞衰老。如果细胞是一座城市的话，脂褐素就相当于城市中的垃圾，如果不及时清除，它便不断侵占城市空间，影响城市的正常运转，最终导致城市瘫痪。

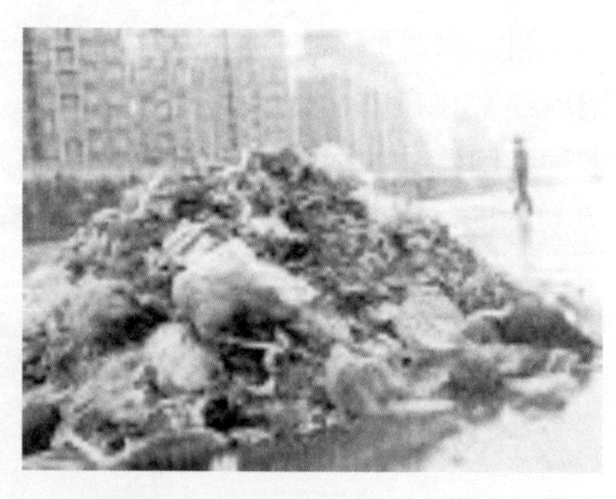

脂褐素就像成堆的垃圾

研究发现，每10年心肌细胞中沉积的脂褐素约占心脏重量的0.3%，脂褐素的积累可能与老年人心脏病发病率较高有关。而维生素E对脂褐素的形成有一定的抑制作用。绿茶中的儿茶素等也可抑制脂褐素的形成和沉积。

虽然脂褐素的沉积影响了细胞的正常功能，可导致其衰老和死亡，但也有人认为，脂褐素是细胞正常代谢的产物，其存在反映了机体旺盛的功能状态。脂褐素蓄积学说主要用来解释衰老过程中细胞数量的减少，根据这一学说，脂褐素沉积量相同的细胞应该在大致相同的时间内死亡，但事实上衰老细胞是分批死亡的。因此，脂褐素与衰老的关系尚无定论，还需要进一步研究。

常见的衰老表现或疾病及对策

一、人一老眼神就不好了

视觉器官衰老，表现为眼睛不好使，眼珠子发黄。

我的邻居是一对60多岁的老夫妇。有一次我到他家借东西，看到老太太正准备穿针缝补一件衣服，她把胳膊伸得老长，试了好几次也没有穿上。老头在一旁着急了，笑道："说你老你可真老了，连针都穿不上了，拿来我帮你穿。"结果，他眯起眼睛穿了好几次，也没有穿上。我准备帮他们一把，走近一看，原来他拿着线对着针尖在穿，难怪他们都穿不上。

上述这种现象，就是老花眼在作怪。老花眼是指上了年纪的人，逐渐产生近距离视物不清的情况。他们必须把细小的物体拿得远一些，才能够看清楚。

其实，老花眼是人体一种正常的生理现象，是身体开始衰老的信号。大多数人在40岁以后，眼睛就开始"老花"。

（一）老花眼的形成

老花眼是怎样形成的呢？简单来说，我们眼镜的构造类似于一架照相机。照相机要对焦之后才能拍摄到清晰的照片。我们的眼睛也一样，必须在调焦之后才能看到清晰的图像。眼睛的调焦依赖于眼睛前部一片扁平的、像凸透镜一样的晶体，即晶状体，以及这块晶体周围的肌肉，即睫状肌。照相机成像于屏幕上，眼睛成像于眼睛后部类似于屏幕的一层膜，即视网膜上。随着年龄增长，晶状体逐渐硬化，弹性减弱，而睫状肌的调节能力也随之减退，导致眼睛的变焦能力降低。当看近物时，由于影像投射在视网膜上时无法完全聚焦，因此导致视物模糊不清。

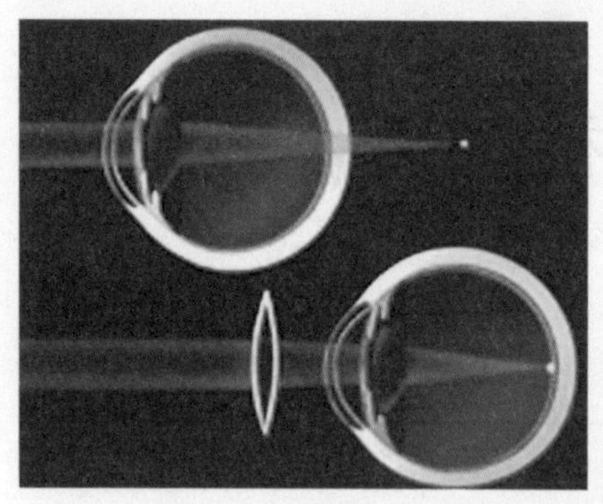

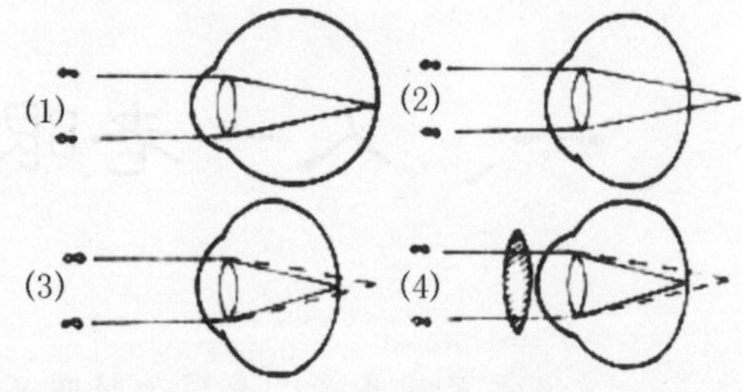

老花眼必须借助老花镜的聚焦才能看清近处的物体

即使注意保护眼睛，眼睛老花的度数也会随着年龄增长而增加，一般情况下，每5年会加深50度。年轻时视力正常的人，45岁时眼睛老花度数通常为100度，55岁提高到200度，到了60岁左右，度数会增至250度至300度，此后眼睛老花度数一般不再加深。不少40刚出头的人老花之后，因为不服老而不肯戴老花镜来矫正视力，这样反而会加重眼睛的负担。即使勉强看清近方目标，也会由于强行调节、睫状肌过度收缩，产生种种眼睛疲劳现象，如头痛、眼痛、视物模糊等。

（二）怎样选择老花镜

戴老花镜也大有学问，应先在医院做一个系统的眼部检查，排除其他眼部疾病后再进行验光和配镜。所配眼镜以既能看清近物，又无不适为原则，而且每5年还要重新验光、配镜。否则戴了不合适的眼镜，只会适得其反，甚至还会掩盖一些眼病，如白内障、糖尿病引起的视物模糊等。现代老花眼镜多采用渐进式镜片，镜片共分三部分：上方看远物（上光区），下方位置看近距离（近光区），中间部分（中光区）用来看中距离的物体。三个光区之间会随着度数深浅而呈渐进式变化，从而调节看各种距离的物体，戴上它既可近瞧也可远看。眼睛老化后绝不能遇见卖老花镜的就随意掏钱买下，因为，随意买的老花镜度数不一定合适，而且这些传统的老花镜只用来帮助看近的物体，远看时绝不能戴。

（三）预防老花眼的妙招

虽然大多数人都会出现老花症状，但适当采取一些措施还是可以起到一定的预防效果。下面为大家介绍几个预防老花眼的妙招。

第一招：饮食预防

应经常吃些富含维生素A和B的食物，如粗粮、菠菜、胡萝卜、鸡肝、核桃仁、牛奶等。此外，中医学认为，老花眼是由肾水亏损，精血不足所引起。所以可适当多吃些具有补肾养血明目功效的食物，如黑豆、黑芝麻、瘦肉、鱼、蛋、牛奶、肝脏以及龙眼肉、荔枝等。

特别推荐：一粥一茶。

● 龙眼肉鸡肝黑芝麻粥

取龙眼肉30克，切碎的鸡肝一个，黑芝麻20克，粳米150克，煮至米烂粥成，每天早晚食用。

目能视物，全赖精血滋养，故以龙眼肉补血，黑芝麻补肾益精。目为肝之窍，故以鸡肝补之。

● 桑椹菊花茶

干桑椹、白菊花各5克，用开水冲泡，代茶饮。

桑椹滋阴补血，菊花清肝明目，两者合用，共奏明目之效。

第二招：运动预防

● 经常眨眼。常眨眼可以锻炼眼肌功能，使眼球放松，延缓眼部衰老。

● 转动眼球。顺时针和逆时针交替旋转眼球，可锻炼眼肌，改善眼部血液循环。

第三招：作息预防

● 防眼疲劳。看书报和电视时，要保持一定距离，时间不宜过长，防止眼睛过度疲劳。

● 定时远眺。在每天的早晨、中午或黄昏时，远眺1～2次，每次10分钟左右。

● 避免强光。从暗处到阳光下要先闭目一会儿，不要让太阳光直接照射到眼睛。

● 阅读方法要正确。读书看报时要舒适地坐着，全身放松，读物距离眼睛约30厘米左右，头不要过分前倾。光线应从左侧射入，不能闪烁不定或直接照射到眼睛，不要在车上或床上看书，过度疲劳时不要强行读书。

● 学会注视小目标。如阅读时应逐字逐句看过去，不要扫视，切勿用斜视的目光看东西。

第四招：按摩理疗

● 按摩睛明。轻闭双眼，用双手拇指指端按压眼内角上的睛明穴，先轻按1分钟，再用中指轻柔按摩外眼角和太阳穴处。

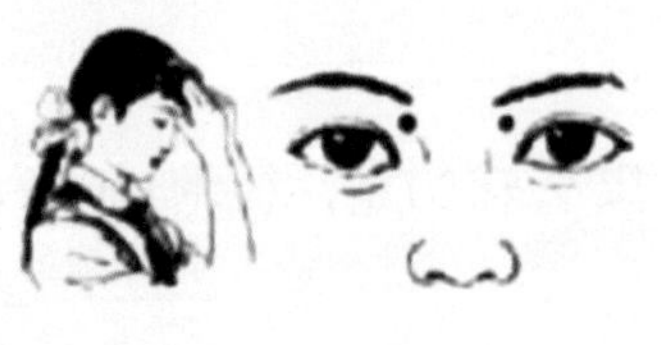

睛明穴的位置

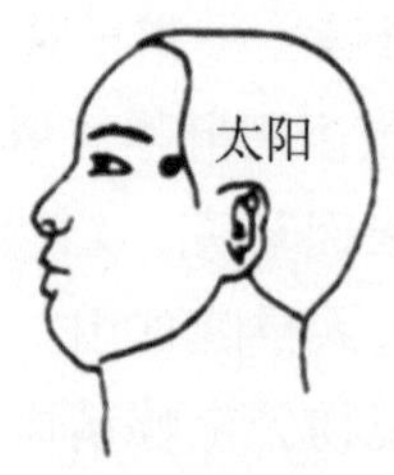

太阳穴的位置

● 按摩眼眶。勾起双手食指，沿上眼眶从内到外轻刮到两外眼角处，然后以相同手法按摩下眼眶，上下眼眶可交替进行。

● 按摩眼球。微闭双眼，用双手食指指腹，从两侧内眼角开始，沿着上眼睑，以轻柔手法按摩至外眼角处，然后以相同手法按摩下眼皮，上下眼皮可交替进行。

上述按摩各做30次左右为宜。

此外，还可用热敷法预防老花眼。方法是先将专用毛巾双折，浸泡在热水中，然后捞出拧干，稍散热气，以可以耐受为准，放在微闭的双眼上。待毛巾温度降低后，再重复上述过程，这样反复做3次。敷后可再配合按摩睛明穴、太阳穴、眼球和眼眶。

做完后，你会感到双眼清爽湿润，视线清晰。如能长期坚持，效果会更好。

二、如何才能人老珠不黄

如果留心观察的话，我们会发现小孩子的眼睛是澄澈明亮的，宛如一湾透明的湖水；而老年人的眼睛却大多是灰黄浑浊的，像一片被污染了的沼泽。随着年龄增长，我们的眼睛确实会发黄，变得浑浊不清。

（一）为什么人老了会"珠黄"

在我们眼球表面，有一层透明的薄膜。在长期受到紫外线以及空气中的有害物质的侵害之后，这层薄膜就会产生色素沉着。随着年龄增长，一些脂肪也会沉积在这层薄膜（晶状体）下，透明度也会逐渐降低，呈现乳白色，甚至因中间部分老化而变成黄色。所以，我们会看到老年人眼球的白色部分是微黄色的，而黑色部分也是混浊不清的。这就是俗称的"人老珠黄"。

关于"人老珠黄"，中医学也有很精辟的解释。中医学有一个五轮学说，该学说见于宋朝葆光道人所著的《眼科龙木集》中，它是中医眼科的基本理论。古人认为，眼睛是由五脏之精气蕴合而成的，因此把眼分为五个部分，称为五轮，以应五脏。轮是取其形圆如车轮，能灵活运转，且有层层相护之意。即瞳仁属肾，称为水轮；黑睛属肝，称为风轮；两眦血络属心，称为血轮；白睛属肺，称为气轮；眼睑属脾，称为肉轮。五轮是标，五脏是本。因此人的眼睛，代表了人体五脏的机能状况。随着年龄的增长，人体五脏功能逐渐衰退，痰瘀等废物便逐渐在体内蓄积，反映在眼睛上，就表现为眼珠浑浊发黄，出现“人老珠黄”的征象。

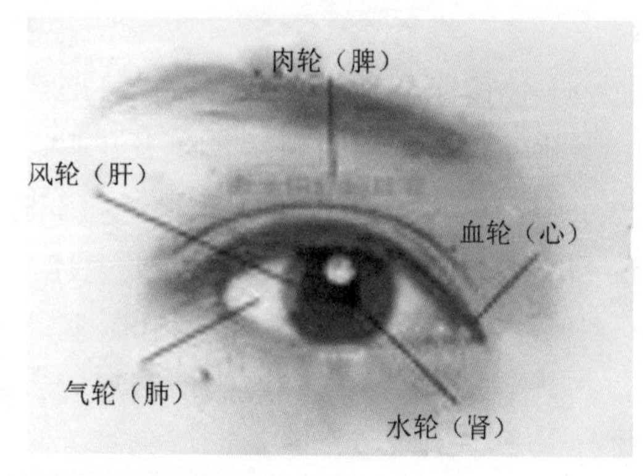

五轮与五脏的对应图

当然，“珠黄”有时也是疾病的表现，特别是眼球发黄，皮肤也发黄时，就要注意到医院去检查一下，看看是不是肝胆系统出了问题。

（二）预防“人老珠黄”的妙招

爱美之心，人皆有之。化妆，可以掩盖面部的衰老和瑕疵，但是眼珠，却仍然可以在不经意间透露出衰老的痕迹。而要想使眼睛始终黑白分明，清澈明亮，拥有“回眸一笑百媚生”的魅力，就要从年轻时开始采取措施。下面，就来教你几个避黄妙招。

第一招：饮食预防

宜食用富含蛋白质和维生素的食物，如香菜、西兰花、小白菜、苜蓿、玉米、香菇、柑橘、猕猴桃、花生、瘦肉等。肥肉等动物性脂肪则要少吃，以防脂肪在眼部的堆积。从中医学的五轮学说可以看出，眼珠的变化与肝、肾、肺三脏及痰瘀的关系最为密切。因此，应多吃一些调理上述三脏和驱除痰瘀的食物和药物，如动物肝脏、玉米、桑芽、枸杞子、菊花、玫瑰花、熟地黄、陈皮、丹参等。

特别推荐：一粥一茶

● 玉米熟地黄粥

取熟地黄20克放入锅内，加水适量，水开30分钟后将熟地黄捞出，放入玉米渣100克，煮熟后加入调料即可。

玉米被誉为“血管清道夫”，可清除体内的垃圾；熟地黄补益肝肾、益精填髓。故两者合用，可收明目之效。

● 枸杞子陈皮玫瑰茶

枸杞子补益肝肾、明目、润肺；陈皮健脾化痰；玫瑰花解郁活血。诸药合用，三脏全补，痰瘀皆清，则眼睛自然顾盼生辉，脉脉含情。

第二招：运动预防

● 运目。唐代药王孙思邈提出“目宜长运”。孙思邈活了101岁，晚年时眼睛仍然不浑浊，也不老花，这是他坚持长期运目的结果。

运目的具体方法是，在工作间隙顺时针和逆时针转动眼球，先顺转50下，再逆转50下，然后闭目休息片刻。

第三招：作息预防

● 远眺。远眺时最好以绿色植物为目标。在远眺的过程中，视野会非常开阔，心胸也会跟着开阔起来，平时压抑的肝气就会得到疏散，肝开窍于目，所以眼睛也就自然就明亮了。

● 早睡早起。养成好的作息习惯，早睡早起不熬夜。熬夜不但损伤身体，间接加速眼睛的衰老，直接损伤眼睛，使眼睛红肿浑浊。

● 不要揉眼。如果异物不小心进入眼睛，不要揉搓，可让别人帮忙吹出来，或者用蒸馏水冲洗。因为揉搓眼球时，眼球的毛细血管会有微量出血，这些出血如不能及时地吸收，积累在眼表组织内，就会使眼球发黄。

● 防眼干涩。每次用眼时间不要太长，防止眼睛疲劳和干涩。特别是电脑一族，更要注意眼睛的保养，可选用质量好的护眼液滴眼。

第四招：按摩预防

● 按摩太冲穴。肝开窍于目，肝气通畅，双眼才会健康。太冲穴是疏通肝气最有效、最迅

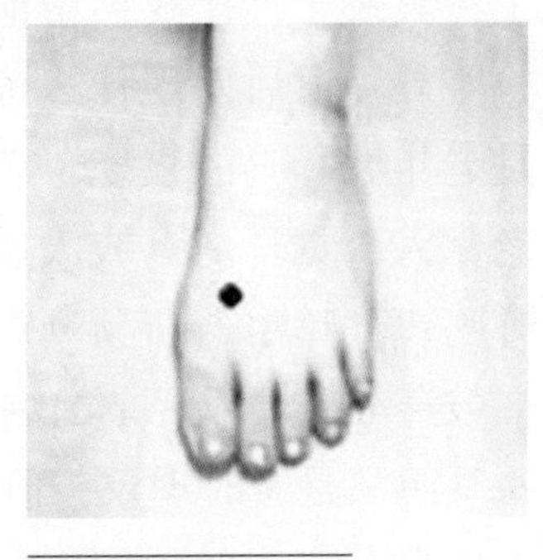

太冲穴位置图

速的穴位，美眼功效自是不用说。太冲穴位于足背，将足趾翘起，顺着连于足大趾和二趾的两条筋之间往上找，大约到足趾缝三指处，你会感到皮下便是骨头了，在将到骨头之前的那个凹陷中，便是太冲穴。可用拇指按揉该穴，左右两脚的太冲穴可同时进行，每次2分钟。

除此之外，上篇所介绍的按摩理疗方法对预防眼睛发黄也很有效，可资选用。

三、耳朵里有只虫在叫

听觉器官衰老，表现为耳朵响了，甚至世界越来越安静了。

在耳鼻喉科门诊，很多老人告诉我，他们的耳朵旁仿佛有一只蝉在叫，吵得他们心神不安，觉也睡不好，饭也吃不香。甚至一位老人坚持说他的耳朵里钻了一只蚊子，让我们帮他取出来，可是检查外耳道后发现什么也没有，这些都是老年性耳鸣的表现。老年性耳鸣是指老年人自觉耳内有或大或小的响声，如蝉鸣声、嗡嗡声、嘶嘶声、汽笛声甚至擂鼓声等单调或混杂的响声，实际上周围环境中并没有相应的声音，有一些耳鸣只是暂时现象，但有一些却一直持续，昼夜不停。严重的耳鸣会让人不得安宁，十分烦躁，并可影响听力，导致耳聋。

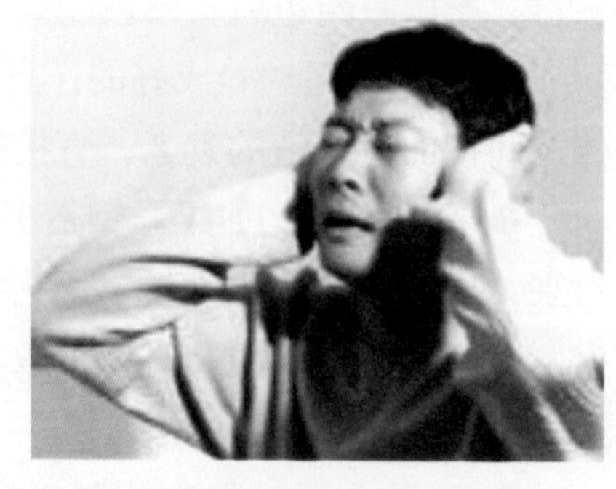

耳鸣让人不胜其烦

(一) 老年性耳鸣的形成

老年性耳鸣的形成原因可大致分为两类：耳源性的和非耳源性的。耳源性耳鸣的问题就出在我们的听觉器官耳朵上。我们的耳朵是收集和处理声音的“机器”，它的工作是将收集到的声波的振动转化为神经冲动，然后交由听神经将冲动传递到大脑的听觉处理中心，从而产生听觉。不过这台“机器”随着年龄的增长会不断老化，“机器”的“零件”也会出现问题，这就造成了耳朵在运转的过程中会产生“噪音”。这些“噪音”也就是我们平常所说的耳鸣。

而非耳源性耳鸣的问题不是出在听觉器官上，而是出在听神经或大脑的听觉处理中心上。例如听神经炎、听神经瘤，或者高血压、动脉硬化、颈椎病、贫血等所致的脑供血不足以及脑外伤、脑梗死或脑肿瘤等造成大脑听觉处理中心受损，均可导致耳鸣，甚至耳聋。

可见，耳鸣和耳聋不但是人体衰老的表现，还可能是众多疾病的信号。如果是短暂性的耳鸣，一般是过度疲劳或睡眠不足等引起，不必过分紧张，经过充足的休息，大多可以恢复。但如果是持续性耳鸣，尤其是伴有耳聋、眩晕、头痛等其他症状，则要提高警惕，及时查找原因，以便控制疾病的进一步发展。不过在查找病因过程中，患者不要过分担心，胡乱猜测自己患上了什么大病，甚至怀疑自己长了肿瘤。因为悲观、烦闷的心情会加重耳鸣耳聋症状，从而形成恶性循环，影响患者康复。

(二) 预防老年性耳鸣的妙招

有人刚过50岁就出现耳鸣，但也有人80好几了依然安然无恙。这其中，除了身体素质的差异外，与是否采取有效的预防措施也有很大关系。

第一招：饮食预防

中老年人要尽量少饮酒，不喝浓茶、咖啡和其他刺激性饮料，饮食宜清淡，少吃高脂肪、高胆固醇的食物，如肥肉、动物内脏和骨髓、蛋黄、蟹黄以及奶油及其制品等。宜食用鱼肉、鸡肉、豆制品等富含蛋白质的食物和绿叶蔬菜、木耳、虾皮、紫菜、蘑菇等富含维生素和铁、锌等微量元素的食物。烹调方法尽量选用炖、煮，避免炸、煎、油氽。中医学认为，老年性耳鸣耳聋多由肾虚精亏或风阳痰火上扰所致，故宜服食具有补肾益精、平肝熄风、化痰开窍等功效的中药或食品，如核桃仁、栗子、芝麻、鱼胶、枸杞子、海蜇、马蹄、苦瓜、菊花、杜仲、黑豆、补骨脂、五味子、肉苁蓉等。

特别推荐：一粥一茶

● 青鱼紫菜黑豆粥

选上等青鱼肉100克，黑豆50克，紫菜适量，烧开后用文火煲至极烂，加入葱、姜等调料服食。

因为青鱼体内含有丰富的不饱和脂肪酸，它能够使呈胶状的中性脂肪和胆固醇从血管壁上游离出来，避免血管硬化造成供血不足，从而达到防治老年性耳鸣耳聋的目的。耳鸣耳聋的发生还与一些微量元素的缺乏有关，特别是缺铁易使红细胞变硬，运输氧的能力降低，耳部养分供给不足，可使听觉细胞功能受损，导致听力下降。而紫菜是日常食品中含铁最多的，每百克含铁46.8毫克。黑豆外形似肾，色黑入肾，而肾开窍于耳，故以黑豆补肾可达预防耳鸣耳聋之效。

● 枸杞菊花茶

枸杞子、白菊花各5克，开水冲泡，代茶饮。

枸杞子补肝肾，白菊花平肝潜阳，一补一清，虚实皆宜。

第二招：运动预防

● 要经常参加一些适当的活动。可选用与自己体力相适应的慢跑、太极拳、健身操等项目，以及一些体力劳动。适当的活动可以促进全身的血液循环，加强内耳器官的血液供应，改善内耳器官的代谢，延缓听觉器官的衰老。

● 张嘴闭嘴健身法。每天早晨起来，到空气清新的地方，先将嘴巴最大限度张开，向外哈一口气，然后用力吸一口气再闭合起来。这样连续做150下左右。张嘴闭嘴可使咽喉部得到活动，保持咽鼓管的通畅，使耳室内外的压力保持平衡，防止出现老年性耳聋、耳鸣、耳病性头晕。此法简便易行，尤其适合中老年人锻炼。

第三招：日常习惯

良好的生活习惯对于预防老年性耳鸣耳聋十分重要。以下列举一些需要戒除的坏习惯以及一些需要培养的好习惯。

● 戒烟。烟中的有害物质进入血液，可使小血管痉挛，血流缓慢，黏度增加，造成内耳供血不足，从而引发听力下降。

● 不随便挖耳。俗话说“耳不掏不聋”，外耳道皮肤娇嫩，如果使用火柴棍或金属耳勺等硬物掏耳，或者掏耳时用力不当，容易引起外耳道损伤、感染，导致外耳道发炎、溃烂，从而引起耳鸣耳聋。另外，如果稍不注意，还可能伤及鼓膜，造成鼓膜穿孔从而影响听力。

● 防耳内积水。洗头或游泳后应擦干耳道内的积水。

● 避免噪声。力求有一个比较安静的工作和生活环境，尽量不听打击乐器，戴耳机听音乐、看电视要放较轻的音量。因为在噪声的刺激下，听觉器官会处于兴奋状态，同时脑血管也处于痉挛状态，容易导致听觉器官及脑供血不足。久而久之，会使听觉细胞萎缩，听力下降。

● 慎用耳毒性药物。上了年纪之后人体的代谢功能减弱，对药物中的毒性物质的分解和排泄能力下降，所以要慎用有耳毒性的药物。如氨基糖苷类的链霉素、庆大霉素和卡那霉素等。另外，还一些药物易对听力造成损害，如阿司匹林等，必须在医生指导下正确使用。

● 保持良好的心境。过度的疲劳、紧张和精神激动，如恼怒、动肝火等，都会导致内耳缺血，影响听力，甚至听觉突然丧失。

第四招：按摩保健

● 揉听宫。听宫穴位于耳屏前，张口时呈凹陷处即是。用食指指腹对

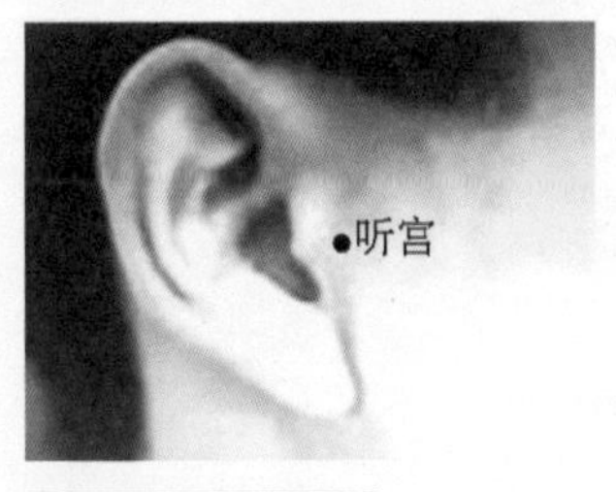

听宫穴的位置

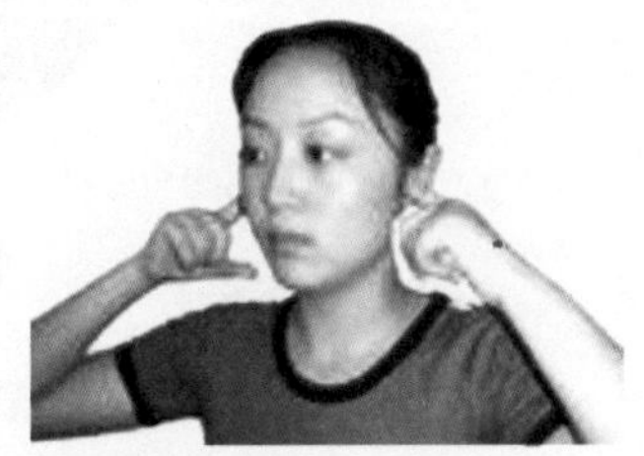
按摩听宫穴

准听宫，先顺时针按揉20圈，再逆时针按揉20圈，早晚各做3次。按揉时不要用力过猛，以听宫穴处皮肤发热微红为宜。

● 钻耳孔。食指轻轻插入耳孔，来回转动20次，用力要均匀，速度不宜过快，以防损伤耳内皮肤。两耳应交替进行，不要同时做。

● 捏耳屏。以拇指、食指不断挤压，放松耳屏，左右耳屏同时进行，每次捏20～30下，以双耳屏发热为宜。

● 拉耳郭。每天清晨起床后，用右手从头上拉左耳郭上部20次，再用左手拉右耳郭上部20次。

● 震鼓膜。用掌心对准耳孔按下再松开，如此反复进行，掌心鼓动的空气便可以震动鼓膜，起到按摩作用。但动作要轻，每次只按一只耳朵，两耳交替进行，以防同时按摩两侧引起头昏。每次按摩2～3分钟为宜。

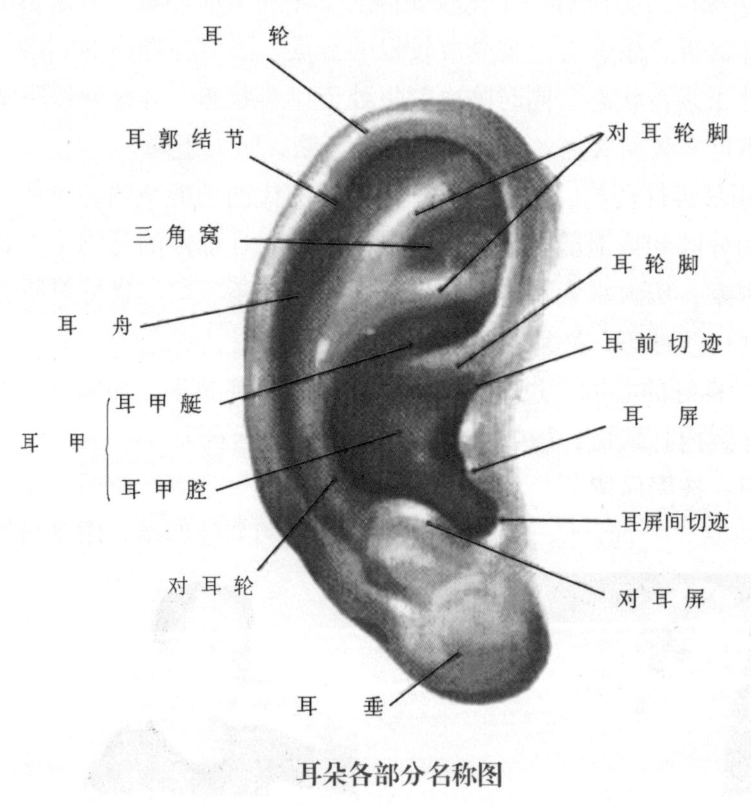

耳朵各部分名称图

四、世界越来越安静了

当我们与年纪大的人交谈时，经常会遇到他们听不清楚的现象。我们说“出汗”，他们以为是“吃饭”，我们说“飞机”，他们以为是“穿衣”，常常闹出不少笑话。他们往往要求我们说话的声音再大一些，离他们再近一些，甚至有时需要重复说好几遍他们才能听明白。这种现象，多数情况下便属于老年性耳聋。

老年性耳聋，是指随着年龄增长所出现的逐渐加重的听力减弱，严重者可致听力完全丧失。通常情况下，在65～75岁的老年人中，发病率可高达60%。

（一）老年性耳聋的形成

我们听觉产生的过程是这样的：首先外界声波通过外耳道传到鼓膜，引起鼓膜振动，再通过听小骨将震动传到内耳，刺激耳蜗内的毛细胞产生神经冲动，神经冲动沿着听神经传到大脑皮层的听觉中枢，从而形成听

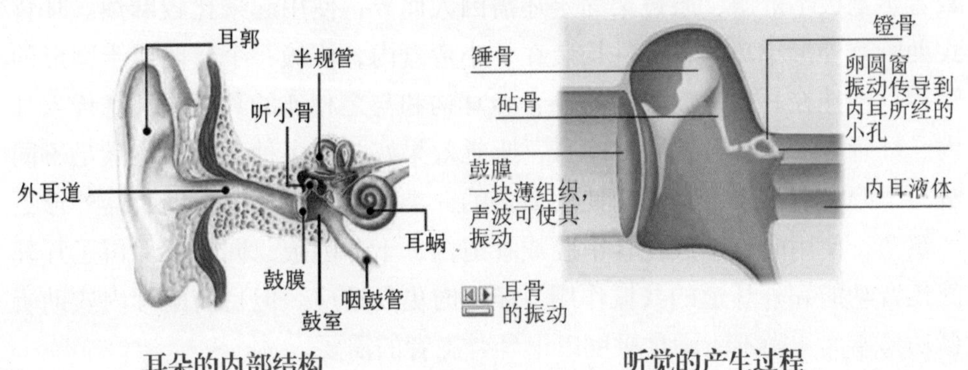

耳朵的内部结构　　　　听觉的产生过程

觉。这就像一根连接有序的链条，其中任何一环出现问题，都会影响到我们的听力。随着年龄增长，听觉器官的老化退行性改变涉及各个环节，特别以鼓膜、听小骨、耳蜗等最为明显。从而使我们的听力下降，甚至完全丧失。

（二）助听器的选择

助听器是一种帮助听力下降的人听取声音的扩音装置。它主要由话筒、放大器、耳机及电源等组成。

助听器种类很多，按传导方式，可以分为气导助听器、骨导助听器和触觉助听器。气导助听器通过空气传导，把声音传至耳内，是目前使用最多的一类助听器。骨导助听器是振荡器通过牙齿、听骨等骨质把声音传至耳内的助听器，主要用于严重的传导性聋患者。触觉助听器又叫振动式助听器，它用一个振动器代替耳机，通过触觉对振动变化的感知来了解声音。但由于触觉感知语言信号效果不佳，这种助听器很少有人使用。

而按照使用方式，助听器可分为盒式、眼镜式、耳背式、耳内式四类。盒式助听器的主机尺寸有火柴盒大小，可置于上衣口袋内，主机与耳机之间用导线连接。此类助听器价格低廉，开关及各种旋钮较大，适合手指不灵活的老年人使用，缺点是噪音较大，且易暴露听力缺陷。眼镜式助听器是将助听器部件分别装在两条眼镜腿内，受话器用胶管连接耳塞。眼镜式助听器位置隐蔽，噪音小，听觉效果较好，但由于眼镜腿重量大，佩戴者感觉极不舒服，眼镜架固定还需因人而异，使用起来比较麻烦。耳背式助听器外形小巧，各部件均装在一小弯盒内，依赖一个弯曲成半圆形的塑料耳钩挂在耳后，放大后的声音经耳钩和与之相连的耳模或耳塞传入耳内。耳背式助听器位置相对隐蔽，听觉效果好，有多种功率，能满足不同听力下降者的需求，是目前使用最多的一类助听器。耳内式助听器外形更加精巧，使用时直接放在耳甲腔或耳道内，十分隐蔽，同时还保留了耳郭的集音功能和外耳道的共振作用，佩戴时更易适应。但目前的耳内式助听器功率不大，尚不能满足重度以上耳聋患者的需要。

不是每个听力下降的人都适合佩戴助听器，一般需要经过耳科医生或听力学家详细检查后才能正确选用。单侧耳聋一般不需配用，双侧耳聋者，若两耳损失程度大体相同，可将单耳助听器轮换戴在左、右耳，但一般建议使用双耳助听器。此外，还应考虑听力损害的特点，例如双耳严重的外耳道炎或中耳炎流脓不止、双外耳道完全闭锁等均不宜用气导助听器，可考虑用骨导式的。其他各类耳聋患者则以气导式助听器为宜。佩戴助听器有一个适应过程，应为助听器使用者提供2～3周的试用期，使他们在专业人员的指导下反复调整各项控制旋钮，熟练掌握各项操作，以便达到最佳的助听效果。

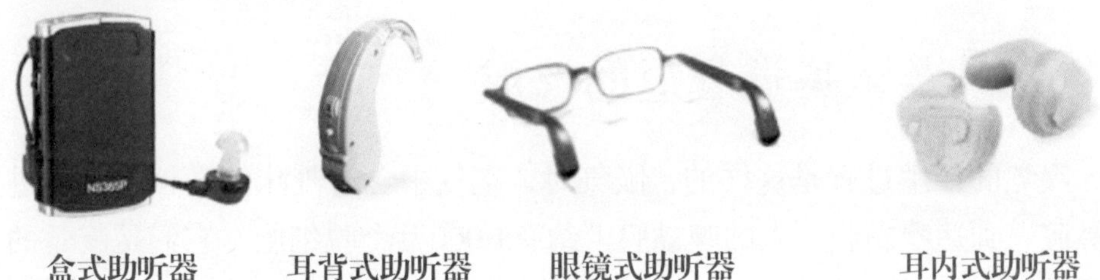

盒式助听器　耳背式助听器　眼镜式助听器　耳内式助听器

（三）老年性耳聋的预防

想在年逾古稀时仍然具有较好的听力，而不至于在别人交谈时自己在一旁干着急，就要从年轻时注意预防。

耳聋和耳鸣有很多共通性，因此，耳聋的预防措施可参耳鸣进行。

五、玉兰花为什么不香了

嗅觉器官衰老，表现为鼻子香臭不分，声音也变得干涩而浑浊。

王大妈家的院子里种着几棵玉兰树，每到花开时节，庭院的每一个角落里都弥漫着沁人心脾的花香。这时候，王大妈最喜欢的一件事就是坐在院子里的藤条椅上，品茶、看报、闻花香。那感觉，好不惬意。可是最近几年，王大妈感觉玉兰花的香味越来越淡了，到了今年，她几乎闻不到它的香味了。问题出在哪儿呢？王大妈想起了报纸上说过，现在的大气污染是越来越严重了，可能是这个原因影响了玉兰花的香味吧。可是一问儿子和孙女，他们却说玉兰花和以前一样香。

这种现象，多数情况下便是老年性嗅觉功能衰退的表现。老年性嗅觉功能衰退，是指嗅觉的灵敏度随着年龄的增长而逐渐下降，是人体衰老的征象之一。

（一）老年嗅觉衰退的形成

嗅觉的产生过程是这样的：吸气时，空气中含有气味的微粒随气流进入鼻腔，到达嗅黏膜。人的嗅黏膜上约有1 000万个嗅细胞，它们是嗅觉的感受器。每个嗅细胞又有6 ~ 8根嗅毛伸向鼻腔，因而可以捕捉到细微的气味。气味微粒与嗅毛接触后，刺激嗅细胞产生神经冲动，这些冲动经过嗅神经、嗅球，传到大脑嗅觉处理中心而产生嗅觉。随着年龄的增长，鼻腔结构、嗅觉感受器、嗅觉处理中心或其传导通路会发生退行性变，有时还会受到疾病的侵害，从而导致老年人嗅觉功能的衰退。

当然，除了年龄增长之外，许多疾病也会导致嗅觉下降，如鼻炎、鼻窦炎、鼻息肉、鼻肿瘤、嗅神经肿瘤、嗅沟脑膜瘤等。因此，如果遇到嗅觉下降或者失灵的情况，应尽早到医院进行系统检查，在排除其他疾病之后，再从日常生活方面进行调理。

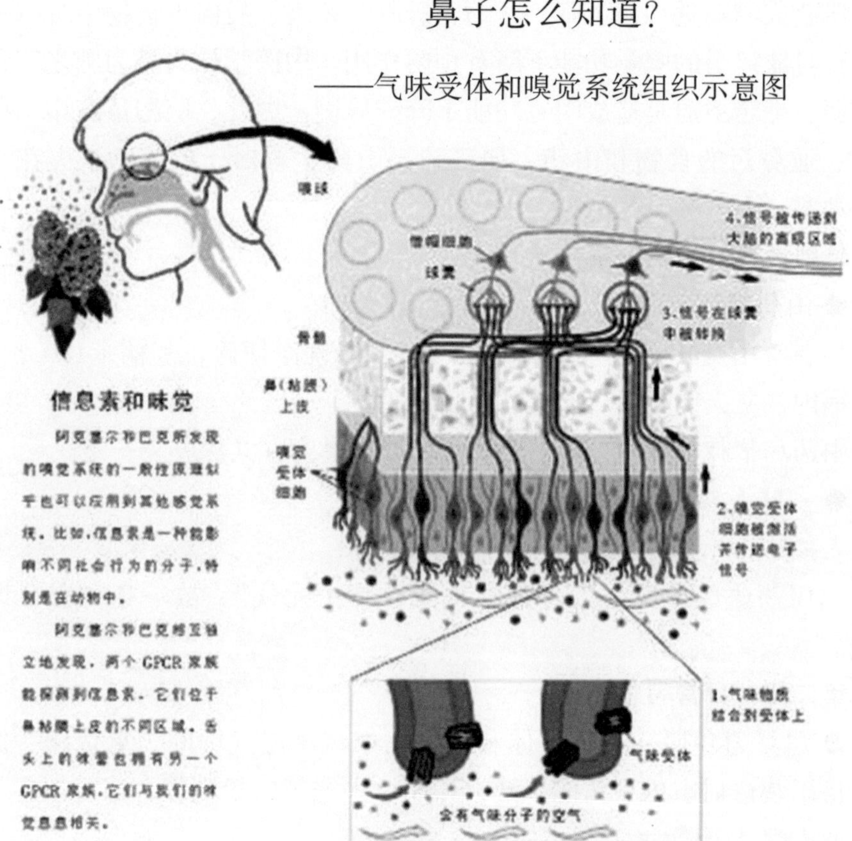

嗅觉的产生过程示意图

（二）预防老年性嗅觉衰退的妙招

嗅觉虽然不像视觉和听觉那样重要，但其功能丧失引起的后果还是相当严重的。比如由于缺乏食物香味的刺激，导致食欲下降，长期下去可造成营养不良；由于分辨不出异常的气味，导致吸入煤气等有毒的气体，可造成中毒……因此，我们要及早采取措施来保护我们的嗅觉。

第一招：饮食预防

洋葱、大蒜、葱白等食物有较强的消炎灭菌作用，可预防鼻炎等炎症性疾病造成的嗅觉功能下降。牡蛎、肝脏、鱼肉、瘦肉等食物中含有丰富的锌，对缺锌引的嗅觉功能下降有预防作用。中医学认为鼻为肺之窍，肺气虚弱、鼻窍不通是造成嗅觉功能下降的原因。因此，应酌量食用一些补肺气、通鼻窍的食物和中药，如猪肺、山药、葱白、白芷、辛夷花、人参、党参、太子参、黄芪等。

特别推荐：一粥一茶

● 山药猪肺葱白粥

将新鲜山药100克、猪肺50克、葱白2条洗净切碎，和糯米100克一起放入锅内，文火煲至米烂粥成，早晚食用。

山药和猪肺补肺气，葱白消炎灭菌兼通鼻窍，共保鼻腔安康。

● 一味人参茶

人参3克，泡水代茶饮。

《用药法像》言“人参甘温，能补肺中元气”，故一味久服，即可奏效。

第二招：日常习惯

● 尽量避免吸入有害气体和粉尘。如汽车尾气中的二氧化硫、氮化物，房子装修后室内残留的甲醛，煤炭、水泥等的粉尘等，都可损害鼻黏膜，使人嗅觉下降。

● 要慎用滴鼻液。长期使用倍他米松、链霉素、薄荷醇、新霉素等滴鼻液，也会伤害嗅神经而导致失嗅。

● 戒烟。有人曾对638名吸烟者进行测试，发现所有吸烟者嗅觉功能均受到影响，吸烟量越大嗅觉功能损伤越严重，目前仍在吸烟者其嗅觉受损几率是从不吸烟者的一倍。

第三招：按摩保健

● 按摩迎香。迎香穴与嗅觉关系密切，《扁鹊神应针灸玉龙经》言“不知香臭从何治，迎香二穴可堪攻”。迎香穴位于鼻翼两旁的鼻唇沟中，左右各一。按摩时，以食指指腹对准迎香穴上下摩擦，以微微发热为度。

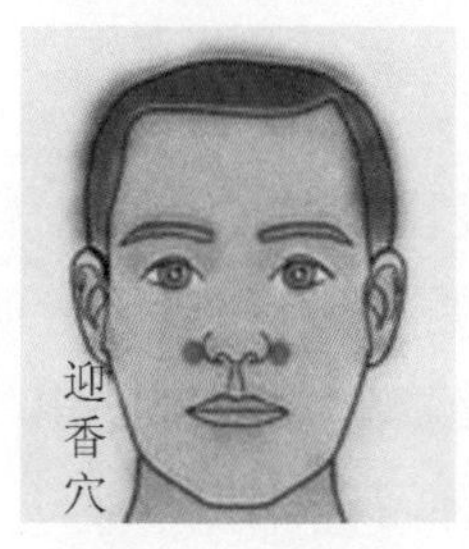

迎香穴的位置

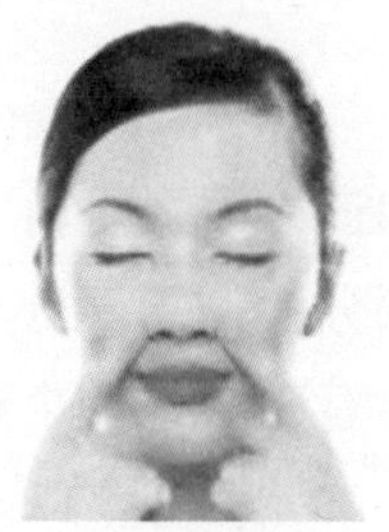
按摩迎香穴

● 按摩列缺。列缺穴在前臂大拇指一侧，距腕横纹约一指半处。也可把两只手的虎口自然平直交叉，一只手的食指按在另一只手腕横纹后那块突起的骨头上，指尖下的凹陷中就是列缺穴。按压你找到的地方，如果出现酸麻感，就说明找对了。以拇指指尖对准该穴旋转按摩，两手交替进行，每次3分钟为宜。

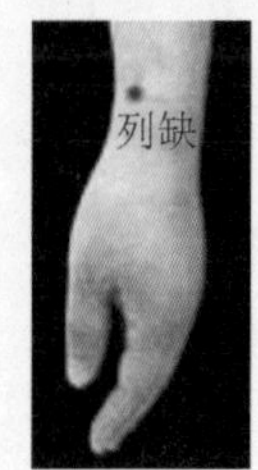

列缺穴的位置

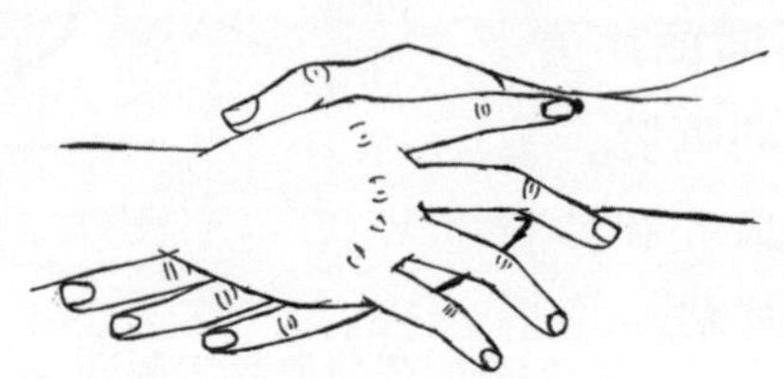
虎口交叉法取列缺穴

六、留住那美妙的声音

常言道，闻其声如见其人，甜美圆润或浑厚而富有磁性的声音，会给人留下美好的印象。但是随着岁月的流逝，我们的声音会逐渐失去原有的魅力，和容颜一起慢慢变老，变得干涩而浑浊。只有歌唱家、播音员等少数人，由于注意保养和锻炼，才使得步入暮年时，声音依然美妙。

（一）声音变老的原因

我们知道，语音是由人的发音器官发出来的。人的发音器官可以分成以下四个部分。第一部分是呼吸器官，包括肺、气管和呼吸肌群。人要发音，首先要有动力，这个动力就来自呼吸器官。肺部呼出气流，通过气管到达喉头，冲击声带，从而发出声音。练习艺术发声的人要掌握“运气”的技巧，道理就在这里。第二部分是声带，它是发音的主要器官。声带在喉头的中间，是两片富有弹性的薄膜。声带拉紧或放松，在气流的冲击作用下，就发出了高低不同的声音。第三部分是共鸣腔，主要由咽腔、口腔和鼻腔组成。它们连成一个形似喇叭的声道，产生共鸣。此外，胸腔也参与共鸣。通过共鸣作用，能够加强和放大声波，美化嗓音，使其更加悦耳。第四部分是吐字器官，由口腔、舌头、嘴唇等组成，其功能在于对声音进行再加工，从而形成语言。

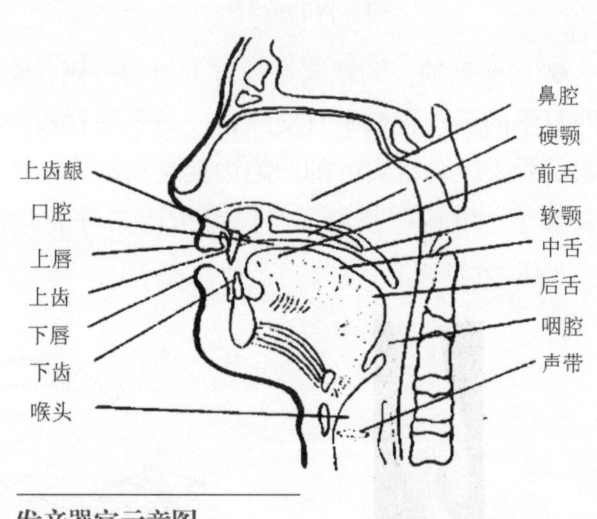

发音器官示意图

随着年龄的增长，我们肺中呼出的气流逐渐减弱，且连续性下降，声带老化松弛，共鸣腔逐渐变形，吐字器官的灵活性也不断下降。因此，我们的声音就逐渐变得浑浊而苍老了。

（二）预防声音变老的妙招

声音的美妙与否，有其先天的条件，也有后天保养的因素。要想使声音不老就要从如下几个方面进行保养。

第一招：饮食保养

要想保持美妙的声音，合理的饮食是必不可少的。据研究，苹果、无花果、雪梨、绿豆芽、生姜、银耳、青萝卜、白菜、芹菜、豆腐、鸡蛋等食物，以及薄荷、百合、罗汉果、胖大海、沙参、鲜石斛等中药有保护嗓子的作用，可使嗓音甜美。而葱、蒜、韭菜、臭豆腐、辣椒、芥末、肥肉、腌制、烧烤及烟熏食品等，对嗓音有不利影响。此外，过冷或过烫的饮食也是不适宜的，特别是教师、播音员、歌唱家等经常用嗓者更应注意。

特别推荐：一粥一茶

● 萝卜银耳粥

青萝卜适量，银耳20克，粳米50克。将青萝卜洗净切碎，和银耳、粳米一起放入砂锅中，文火煲之米烂，加入芝麻油和精盐少许即可。

青萝卜可清热化痰，银耳可滋阴润肺生津。一清一润，利咽美音。

● 蜂蜜罗汉果茶

罗汉果1只切片，加入适量蜂蜜，用开水冲泡，代茶饮。

罗汉果可清肺化痰、养阴生津、利咽开音，蜂蜜可补虚润肺。两者合用，可加强美音效果。

第二招：运动预防

● 吹唇练习。也称为弹嘴皮练习，用均匀的气流吹动闭合的双唇，使之弹动发出清晰的嘟噜声。

● 哼鸣练习。牙关松开，双唇轻闭，喉部放松，用微弱而均匀的气流发出单纯的哼音。

● 气泡音练习。头部端正，双眼平视，张嘴松开牙关，用少量微弱均匀的气息平稳地从松弛的声带吹出，发出连贯的气泡音。

以上练习，对于保持发声器官与呼吸器官的协调以及声带振动的平衡均有一定的作用，还可增加声带的力量，并锻炼均匀呼气的能力，对于声音的老化有一定的预防作用。

此外，要积极参加适当的体育和劳动锻炼，因为适当的活动不但可增强抗寒抗病能力，预防感冒和呼吸道疾病，保持身体健康，还能扩大肺活量，增加呼吸肌的弹性，有利于对气息的控制。

第三招：习惯预防

● 戒烟。抽烟会刺激声带和肺部，加速这些器官的老化。

● 注意咽喉部卫生。饭后要做咽部清水含漱，平时多喝茶，保持咽部清洁湿润。

● 避免过度用嗓。要限制工作之外的说话时间，减少不必要的长时间聊天或打电话。讲话的声音要保持正常，不要过高或过低，语速宜慢，一句话不要拉得太长。要尽量用丹田之气轻松发声，不要用绷紧脖子肌肉的方式讲话。如果感觉嗓子发干或者说话嘶哑，最好暂时不要讲话。

● 不要用力咳嗽或清嗓。因为做这些动作的时候，声带就可能会因气流的猛烈冲击而损伤。如果你觉得喉咙难受，可以小口地饮水来进行滋润。但如果情况严重，就要去医院接受治疗。

● 养成良好的作息习惯。良好的作息习惯可以增强机体免疫力，避免肺炎、咽炎等疾病的发生。而睡眠不足会导致血液中的酸性物质增多，容易引起喉肌疲劳。

第四招：按摩理疗

● 按摩人迎穴。人迎穴位于喉结两旁，到喉结约一指半的距离。用拇指和食指轻按人迎穴上下移动，指压力量以感觉舒适为度，不可用力过大。每次按摩2～3分钟，每日1～2次。这样可促进气血流通，消除喉部疲劳。

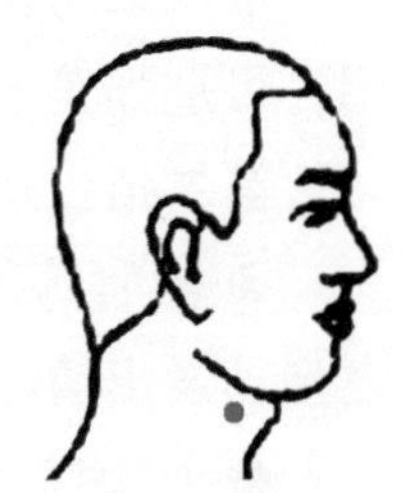
人迎穴的位置图

● 毛巾热敷。把毛巾用热水浸透后拧干敷在喉部，温度不要太烫，这样反复数次，时间以20分钟为宜。此法可以促进喉部血液循环，消除喉部疲劳。

● 热气熏蒸。将口腔对着有热气的茶杯呼吸，使热气熏蒸口腔和喉咙。此法可消除嗓子刺痒、干燥或烧灼感等不适。

总之，声音的保护与合理饮食、活动锻炼、生活习惯、按摩护理等均有密切的关系。著名京剧艺术家梅兰芳在保护声音上有一套完善的方法，他将其概括为“精神畅快、心气平和、饮食有节、寒暖当心、起居以时、劳逸均匀、练嗓保嗓、学贵有恒、由低升高、量力而行、五音饱满、唱出剧情”，可供大家参考。

七、如何减少皱纹的产生

皮肤衰老，表现为皱纹、粗糙、斑点、毛发脱落、白发。

皱纹是苍老的一个标志。岁月，从我们身边偷偷溜走，却悄悄地把皱纹留在了我们的皮肤上。

皱纹，是指皮肤老化时所出现的纹路。皱纹出现的早晚因人而异，但一般来说，黑皮肤出现皱纹较晚，白皮肤出现皱纹较早；男人出现皱纹晚，女人出现皱纹早；油性皮肤出现皱纹较晚些，干性皮肤出现皱纹较早些。皱纹逐渐出现，其顺序一般是外眼角、前额、上下眼睑、耳前区、颊、颈部、下颏、口周。

（一）皱纹的形成

在了解皱纹的形成之前，我们先要知道皮肤的构成。

皮肤由表皮、真皮和皮下组织构成。此外还含有汗腺、皮脂腺、指甲、趾甲、毛发等附属器官。

1. 表皮　表皮是皮肤最外面的一层，平均厚度为0.2毫米。根据细胞的不同发展阶段和形态特点，由外向内又可分为5层，分别为角质层、透明层、颗粒层、棘细胞层和基底层。

角质层由数层角化细胞组成，含有角蛋白。角蛋白有较强吸水力，一般含水量在10%以上，这样可以维持皮肤的柔润。如果低于10%，则皮肤干燥，易出现鳞屑或皲裂。在人体不同部位，角质层的厚度差异很大。眼睑、包皮、额部、腹部、肘窝等部位较薄，掌、跖部位较厚。透明层由

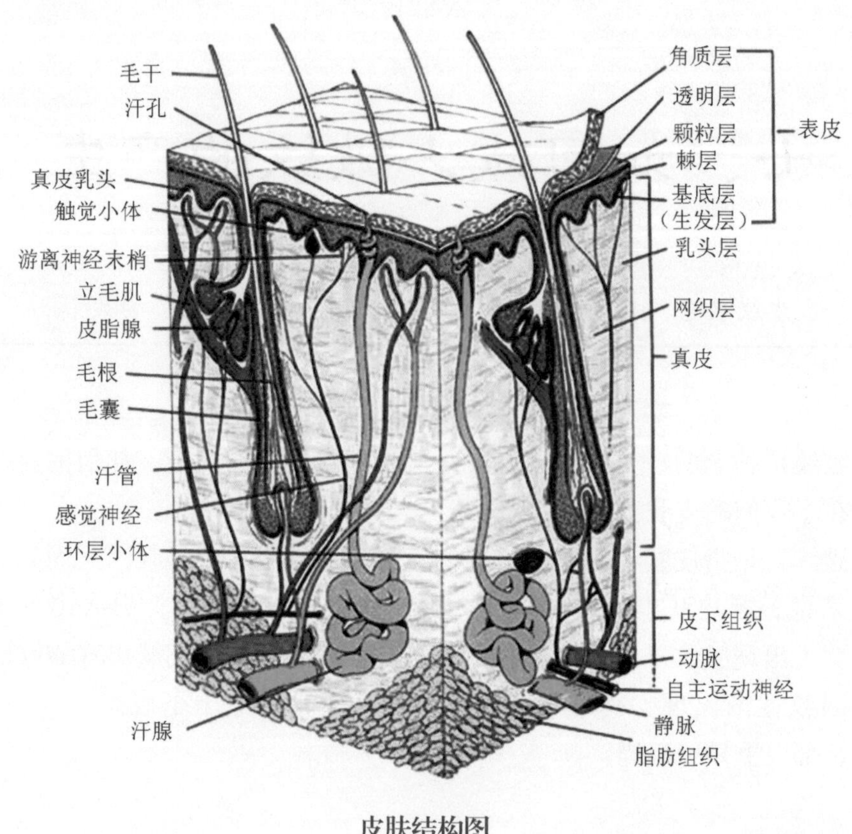

皮肤结构图

2～3层透明细胞组成，可防止水分、电解质和化学物质的透过，故又称屏障带。此层于掌、跖部位最明显。颗粒层由2～4层扁平梭形细胞组成。棘细胞层由4～8层多角形的棘细胞组成。基底层由一层排列呈栅状的圆柱细胞组成。基底层细胞不断分裂，逐渐向上推移、角化、变形，形成表皮其他各层，并最终角化脱落。基底细胞分裂后至脱落的时间，一般认为是28日，称为更替时间。其中自基底细胞分裂后到颗粒层最上层为14日，从形成角质层到最后脱落也为14日。

2. 真皮　真皮由纤维、基质和细胞构成。

纤维又分为胶原纤维、弹力纤维和网状纤维3种。胶原纤维为真皮的主要成分，约占95%，集合组成束状。由于纤维束呈螺旋状，故有一定伸缩性。弹力纤维多分布在胶原纤维束下及皮肤附属器官周围。除赋予皮肤弹性外，也构成皮肤附属器的支架。网状纤维被认为是未成熟的胶原纤维，它环绕于皮肤附属器及血管周围。

基质是一种没有固定形状的均匀的胶样物质，它充塞于纤维束间及细胞间，为皮肤各种成分提供物质支持，并为物质代谢提供场所。

真皮细胞又分为成纤维细胞、组织细胞和肥大细胞3种。成纤维细胞能产生胶原纤维，弹力纤维和基质。组织细胞具有吞噬微生物、代谢产物、色素颗粒和异物的能力，起着有效的清除作用。肥大细胞则存在于真皮和皮下组织中，以真皮乳头层为最多。肥大细胞在急性过敏反应发生过程中起着关键作用。

3. 皮下组织　在真皮的下部，由疏松的结缔组织和脂肪组成。皮下组织的厚薄随年龄、性别、部位及营养状态而异。有防止散热、储备能量和缓冲外来冲击的功能。

4. 附属器官　附属器官包括汗腺、皮脂腺和毛发。汗腺分小汗腺和大汗腺两种。小汗腺几乎遍布全身，特别以掌、跖、腋窝、腹股沟等处较多，可以分泌汗液，调节体温。大汗腺主要位于腋窝、乳晕、脐窝、肛周和外生殖器等部位。大汗腺的分泌物经细菌分解后会产生特殊臭味，是臭汗症的原因之一。皮脂腺除手掌和脚掌外，几乎分布于全身所有部位，头皮、面部、胸部、肩胛间和阴阜等处较多。皮脂腺可以分泌皮脂，滋润皮肤和毛发，防止皮肤干燥。毛发因与皱纹形成无关，此处暂不介绍。

以上是皮肤的构成，那么皱纹是怎样产生的呢？

我们知道放久了的水果会变得皱巴巴的，这是因为其水分减少的缘故。我们的皮肤也一样，随着年龄增长，皮肤对水分的吸收能力以及含水量都会逐渐下降，这是我们皮肤变皱的原因之一。其二，真皮层中的成纤维细胞逐渐老化，导致真皮层纤维特别是胶原纤维含量减少，皮肤的弹性由此降低，皱纹便逐渐产生。其三，皮下组织中脂肪含量的减少也为皱纹的产生创造了条件。因为我们的皮肤类似于皮球的表皮，充足了气的皮球表面是平整光滑的，但泄了气之后就会变皱。同样，皮肤要想无皱，也少不了皮下脂肪的填充。最后，随着年龄增长，皮脂腺分泌皮脂的功能下降，皮肤失去了皮脂的滋润，也易导致皱纹的产生。

（二）预防皱纹生成的妙招

时光老人刻意要在我们的皮肤上留下一点痕迹，但却没有人喜欢他的这份馈赠。那如何抵御皱纹的侵袭呢？有如下几招可以采用。

第一招：饮食预防

为了留住美丽无皱的肌肤，你一定要记住下面的食品名称：首先是红葡萄、柚子、橘子、香蕉、西瓜、草莓、大枣、芹菜、花椰菜、西红柿、丝瓜、黄瓜等水果和蔬菜，它们含有丰富的维生素和水分；其次是猪皮、猪蹄、鱼类、鱼子酱、虾酱、牡蛎、蘑菇、木耳、天花粉等，它们都含有丰富的弹力纤维或者核酸。这些食物有助于保持皮肤光滑。此外，中医学还认为，灵芝、牛奶、熟地黄、枸杞子、蜂蜜、芝麻、核桃仁、杏仁、薏苡仁、莲子、百合、桑椹子、山药等食物和药物也就有去皱功效。而罐头、沙拉酱、蛋糕、速食面以及过咸、油炸、烧烤和冷冻太久的食品等，则是容易让人产生皱纹的食物，要尽量少吃。

另外，平时要注意多饮水。足够的饮水可保持皮肤细胞的正常含水量，使皮肤光洁富有弹性。美容专家建议，一个健康人每天最好饮水1 500毫升。时间安排为晨起1杯、上班前1杯、上午10点钟1杯。下午4点钟1杯、运动前1杯。睡觉前1杯。据说，这也是年过7旬依然美艳四溢的世界级影星索菲亚·罗兰的美容秘诀之一，值得借鉴。

特别推荐：一粥一茶

● 猪蹄葡萄子粥

先将猪蹄一只、粳米100克文火煲烂，再加入葡萄子和细盐、葱花、生姜末、味精等调料，再煮3分钟后即可食用。

猪蹄含有丰富的胶原纤维，而葡萄子含有大量的维生素，故可起到防皱效果。

● 蜂蜜牛奶

鲜牛奶200毫升，加热后加入适量蜂蜜，每日早晚各饮一次。

两者结合，可补充皮肤代谢所需的蛋白质、微量元素和维生素，滋润肌肤，减少皱纹。

第二招：习惯预防

● 多咀嚼。吃饭时要多咀嚼，细嚼慢咽。因为咀嚼可运动面部肌肉，增加面部血液循环，从而使面部细胞的代谢功能增强。如能持之以恒，可使面部皱纹减少，面色红润。但要注意避免只用单侧牙齿咀嚼食物，因为这样会使面部变得不对称。

● 注意表情。表情过于丰富，如经常大笑、做鬼脸，或者愁眉苦脸等，都会牵动表情肌而使皮肤产生纵向或横向的皱纹。此外，在耀眼的阳光下，有的人习惯眯起眼睛看东西；有些患了近视而不戴眼镜的人，也喜欢眯起眼睛。时间一久，眼睛周围便布满了小皱纹。

● 养成良好的作息习惯。经常睡眠不足，或者过于劳累，都会使皮肤的调节功能受损，致使容颜憔悴，皮肤衰老起皱。现代医学已证明，睡好觉是保证健康乃至美容的重要条件。特别是夜间11点到凌晨3点这段时间，被称为“美容睡眠期”。因为在此期间皮肤细胞代谢速度是清醒状态下的数倍之多，要想皮肤永葆青春，尤其要保证这段时间的睡眠。

● 防止辐射。阳光或电视、电脑等的辐射是皮肤老化起皱的一个重要因素。过度辐射可使皮肤变干、变薄，并使弹力纤维和胶原纤维失去正常的功能，故皮肤逐渐松弛起皱。

● 戒烟限酒。长期无节制地吸烟或饮酒会加速皮肤的老化，使之过早产生皱纹。

● 不要长期使用空调。使用空调时，室内外的温差较大，并且室内的湿度会减小，这些因素会导致皮肤缺水老化，产生皱纹。

● 洗脸水温度要适宜。洗脸水水温以30℃左右最合适，水温过低或者过高，都易导致皮肤干燥，使脸部逐渐产生皱纹。

● 正确洁面。做脸部清洁时，最好用专门的洗面奶或凝胶，因为普通香皂会破坏皮肤表层并刺激皮肤。要定期进行深层清洁，祛除多余油脂、污物，以促进面部血液循环，改善容颜。

● 清洁动作要轻柔。每天清洁肌肤时，要避免过度拉扯。做清洁动作时最好用中指及无名指的指腹，这样不容易造成肌肤的负荷。

● 避免搔抓肌肤。当肌肤不舒适时，要避免用手指搔痒、抠抓，因为这些动作很容易破坏肌肤的结构，造成肌肤松弛起皱，甚至留下疤痕。

第三招：按摩理疗

● 米团按摩。当家中香喷喷的米饭做好之后，可挑些比较柔软的，放至温热又不太烫时，揉捏成团，放在面部轻揉。轻柔3分钟后，再用清水洗脸。这样可把皮肤毛孔内的油脂，污物吸出，使皮肤呼吸通畅，减少皱纹。

● 水果、蔬菜敷贴。这是爱美女士常用的一种方法。黄瓜、丝瓜、香蕉、橘子、西瓜皮、西红柿、草莓等瓜果蔬菜富含水分和维生素，对皮肤有自然的滋润，去皱效果好。使用时，可将瓜果切成薄片贴面，又可打碎后加入蜂蜜制成面膜敷面，均能使脸面光洁，皱纹舒展。

● 面部美容操。第一步，在面部涂上精油或乳液后，用食指、中指和无名指从下往上以螺旋状揉搓，让面部得到彻底的放松。第二步，将双手放在下颌处，沿下颌边缘轻轻将皮肤向上拉，直拉至太阳穴处。第三步：用食指和中指的指肚，从鼻梁开始，沿着面颊按摩到耳朵的上方。上述每一步需时1分钟，最好在早晚洗脸后进行。

● 易皱区按摩。额头：用手掌掌腹沿着额头由下往上轻抚。眼尾：先用一手将眼尾轻轻向外拉平，另一手的无名指沿眼尾以画圈方式轻柔按摩。眉心：运用两手中指指腹沿着眉心由下往上，交叉按摩。嘴角：运用中指指腹，由下往上以螺旋方式按摩。颈部：将头抬起，双手放在颈上，然后由下而上，由前到后轻柔螺旋按摩。也可将头部微微抬起，用双手掌心从锁骨开始向上推，以收紧颈部皮肤。

八、怎样保持细腻的肌肤

古人常用“肤如凝脂”来形容美女的肌肤，这反映出肌肤靓丽的两个标准：一个是洁白温润，另一个就是光滑细腻。但是随着年龄增长，人们的皮肤往往会变得越来越粗糙，如何留住细腻的肌肤便成了每一位爱美人士的共同追求。

（一）皮肤粗糙的形成

在上一节中我们已经了解了皮肤的构成，而皮肤粗糙跟表皮的关系最为密切。表皮共分为5层，由表皮最下面一层，也就是基底层的细胞不断分裂，逐渐向上推移、角化、变形，形成表皮其他各层，并最终脱落。小孩和年轻人的皮肤基底层细胞增殖旺盛，表皮各层更新很快，保水功能也很强，因此可以保持细腻水灵。而年纪渐长之后，皮肤更新速度逐渐变慢，老化的肌肤来不及更新，保水功能也逐渐下降，从而变得越来越粗糙。

（二）预防皮肤粗糙的妙招

细腻的肌肤是每个人的梦想。可是一旦皮肤粗糙了该怎么办呢？年轻人的皮肤粗糙很可能与油性皮肤导致的毛孔粗大有关，而中老年人的皮肤粗糙和皱纹常常相伴而生，且形成原因也相似，因此可采用基本相同预防措施。下面仅就皮肤粗糙的饮食预防方面做一补充介绍。

第一招：饮食预防

一方水土养一方人，饮食调理可以帮助我们有效的改善肤质。除了上一节所讲的方法之外，皮肤粗糙在饮食方面还应多吃一些富含维生素B的食物和具有通便功效的食品。如鱼、肝、蛋、木耳、莲藕、梅子、芝麻、红薯、木瓜、山芋、莲子、土豆、粗粮等。中医学认为，适当服用白及、当归、薏苡仁、玉竹、藿香等中药对于改善皮肤粗糙很有帮助。

特别推荐：一粥一茶

● 木耳薏苡仁粥

木耳适量，鸡肉50克，洗净后切碎，与薏苡仁100克一起放入锅内，文火煲烂，加入调料即成。

木耳中含有丰富的维生素和矿物质元素，可净化人体血液。木耳当中还含有较多的食物纤维，有通便作用，因此很适合因便秘造成皮肤粗糙者食用。薏苡仁有很好的脾胃祛湿功效，可很好地去除体内的湿性垃圾，从而改善肤质。这是因为面部油脂的根源在于体内没有完全代谢掉的湿性垃圾产物，而油性皮肤很容易出现毛孔粗大、痤疮等皮肤问题，从而使肌肤变得粗糙。

● 梅干芝麻茶

梅干一个，碾碎的芝麻少许，泡水代茶饮。

梅干有去角质的功效，可改善干燥角化的皮肤，使之逐渐变得光滑。而芝麻富含亚油酸和维生素E，可改善皮肤血液循环，清除自由基并滋润肌肤。

第二招：分型护理

以上介绍的是大家普遍适用的护肤方法。但人们的肤质是有差别的，要有效预防皮肤粗糙和皱纹的产生，还必须掌握分型护理的原则。

● 干性皮肤

如果你总是感到皮肤像小了一号的衣服，绷得紧紧地，那么你的皮肤就是干性的。干性皮肤的水分，油分含量较低，因此皮肤缺乏弹性，容易干燥、粗糙、起屑、产生皱纹和老化现象。特别是秋冬季节，干性肌肤更需要加倍小心呵护。

护理要点：谢绝含咖啡因饮料，多喝水，多饮牛奶，多吃水果和蔬菜。不要过于频繁地沐浴及过度使用洁面皂或洁面乳。选择非泡沫型、碱性较低的清洁产品。宜用冷水洗脸，这样可加强刺激面部的血液循环，让肤色显得更加明亮。洗脸后用沾满保湿柔肤水的棉片在面部轻柔地横向擦拭，为皮肤加一层保护膜。保湿霜要选择质地厚重，锁水功效较强的乳霜产品。抹完保湿霜后，最好等上几分钟，让皮肤好好吸收，然后再化妆。外出时涂防晒效果好的日霜。每星期最少做一次补水保湿的面膜以滋养肌肤。

● 中性皮肤

中性皮肤是最理想的皮肤。它表现为水分、油分适中，光滑细嫩柔软，富于弹性，红润而有光泽，毛孔细小，无任何瑕疵。小孩的皮肤多为中性，所以看起来水灵可爱。而青春期过后仍保持中性皮肤的人越来越少。这种皮肤一般炎夏易偏油，冬季易偏干。

护理要点：护肤品选择范围较广，可根据不同季节，夏天选亲水性，冬天选滋润性。在洁面的时候顺便按摩一下皮肤，以增强血液的循环，让肌肤更加亮丽。可将保湿液点在脸上各个部位，然后用指腹以打圈的方式轻轻按摩。这层保湿液可防止水分蒸发，又能帮助上妆。

● 油性皮肤

如果你的皮肤在夏季的时候显得油光光的，那你很可能属于油性皮肤。油性皮肤的油脂分泌旺盛，毛孔粗大，皮质厚硬不光滑，容易出现黑头、粉刺和暗疮，皮肤外观暗黄，肤色较深，弹性较佳，但不容易起皱纹。

护理要点：少吃含糖量高、肥腻或者刺激性食物，少饮咖啡，多吃富含维生素的蔬菜和水果。夏天要注意洁肤，但秋冬季节气候干燥，也应注意保湿。注意控制油分的过度分泌，调节皮肤的平衡，深层清洁的同时要补水。可将深层洁肤面膜与补水面膜交替用。深层清洁面膜常常有去污及控油作用，最好隔天再敷补水面膜补充水分。应选用油分较少、清爽性、抑制皮脂分泌、收敛作用较强的护肤品。也可使用紧肤水，它既可以收缩毛孔，又可以给皮肤补充水分，还可抑制油脂分泌。洗面时要用温水，要选用去油性较强的洗面奶，保持毛孔的畅通和皮肤清洁。暗疮处不可以化妆，化妆用具应经常清洗或更换。

● 混合性皮肤

如果一个人的皮肤呈现出两种或两种的特征，比如同时具有油性和干性皮肤的特征，则为混合性皮肤。混合性皮肤多为面孔中间区域易出油，其余部分则为中性或干性。20～35岁之间的人易出现这种皮肤类型。

护理要点：该类型皮肤护理的关键在于调节皮肤的平衡，按偏油性、偏干性、偏中性皮肤分别处理。注意适时补水、补营养成分。早上用皂性洁面产品，着重清洁偏油性的部位。晚上用碱性低的洁面乳清洁皮肤，重点在干燥部位。针对不同部位，使用两种不同的柔肤水。有爽肤作用的轻拍在油性区，有保湿滋润作用的用棉片抹在干燥区。在干燥季节，整个面部都要使用保湿乳液，可先用乳液滋润较干的部位，再将剩余量擦拭在其他部位。如不清楚偏油和偏干的部位，可在洁面后半个小时，用面巾纸按压脸庞，然后看看纸面上有油点的部位便是爱出油的地方，其余地方则应该补水保湿。

● 敏感性皮肤

敏感性皮肤自身保护能力较弱，易于对花粉、阳光、或化妆品等产生过敏，从而出现红、肿、刺、痛、痒和脱皮、脱水等现象。

护理要点：不要食用易引起过敏的食物，不要接触易引起过敏的物品。在选择护肤品时，应先进行适应性试验，在无反应的情况下方可使用。不要频繁更换化妆品，切忌使用劣质化妆品或同时使用多种化妆品。含酒精和果酸成分的产品对皮肤刺激大，不适于敏感性肌肤；不要使用深层清洁的磨砂膏和去角质霜，因它们都会让过敏情况加重。此外含香料过多及过酸过碱的护肤品不能使用。洗脸水不可以过热或过冷，要使用温和的洗面奶洗脸。早晨，可选用防晒霜，以避免日光伤害皮肤；晚上，可用营养型化妆水增加皮肤的水分。皮肤出现过敏后，要立即停止使用任何化妆品，对皮肤进行观察和护理。

九、褐色的斑点是什么

我们常看到老年人的皮肤上会长出一块块褐色的斑点，不少人把这些斑点称为“寿斑”，认为这是长寿的标志。但现代医学研究显示，这个所谓的“寿斑”并不能使人长寿，它的真实名称应该叫“老年斑”。

老年斑全称是“老年性色素斑”，是指出现在老年人皮肤上的脂褐素斑块。老年斑通常以面部、背部、颈部、胸前等作为“势力范围”，有时候也可能“侵略”上肢等部位。老年斑大部分是在50岁以后开始出现，多见于高龄老人。在老年人中，出现老年斑的几率为27%左右。

值得注意的是，在我们的皮肤上出现老年斑的同时，脂褐素也会在我们看不到的内脏器官上积累。皮肤上的老年斑加速皮肤的衰老，并影响美观，但内脏器官中的脂褐素会造成更大的危害。比如，脂褐素出现在脑细胞里，会导致智力和记忆力减退，引发老年痴呆；聚集在血管壁上，会使血管发生纤维性病变，引起高血压、动脉硬化、心脏病、中风等心脑血管疾病。正如在“人为什么会衰老”一章所讲，脂褐素是细胞氧化后的产物，它一旦聚集过多便影响脏器功能，使人体逐渐衰老。

（一）老年斑的形成

老年斑虽然多在50岁之后“登台亮相”，其实从三四十岁起就开始“幕后准备”了。老年斑的形成，主要有以下两个因素。导致老年斑出现的罪魁祸首，是一种叫做“自由基”的物质。自由基性质非常活泼，很容易导致人体脂质过氧化，进而导致脂褐素的产生。脂褐素沉积在皮肤上，便形成了老年斑。年轻时，人体内有足够的抗氧化酶，加上从外界摄取的抗氧化剂，可以有效地清除体内过多的自由基，从而阻止了老年斑的出现。而老年时体内抗氧化酶的含量下降且活性降低，从而不足以清除过多的自由基，过剩的自由基引发了上述的连锁反应，从而导致了老年斑的出现。其次，进入老年以后，人体血液循环渐趋缓慢，细胞代谢机能逐渐减退，衰老的组织和细胞失去应有的分解和排异功能，导致脂褐素在细胞内堆积，从而在皮肤表面形成老年斑。

此外，老年斑的形成还与多种因素有关，如先天遗传、某些营养素缺乏、过多紫外线照射等。而有些皮肤病、甚至油溅到手脸等部位留下的色素沉着斑，也容易被误认为老年斑，需要仔细区分。正宗的老年斑是呈淡褐色、褐色或黑色的斑块或斑点，扁平或稍稍隆起，不痛也不痒，斑块大小不一，大的直径可达2～3厘米或更大，而小的可比绿豆还小。

正常情况下，老年斑只是机体衰老的一种表现。但若出现老年斑突然增多，且迅速增大，或者老年斑色素突然变深，伴有瘙痒、疼痛，或者其表面粗糙变硬，剥脱后有小出血点，或者表面溃烂出血，或者周围出现毛细血管扩张和红润，基部扩大等情况，则应及时到医院检查。

（二）预防老年斑的妙招

人人都想只要长寿不要斑，那么怎样预防老年斑的产生呢？可从如下几个方面入手。

第一招：饮食祛斑

要想预防老年斑的产生，首先要防止自由基对人体的氧化作用。因此，应该多吃富含抗氧化剂的食物，如全谷类食品、果仁、花生、黄豆、黑芝麻、胡萝卜、洋葱、芹菜、菠菜、大枣、生姜、银耳、猕猴桃、西红柿等。并且要掌握好动物脂肪和植物脂肪的摄入比例，一般以1∶2为宜。此外，人参、黄芪、灵芝、山楂等中药，对于预防老年斑也有一定效果。

特别推荐：一粥一茶

● 萝卜大枣粥

胡萝卜100克切成细丝，大枣8枚去核，粳米100克。共放入锅内加水适量，煲至米烂，加入调味品即可食用。

胡萝卜含有丰富的胡萝卜素，大枣则含有丰富的维生素C，两者都是清除自由基，预防老年斑的高手。

● 生姜蜂蜜茶

生姜适量洗净切碎，用开水冲泡10分钟后，再加入少许蜂蜜搅匀，每天上午饮用1杯。

生姜中含有多种活性成分，特别是其中的姜辣素有很强的清除脂褐素作用。蜂蜜可补中润燥，缓急解毒，从而可促进人体气血的化生，维持气血的正常运行，防止脂褐素在体内的堆积。但是，生姜具有发散作用，年老体弱，表虚自汗者不宜久服。

第二招：运动祛斑

● 勤活动。适当的劳动和体育运动可有效地阻止脂褐素在体内的堆积，从而减少老年斑的发生。

● 多嚼嚼。调查发现，歌唱家们面部老年斑发生要比普通人晚8～10

年，这是因为他们有更多的面部肌肉运动。因此，建议人们进餐时细嚼慢咽，以改善面部血液循环，增强皮肤代谢，从而延缓老年斑的到来。

第三招：习惯祛斑

● 注意防晒。身体裸露部位要避免紫外线长时间照射。

● 补充鱼油勿过量。鱼油作为一种保健品，可以降低血脂，减少血液的黏稠度，预防动脉粥样硬化，老年人可以适当服用。但物极必反，服用鱼油过量则易导致老年斑的发生。

第四招：老年斑的外治法

● 维生素按摩。把维生素E胶丸刺破，涂抹在老年斑处，然后用手指轻轻打圈按摩，每天3次。这样不但可以消除老年斑，而且可使皮肤柔腻、光滑、润泽。

● 生姜按摩。把生姜切成薄片，贴于老年斑处，反复摩擦，直到皮肤发热为止，每天3次。

十、"头"等大事如何解决

树叶到了秋天会凋零，我们的头发到了年老也会出现脱落。

当你的头发逐渐稀疏，难以遮掩头皮，甚至整个头部"寸草不生"时，你便是遇到脱发问题了。

当然，脱发不是老年人独有的现象，很多年轻人也会出现脱发。但是老年人脱发还是比年轻人普遍一些。我们今天的重点内容，就是老年人的脱发及其预防。

（一）老年脱发的形成

有些人一提到脱发就想起那些光光的脑袋，其实，我们每个人每天都有数十根头发脱落，这一数字超乎你的预料吧？照这样下去，一年就要掉成千上万根头发，我们每个人岂不都变成秃头了？事实上完全不是这样。这是因为毛发的生长具有周期性，可分为生长期、退行期及休止期。处于生长期的毛发每天增长0.27～0.4毫米，生长期约为5～7年，接着进入退行期。在退行期，毛囊下部包括生发部分的毛球开始萎缩，毛发不再生长且变得松动易落，退行期的长度约为2～4周，接着进入休止期。休止期时，毛囊下部完全萎缩，毛发脱落，休止期持续3～6个月。此后毛囊又进入新的生长期，又有新发长出。正常脱落的头发都是处于退行期及休止期的毛发。由于进入退行期与新进入生长期的毛发不断处于动态平衡，故能维持正常数量的头发。我们平时洗头或梳发时，发现有少量头发脱落，乃是正常的生理现象。

可见正常的脱发并不会导致头发的减少，那么导致头发越来越稀疏的老年性脱发是怎样形成的呢？我们先来看看毛发的结构。毛发在皮肤表面以上的部分称为毛干，在皮肤表面以下有一个关键部位叫毛囊。就像树木根部的土壤环境决定树木能否健康成长一样，毛囊的正常与否决定着毛发是生长还是脱落。随着年龄增长，营养缺乏、微循环障碍、脂肪代谢废物及各种理化因素等造成了毛囊的损伤，从而使脱落的头发数量超过新生的数量，头发便逐渐稀少起来。

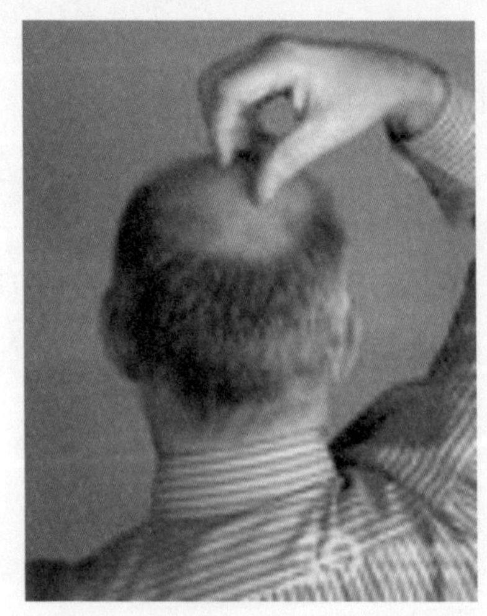

脱发

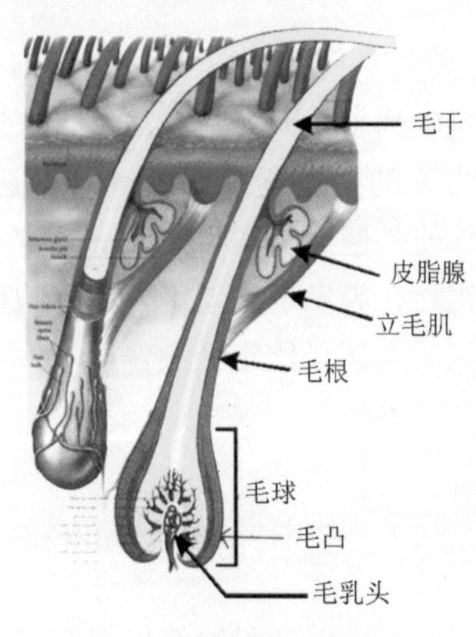

头发结构示意图

（二）如何对付老年脱发

除非你是葛优或陈佩斯那样的特型演员，否则脱发总是不那么美观的。那么如何挽留你的秀发呢？可采用如下几招。

第一招：饮食预防

注意饮食均衡，避免偏食和挑食。在保证主食的基础上适当多补充一些高蛋白和水果蔬菜类食品，如大虾、鱼类、鸡肉、鸡蛋、猪瘦肉、羊肉、大枣、黑豆、胡萝卜、菠菜、卷心菜、莲藕、莴笋、茄子、海带等。动物性脂肪和辛辣食物则要少吃。中医理论认为，老年人脱发主要是由于气血不足、肝肾亏虚所引起。因此，要酌量服用具有补气血、益肝肾作用的中药和食品，如黑芝麻、桑椹子、核桃仁、何首乌、枸杞子等。

特别推荐：一粥一茶

● 虾仁黑豆粥

鲜虾仁适量，黑豆50克，加水文火煲至粥烂，加入调料即成。

虾仁和黑豆均含有丰富的蛋白质，并具有很好的补肾作用。发为肾之外华，肾气充足则发不易脱。

● 黑芝麻大枣茶

打碎的黑芝麻适量，去核大枣3枚，加开水400毫升冲泡，代茶饮。

黑芝麻补肝肾、益精血，大枣补中益气、养血安神。两者合力，对老年人脱发和白发均有预防作用。

第二招：习惯预防

● 减少染发、烫发和吹风次数。上述因素对头发和头皮的损伤都很大，次数多了会使头发失去光泽和弹性，变黄变枯甚至脱落。因此染发、烫发间隔时间应至少3～6个月，洗发之后最好用干毛巾吸干头发上的水分，尽量避免使用吹风筒。

● 减少日光照射。日光中的紫外线会损害头皮和头发，使头发干枯变黄，容易脱落。所以要避免日光的曝晒，游泳、日光浴时更要注意防护。此外要注意变换发型，避免阳光通过发缝照射固定区域的头皮而引起脱发。

● 减少洗头时的刺激。洗头水的温度与体温37℃接近为宜，不要太高或太低。不要用碱性洗发剂，应选用对头皮和头发无刺激的天然洗发剂，或根据自己的发质选用刺激性弱的洗发剂。洗头后，可适当搽些发乳或橄榄油，以保持头发的光泽滋润。

● 充足睡眠。规律的生活和充足的睡眠可以促进皮肤及毛发正常的新陈代谢，所以要养成按时睡眠的习惯。每天睡眠时间不应少于6个小时，中午可适当休息10～30分钟。

● 精神放松。现代医学证明，焦虑和紧张是造成脱发的重要原因。焦虑的程度越深，脱发的速度就越快；生活越是紧张，脱发的机会就越高。因此，要想防止脱发就要使自己的精神放松下来。

● 发宜常梳。经常梳发可按摩头皮，促进血液循环，增加头发光泽，防止头发脱落。梳发以木制梳子最为理想，不要用尼龙梳子。

● 注意帽子或头盔的通风。不透气的帽子或头盔会影响头皮的新陈代谢，尤其是发际处受帽子或头盔的压迫的毛孔肌肉易松弛，从而引起脱发。所以如戴帽子或头盔，要注意其通风，如垫上空心帽衬或增加小孔等。

第三招：按摩理疗

● 头部按摩。每日起床后和睡觉前，将双手五指分开插入发内，从前到后呈梳头状进行按摩，然后用双手轻轻拍打整个头部，每次持续5分钟。经常按摩头皮，可调节皮脂分泌，促进头皮血液循环，改善头皮营养，增强新陈代谢，从而预防脱发。按摩前，在头皮上搽发油，效果更好。此外，使用毛刷制成的刷子，每天垂直轻拍头皮效果也很好。

● 生姜涂擦。将生姜切片，经常在掉头发的地方涂擦，可促进头发生长。

● 药酒外搽。将花椒100克，生半夏、骨碎补各50克研为粗末，以白酒500毫升浸渍7日后，外搽患处，每日3次，生发即止。

● 蜜蛋油热敷。如果头发逐渐变得稀少，可以将1汤匙蜂蜜、1个生鸡蛋黄、1茶匙蓖麻油以及适量葱头汁兑在一起搅匀，涂在头皮上，然后戴上塑料薄膜的帽子，并不断地用热毛巾敷。1个小时之后再用洗发水将头发洗净。坚持一段时间，头发稀疏的情况就会有所改善。

● 穴位按摩。用拇指或食指点按太阳穴、百会穴和印堂穴，每个穴顺时针和逆时针各按摩50圈。太阳穴在两眉梢后凹陷处；百会穴在头正中线与两耳尖连线的交点处；而印堂穴在两眉头的正中间。按摩时要身体端正，脊背挺直，挺胸收腹，情绪稳定，精神集中。

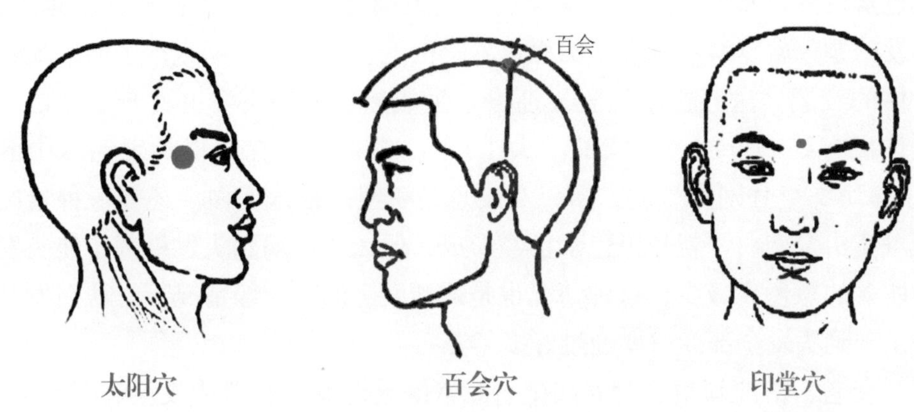

太阳穴　　百会穴　　印堂穴

十一、如何预防“高堂明镜悲白发”

白发历来被视为衰老的标志，唐代大诗人李白生性洒脱，但也难免发出“高堂明镜悲白发，朝如青丝暮成雪”的感慨。

白发，是指头发全部或部分变白，可分为少年白发和老年性白发两类。本篇主要讲与衰老相关的老年性白发。

老年性白发常从两鬓角开始，慢慢向头顶发展，人们常有用“两鬓斑白”和“满头华发”来形容这两个不同的阶段。一般情况下，男性和女性分别从30和35岁左右开始出现白发。

（一）头发变白的原因

东方人的发色是“黑白分明”的，年轻时头发乌黑发亮，而年老往往白发苍苍。我们知道，墨水颜色的浅深是由它所含颜料的多少决定的，同样道理，发色的黑白也取决于头发里“颜料”含量的多少，这种颜料就是黑色素。黑色素含量越多，头发的颜色就越黑；反之，黑色素含量越少，头发的颜色就越淡。头发中的黑色素是由毛囊中的色素细胞产生的，随着人体的衰老，这些色素细胞逐渐停止生成黑色素，头发也就开始变白。人体没有统一合成黑色素的“大工厂”，黑色素是在每根头发毛囊中的“小作坊”里分别产生的，所以头发总是一根一根地变白。还有一种情况也可使头发变白，就是黑色素已经形成，但无法运输到头发根部，使头发中所含的黑色素减少，这种情况也是逐渐发生的。一般情况下，从白发开始出现到头发全部变白要经过好多年。

衰老、精神刺激、营养或微量元素缺乏以及一些遗传或疾病因素等，都会使黑色素的生成发生困难，从而出现白发。

（二）预防老年白发的妙招

有些人四五十岁就已白发满头，而有些人到了六七十岁却青丝依旧。这除了和先天素质有关外，与日常生活中的预防也是分不开的。合理有效的预防不但能延迟白发的出现，而且还可以让白发重新恢复黑色，再现青春。

第一招：饮食预防

现代科学研究证明，适当多吃一些富含酪氨酸、B族维生素以及铜、铁等微量元素的食物，有助于预防白发的出现。富含酪氨酸的食物有鸡肉、瘦牛肉、瘦猪肉、兔肉、鱼及坚果类等；富含B族维生素的食物有谷类、豆类、干果类、动物肝、心、肾、奶类和蛋类等；含铁多的食物有动物肝、蛋类、黑木耳、海带、大豆、芝麻酱等；而动物肝、肾、虾蟹类、硬果类、杏脯干和干豆类等则含铜量比较多。中医学认为，老年白发主要是由于气血亏虚、肾精亏损，使毛发失养而致。要预防白发的产生，应适当多吃一些补益气血，滋补肾精的药物或食物，如何首乌、旱莲草、女贞子、桑椹、当归、熟地黄、黄精、枸杞子、核桃仁、菟丝子、黑豆、黑芝麻等。

特别推荐：一粥一茶

● 何首乌黑豆鸡肉粥

制何首乌30克、黑豆50克、鸡瘦肉50克、粳米100克。将四味洗净，共放入锅内，加水适量，文火煲至米烂，加入调料即成。

制何首乌补肾益精养血，乃乌发要药；黑大豆色黑入肾，还含有丰富的B族维生素；鸡瘦肉则富含酪氨酸和蛋白质。三味互相补充，共同防止白发的产生。

● 桑椹核桃茶

干桑椹10克，打碎的核桃仁适量。开水冲泡，早晚各1杯。

中医学认为，发为肾之外华，白发与肾虚关系密切。上述药茶中，桑椹可滋补肾阴，核桃仁温补肾阳，两味相合，乃阴阳并补之方。

第二招：作息预防

● 保持乐观。俗话说：笑一笑，十年少；愁一愁，白了头。要以乐观的态度对待生活，经常保持愉快的情绪，有助于头发乌黑靓丽；而过于紧张和焦虑则会加速白发的产生。因此即使遇到不顺心乃至不幸之事，也要以乐观的心态去对待。

● 合理洗发。要定期洗发，一般每周1~2次为宜，夏季可适当增加次数。宜用含矿物质不多，对毛发无刺激的软水，水温以接近体温较适当。如晚上洗头，要晾干后再睡觉，否则易受风寒，导致白发早生。

● 适当护发。风吹日晒会使物体褪色，也会使我们的头发褪色。因此在户外活动时要保护好自己的头发，避免过度的曝晒，干燥季节还要注意头发的保湿。

● 积极锻炼。平时要积极参加体育锻炼，这样可以释放压力，促进血液循环，改善头皮的血供和营养状况，增强黑色素细胞的功能，从而预防白发。

第三招：按摩理疗

● 勤于梳头。发宜常梳，梳头的过程其实也是物理按摩的过程。早在隋代，医学家巢元方就曾有“千过梳头，发不白”的设想，意即勤梳头可防止头发变白，这是很合乎科学道理的。勤于梳头，既能保持头皮和头发的清洁，又可加速血液循环，若长期坚持，可以延缓老年白发的进程。

● 按摩头皮。早晨起床后和临睡前，以5指插于发中按摩揉捏头皮，遍及整个头部，每次按摩5～10分钟。功效同上。

● 中药洗发。黑豆100克，鲜桑叶100克，五倍子10克，梧桐子10克，何首乌10克。上药加水适量，水开后再煎煮30分钟，滤去药渣，放至室温后即可洗发，洗发过程应持续10分钟以上，并配以揉搓按摩，使药液充分渗透头皮。该方安全无毒，环保健康，不但可防白发，而且对治疗脱发也有一定效果。

● 穴位按摩。涌泉穴是肾经上的穴位，按摩涌泉穴对肾经有一定的保养作用，因此可以预防白发的出现。涌泉穴位于脚掌前1/3的凹陷处，将脚趾用力向内弯曲时会产生洼槽，然后用指压，感到痛之处即是。双脚同时或轮换按摩，每只脚30次为一轮，每天早晚各做一轮。此法须长期坚持，方可有效。

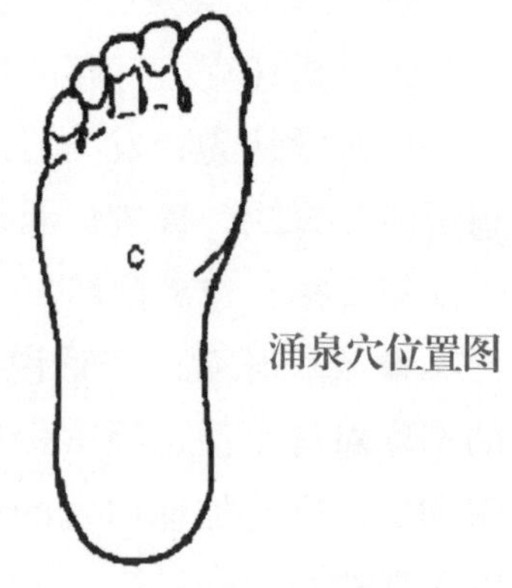

涌泉穴位置图

十二、老年人易骨折的幕后元凶

运动系统衰老，表现为骨质疏松，肌力减退。

在我们的印象中，骨折似乎更容易发生老年人身上。比如同样是摔跤，小孩摔倒后很可能一骨碌爬起来继续疯跑，而老年人，特别是高龄老人，则极有可能摔成骨折，从此生活无法自理，给个人和家庭都带来很多麻烦。

为什么老年人更容易骨折呢？其幕后元凶正是骨质疏松。骨质疏松很像骨骼制造中的“豆腐渣工程”，有“无声杀手”之称。在患病早期，患者对它可能毫无察觉，但它却无声无息地侵蚀着人们的健康。除了容易骨折之外，骨质疏松还可表现为疼痛和弯腰驼背。疼痛是原发性骨质疏松症最常见的症状，以腰背痛为主，疼痛多沿脊柱向两侧扩散。而弯腰驼背多出现在疼痛之后。脊柱是我们人体的支柱，负重量大，而脊椎骨前部本来骨质就较为疏松，随着年龄增长，骨质疏松不断加重，该部位就很容易压缩变形，使脊椎前倾形成驼背。这时，十五的月亮再圆，也难于欣赏了。

（一）骨质疏松的形成

钙的流失是导致骨质疏松最主要的因素。人体内的钙绝大部分都贮存在骨中，正是这些钙质保证了骨头的密度和硬度。但是除了构成骨头之外，钙在人体内还有很多其他用途。其中比较重要的一个用途是维持体液

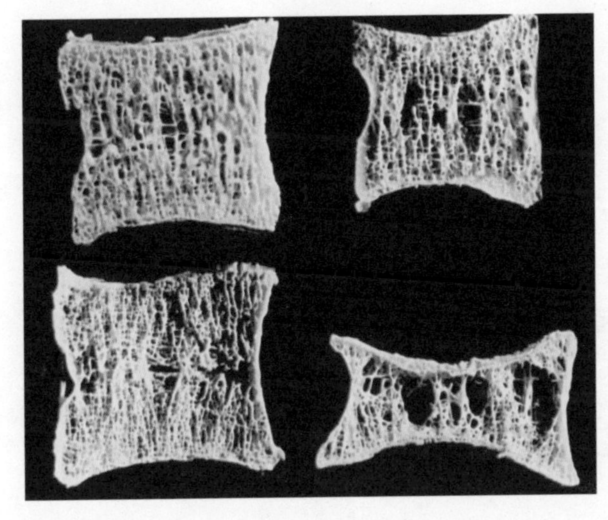

骨质疏松后的照片

的酸碱平衡。在正常情况下，人的体液处于弱碱性状态，可是因各种因素的影响，人的体液会趋于酸性，形成酸性体质。为了维持体液的酸碱平衡，身体就会动用体内的钙、镁等碱性物质来中和这些酸性物质。随着年龄的增长，骨骼中的钙、镁等就不断被"借用"而流失，最终导致了骨质疏松的发生。

有的老年人也有补钙的观念，也坚持服用钙片，坚持补钙，但补了好几年，还是骨质疏松。原因出在哪呢？一方面，补钙只能预防而不能治疗骨质疏松；另一方面是酸性体质在作怪。因为钙片经消化道吸收后先进入血液，酸性体质的人在血液中就把钙中和了，使它发挥不了作用。所以酸性体质的人要想补钙，必须先纠酸，改善酸性体质，补钙才能成功。

那么酸性体质都有哪些表现呢？具体来讲，当一个人容易失眠、多梦、疲劳、腰酸背痛、四肢麻木、怕冷、便秘、腹泻、急躁、肥胖、痛风等时，他很可能就处于酸性体质状态。

（二）患骨质疏松的危险因素

您是否为酸性体质？

您的父母或您本人有没有轻微碰撞或跌倒就弄伤骨骼的情况？

您的身高是否降低了3厘米？

您是否经常患痢疾腹泻？

您是否经常连续3个月以上服用可的松、强的松等激素类药品？

您每天抽烟超过20支吗？

您经常过度饮酒吗？

女士回答：您是否在45岁之前就绝经了？除了怀孕期间，在绝经之前您是否曾有过连续12个月以上没有月经的情况？

男士回答：您是否有勃起功能障碍或缺乏性欲的症状？

上述9个问题，如果受试者有任何一个问题的答案是肯定的，就表明有患上骨质疏松的危险。但这并不证明受试者已经患了骨质疏松症，是否患有这种病症需要到医院进行骨密度测试才能得出结论。

（三）预防骨质疏松的妙招

骨质疏松在老年人中发病率较高，容易导致骨折，严重威胁着他们的身体健康，甚至危及生命。而且多数人在骨质疏松早期无明显症状，一旦出现症状，骨钙丢失已经在50％以上，短期治疗难以奏效。因此，应从青少年时期做好预防工作。

第一招：饮食预防

现代医学认为，防治骨质疏松首先要调整饮食结构。应多食用一些碱性食物，同时避免摄入过量酸性物质。大多数的蔬菜水果都属于碱性食物，而大多数的肉类、糖、酒、鱼虾类等则属于酸性食物。健康人每天的酸性食物和碱性食物的摄入比例应保持1∶4。其次，膳食中应含有足够的钙质。要常吃一些含钙量丰富的食物，如排骨、脆骨、虾皮、海带、大豆、豆腐、牛奶、发菜、木耳、桶柑、核桃仁等。再次，应适当多吃一些富含维生素D的食物，如动物肝脏、奶类等。因为维生素D可以帮助钙在体内“安营扎寨”，促进骨的生成。而中医学认为，骨为肾所主，老年骨质疏松多属肾虚，因此应适当服食具有补肾壮骨作用的食物和药物，如猪骨、牛骨、羊骨等动物的骨头以及续断、桑椹、菟丝子、杜仲等中药材。

特别推荐：一粥一茶

● 黄豆猪骨粥

鲜猪骨300克，黄豆100克，粳米100克。提前将黄豆用水泡6～8小时，将洗净的鲜猪骨切断，和粳米及泡过的黄豆一起放入砂锅内，加水适量，煮沸后用文火煮至骨烂，捞起猪骨，加入喜欢的调料，即可食用。

鲜猪骨含有天然钙质和骨胶原，对骨骼生长有补充作用。黄豆含有钙、铁、磷等，可补充骨骼中的上述微量元素。此粥对骨骼老化、骨质疏松具有较好的预防效果。

● 桑椹杜仲茶

干桑椹10克，制杜仲15克。开水冲泡，代茶饮。

桑椹和杜仲均可补肝益肾，桑椹偏于滋阴，而杜仲偏于补阳，两者和调，可收平补肝肾之功。此外，杜仲本身还具有强筋骨之效。

第二招：运动预防

● 每天运动半小时。老年骨质疏松的发生，与缺乏运动有很大关系。人体的骨骼是有生命的组织，人在运动中会不停地刺激骨骼，骨骼就不容易丢失钙质，这样骨质疏松症也就不容易发生了。因此，每天至少运动半个小时，可有效地预防骨质疏松的发生。如果身体条件允许，也可适当延长运动时间。比较好的锻炼方法有散步、打太极拳、做运动操以及游泳等。如果开始运动时身体适应不了，活动的时间可短一些，然后慢慢增加到预定的时间。

研究显示，经常参加运动的老人，体内骨密度要比不爱运动的同龄老人高，此外他们的平衡能力也比较好，因此不容易跌跤。这样可有效地预防骨折的发生。

第三招：习惯预防

● 限酒。长期、大量饮酒可造成钙的代谢紊乱，影响骨骼的新陈代谢，从而造成骨质疏松。

● 少喝浓咖啡。浓咖啡能增加尿钙的排泄，从而影响身体对钙的吸收。

● 适量接受日光照射。日光照射皮肤有助于合成维生素D，从而促进钙的吸收，有利于骨的生成。

● 作息有规律。良好的作息习惯有利于保持弱碱性体质，预防骨质疏松的发生。而通宵上网、彻夜唱K等熬夜行为，都会导致体质酸化，从而加重钙的流失。

● 保持良好的心情。压抑、恐惧、焦虑等不良情绪会导致体内酸性物质的沉积，加快钙的消耗。而良好的心情有利于保持弱碱性体质，从而预防骨质疏松的发生。

（四）破屋补漏趁天晴，预防疏松趁年轻

提起骨质疏松，大家普遍认为这是一种老年病，与年轻人无关。其实老年时的骨质疏松，正是年轻时不注意预防造成的。

在现代社会里，每个人都想趁年轻时多赚一些钱，使自己在银行有足够的存款，这样老了之后会不缺钱花，晚年的生活就有了保障。其实我们的骨骼也是一样，骨骼最强健的时期是20～40岁，特别是35岁时，达到了一生的最高骨量。而一旦过了这一时期，骨质流失的速度就超过形成速度，骨量就开始下降，骨质逐渐变松变脆。如果年轻时不注意预防和保养，身体的"银行"里贮存的骨量就会比较少，那么年老时就容易患骨质疏松。

所以，骨质疏松虽然是种老年病，但病根子却是在年轻时落下的。

现在，一些爱美的女孩一个劲节食减肥、上班族缺乏锻炼、"宅人"整天趴在电脑前、不愿出去晒太阳……这些不良的生活习惯正在使骨质疏松年轻化。因此，我们一定要改变这些不良的生活习惯，从年轻开始，及早预防骨质疏松。

十三、如何预防颈椎病

王小姐今年40多岁，在一家大型公司做文员，整天和电脑打交道，是一个典型的城市白领。由于工作繁忙，王小姐经常要加班。从几年前开始，王小姐就感觉到工作时间一久脖子和肩膀就不舒服，老是酸酸困困的，当时也没太在意，以为休息一下就会好。但是最近情况却越来越严重了，颈部和肩膀不但发酸发困，而且僵硬、疼痛，手指麻木，手臂也没有力气了。甚至有一次，王小姐手中的笔竟不自觉地掉在了桌子上。王小姐这才意识到问题的严重性，结果到医院一查，王小姐患上了颈椎病。

颈椎病又称颈椎综合征，是由于人体颈椎间盘逐渐地发生退行性变、颈椎骨质增生或颈椎正常生理曲线改变后刺激或压迫颈神经根、颈部脊髓、椎动脉等而引起的一组综合症状。颈椎病是中老年人常见的一种疾病，随着现代社会白领的增多和工作压力的加大，颈椎病有逐渐年轻化的趋势。除上述王小姐的症状外，颈椎病还可出现头痛、头晕、视力减退、耳鸣、恶心、肢体皮肤感觉减退、下肢僵硬或绵软等异常感觉；更有少数病人出现大小便失控、性功能障碍，甚至四肢瘫痪。当然不是所有的症状都会出现在每一个颈椎病病人身上，很多病人往往只出现部分症状，而且大部分病人表现轻微，病程也比较长。

（一）颈椎病的发病原因

先来看一下颈椎的结构。颈椎位于头部以下、胸部以上的部位，即我们平常所说的脖子后面的那些骨头。颈椎共有7个，除第一颈椎和第二颈椎外，其他颈椎之间都夹有一个椎间盘，加上第七颈椎和第一胸椎之间的椎间盘，颈椎共有6个椎间盘。每个颈椎都由椎体和椎弓两部分组成。椎体呈椭圆形的柱状体，与椎体相连的是椎弓，两者共同形成椎孔。所有的椎孔相连就构成了椎管，脊髓就容纳其中。此外，还有椎动脉、颈神经根等穿行于颈椎及颈椎之间的缝隙中。颈椎是脊柱椎骨中体积最小，但灵活性最大、活动频率最高、负重较大的节段。

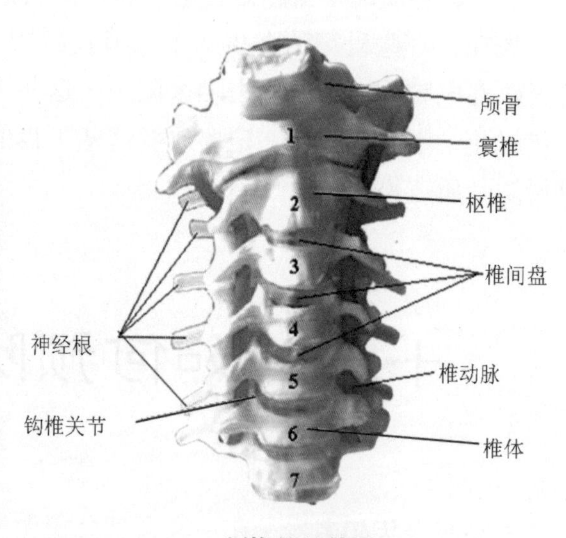

颈椎的结构图

由于承受各种负荷、劳损，甚至外伤，所以颈椎极易发生退变。有统计表明，50岁左右的人中大约有25%的人患过或正患此病，60岁左右则达50%，70岁左右几乎为100%。

颈椎病的诱发因素很多，但下列因素在颈椎病的产生和复发中起着重要作用。

● 年龄因素。随着年龄的增长，人体各组织都在缓慢地老化，颈椎同样会产生各种退行性变化。

● 慢性劳损。慢性劳损与不良的姿势有关。例如：刺绣、缝纫、教师、文员等需长期低头的工作；或睡眠时枕头的高度不当或垫的部位不妥、反复落枕，躺在床上看电视、看书、坐位睡觉；或不适当的体育锻炼，如不得法的倒立、翻筋斗等，都会加速颈椎的退变而诱发颈椎病。

● 外伤。在颈椎退行性变的基础上，头颈部的外伤更易诱发颈椎病。病人往往在轻微外伤后突然发病，而且症状往往较重，合并骨折、脱位者更会给治疗增加困难。

● 慢性感染。主要是咽喉炎，其次为龋齿、牙周炎、中耳炎等。这些部位的炎症会诱发颈部软组织病变，从而导致颈椎病的发生。

● 颈椎结构畸形。各种先天性颈椎畸形者更易发生颈椎病。

● 代谢因素。各种原因造成人体代谢失常者，特别是钙、磷、激素代谢失常者，更容易发生颈椎病。

● 风寒湿因素。风寒湿因素会降低机体对疼痛的耐受力，并使肌肉痉挛、小血管收缩、淋巴回流减慢、软组织血循环障碍，从而引起颈椎病。

（二）预防颈椎病的妙招

颈椎病作为一种多发病，给患者带来诸多不便。但如果采取有效的预防措施，还是可以延缓甚至避免其发生的。已患颈椎病者，采取下列护理措施，也有助于减轻疾病症状，恢复健康。

第一招：饮食预防

现代医学认为，应适当多吃富含钙、蛋白质、维生素B、维生素C和维生素E的食物，如豆制品、排骨、蛋、鱼、蘑菇、芦笋、胡萝卜等。中医学认为，颈椎病的发生与肝肾亏虚及气血瘀滞关系密切，因此应多吃一些补益肝肾、活血化瘀的食物和药物，如芝麻、龙眼肉、大豆、蜂蜜、枸杞子、菊花、核桃仁、山茱萸、生地黄、牛膝、丹参、三七等。

特别推荐：一粥一茶

● 排骨核桃仁三七粥

排骨适量，核桃仁20克，三七10克，粳米50克。上4味洗净，放入锅内，加水适量，烧开后文火煲30分钟，加入调料即可食用。

排骨可补充蛋白质，核桃仁补肾，三七活血，因此可对肩周炎起到预防和保健作用。

● 山茱萸牛膝茶

山茱萸和怀牛膝各10克。开水冲泡，代茶饮。

山茱萸和牛膝可补益肝肾，延缓颈椎的退行性改变，从而预防颈椎病的发生。

第二招：运动预防

运动预防在颈椎病等退行性疾病的预防中起着重要作用，颈肩保健操就是针对颈椎病和肩周炎的发病机理创编的一套的体操锻炼动作。它可以增强颈肩活动功能、疏通局部经络、促进血液循环、消除局部疼痛。每天利用下班时间或工作间隙坚持练1～2遍，就能收到满意效果。

颈肩操共有8节，每节8拍，具体如下。

预备动作：双脚平行站立，与肩同宽，全身自然放松，上肢自然下垂，双眼平视前方。

第1节，四面侧颈：(1)头颈向前向下低垂，尽可能将下颏碰到胸部。(2)头颈缓缓回归预备位。(3)头颈尽量向后侧仰。(4)头颈缓缓回归预备位。(5)头颈向左侧侧屈到最大极限。(6)头颈缓缓回归预备位。(7)头颈向右侧侧屈到最大极限。(8)头颈缓缓回归预备位。

第2节，地上寻珠：(1)头颈缓缓向左肩方向转动。(2)头颈最大限度转向左后下方，同时双眼向左后下方地上看。(3)保持这一体位，直至颈肩部有酸胀感。(4)头颈放松缓缓转回预备位。后4拍头颈转向右后下方做相似动作。

第3节，天上望月：(1)头颈缓缓向左肩方向转动。(2)头颈最大限度转向左后上方，双眼向左后上方天空看。(3)保持这一体位，直至颈肩部有酸胀感。(4)头颈放松缓缓转回预备位。后4拍头颈转向右后上方做相似动作。

第4节，运转颈椎：要点是头颈肩要完全放松，双肩不要上抬，转圈要到位，用力要均衡。(1)头颈向左侧转动。(2)向后侧转。(3)向右侧转。

(4)向前转。每4拍转1圈，动作要连续，转动时双眼不要闭上。先逆时针转4圈，再顺时针转4圈。

第5节，夹脊牵颈：预备动作再加上屈双手肘关节，双手握实心拳置于腰侧。(1)双拳紧握与肘关节同时向身体后侧用力牵拉，同时背部肌肉向中间收紧，头颈向身体前方平行牵伸至最大极限，直至颈肩部有酸胀感。这一动作有点像鸟类展翅飞翔。(2)缓缓放松回预备位。后面每2拍重复上述动作一遍。

第6节，双手托天：预备动作再加上把双手十指交叉置于小腹前。(1)交叉的双手掌心向上平托至胸前，肘关节与手掌成水平线。(2)双手心向外翻转，然后双手掌心向上尽力伸托于头顶上方，头颈尽最大限度后仰。(3)双手分开侧举与肩平高，同时双手掌心朝向身体后侧，大拇指朝向下方，其余四指并拢尽力向上，头颈转向左侧，双眼看向左手中指尖。(4)手及头颈回预备位。第5～8拍动作同前4拍，仅在第7拍时头颈转向右侧，双眼看向右手中指尖。

第7节，搭手转肩：预备动作是将右手从右肩上方伸向左背侧，掌心向内，左手从腰背侧伸向右肩上方，掌心向外，双手手指相对扣搭，如果手指搭不到的也要将双手指尖尽力伸向相对方向（这个动作是自我鉴定练操效果的观察方法之一，一般经过一段时间练习后双手对搭距离均会明显缩短）。(1)下肢保持平行站立，同时缓缓将腰、肩、头颈向左后侧转动。(2)继续向左后侧转至最大限度，双眼看向身体后方。(3)略放松后再向左后侧做最大限度的转动。(4)放松回预备位。5～8拍重复上述动作，连续做2遍后对换双手对搭的位置，向相反方向转动，再做2遍。

第8节，按摩颈肩：(1)预备位站立，然后以双手十指自上而下按压颈部，特别是压痛点的部位要着重按压，重复做2拍。(2)搓热双手手掌心，再以双手手掌心轮流按摩上述部位2拍。(3)第5拍以右手按压左侧肩膀，压痛点部位要重点进行按压，第6拍以右手掌心从左肩沿手臂外侧向下揉按至左手背。(4)以左手按压右肩和右臂相同部位。

如果时间不足，选其中一节来做也是可以的。

需要提醒的是，这套保健操是为预防颈椎病及肩周炎而编排的，严重颈椎病患者，特别是已明确诊断的脊髓型颈椎病患者，则应避免颈部的过伸过屈运动。

第三招：习惯预防

● 坐姿正确。办公室人员首先在坐姿上应保持自然的端坐位，臀部要充分接触椅面，两肩连线与桌缘平行，脊柱正直，两足着地，全身放松。桌椅高度要与身高相匹配，避免头颈部过度前屈或过度后仰,以减轻长时间端坐引起的颈部疲劳。

● 抬头望远。当长时间低头视物时，既影响颈椎，又易引起视觉疲劳。因此，伏案工作1个小时应抬头向远方眺望1分钟。这样既可消除疲劳感，又有利于颈椎的保健。

● 睡眠方式。应仰卧或侧卧睡，枕头不可以过高、过硬或过低，且其中央应略凹进。仰卧时颈部应充分接触枕头并保持略后仰，不要悬空。侧卧时应使枕头与肩同高。不要躺着看书。避免用太软的床垫，防止长时间使颈椎处于非生理弯曲。

● 防寒防湿。颈椎病的发生常与风寒、潮湿等的侵袭有密切关系。它们可使局部血管收缩，血流速度降低，有碍组织的代谢和血液循环。特别在冬季外出时，应戴围巾或穿高领毛衫，以防止颈部感受风寒。

● 加强颈肩部的锻炼。在工作期间或工作之余，多做头及双上肢的前屈、后伸及旋转运动。这样既可缓解疲劳，又能锻炼肌肉，使其韧度增强，从而有利于颈椎的稳定性。

● 预防感染。积极治疗颈部感染、软组织损伤和其他颈部疾病。

● 避免损伤。应避免有可能伤及颈椎的活动，如猛抬重物、紧急刹车等。

第四招：按摩理疗

● 按摩风池。风池穴位于后颈部，后头骨下，两条大筋外缘陷窝中，与耳垂齐平。该穴属足少阳胆经，有镇痛之功效。按摩时，两手拇指分别按在两侧风池穴处，其余手指附在头的两侧，由轻到重按揉20～30次。

风池穴位置图

● 按摩大椎。我们在低头时颈部突起最高的颈椎，就是第7颈椎，大椎穴就位于第7颈椎下的凹陷中。大椎穴可疏风散寒，活血通络。按摩时，以左手或右手4指并拢放于颈部，反复按摩该穴20～30次，至局部发热为佳。

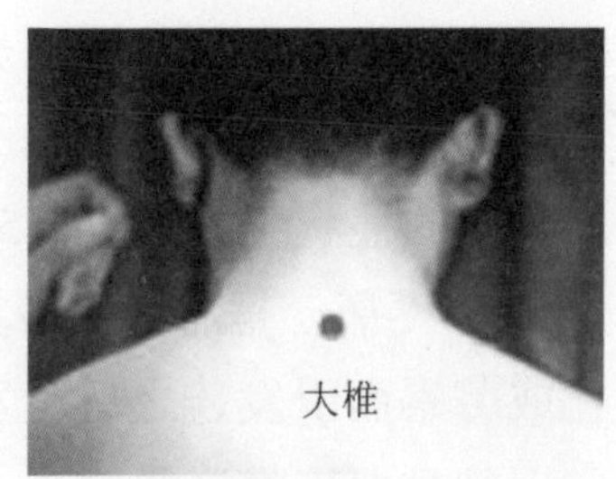

大椎穴位置图

● 按摩肩井。肩井穴位于在大椎穴与肩峰连线中点，可通经活络，散寒止痛。按摩时，以中指指腹按于对侧肩井穴，由轻到重按压10～20次，两侧交替进行。

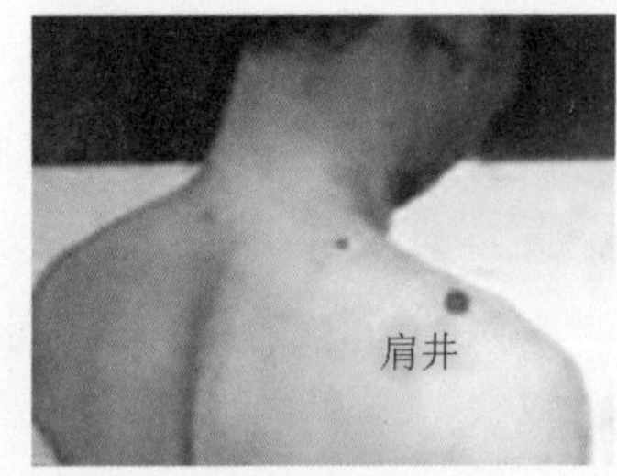

肩井穴位置图

● 拿捏颈肌。此法可调和气血，解除颈部疲劳。具体方法是双手置于颈后，拇指置于颈肌前方，其余四指放在颈肌后方，双手对合，将颈肌向上提起后放松。沿风池穴向下拿捏至大椎穴，以20~30次为佳。

● 颈部热敷。用热毛巾和热水袋外敷颈部，可改善血循环，缓解肌肉痉挛，从而有助于预防颈椎病的发生。

十四、妙招对付肩周炎

我父亲今年56岁，是一个地道的农民。他和土地打了几十年的交道，如今还种着20多亩地。农忙时在家干活，农闲时还要随建筑队外出务工，劳动量之大可想而知。去年秋天他打电话问我，说近来肩膀痛得厉害。我问他有多久了，以前有没有出现过这种情况。他说近几年开始有，劳累的时候比较严重，休息一段时间症状就会减轻。近来秋收较忙，又开始痛了，特别是到了晚上，痛得更加厉害，有时翻身压着肩膀就痛醒了。我告诉父亲，他是患了肩周炎了。

肩周炎是肩关节周围炎的简称，这是一种慢性退行性疾病。肩周炎多发于50岁左右，俗称“五十肩”，是影响中老年人健康的常见病和多发病。肩周炎的症状主要有以下5个方面。

● 疼痛。是肩周炎最突出的症状。起初疼痛轻、范围小，常因天气变化或劳累而引发，之后可发展为大范围的持续性疼痛。昼轻夜重，患者常常因翻身而夜晚痛醒。

● 肩关节活动受限。肩膀活动度逐渐减小，甚至日常动作都受到影响，如梳头、挠背、洗脸、穿衣，甚至端碗等，严重影响生活质量。

● 怕冷。病人患侧肩膀怕冷，吹空调或风扇时会感到又凉又痛，很不舒服。

● 压痛。在肩关节周围某些地方有明显压痛，甚至整个肩膀都有压痛感。

● 萎缩。肩膀长期因疼痛而活动减少，晚期可发生肌肉废用性萎缩。出现肩峰突起，上举不便，后弯不利等典型症状，此时疼痛反而减轻。

（一）肩周炎的形成

我们先来看看肩关节的结构。在人体的肩背部两侧，各有一块扁平的骨头，它们的名字叫肩胛骨。人体的上臂里面，各有一根长长的骨头，它们的名字叫肱骨。在肩胛骨靠近上臂的地方，有一个浅浅的窝，叫做肩胛骨的关节盂。而肱骨靠近身体的那端，形成一个圆圆的球状，叫肱骨头。肩关节就是由肩胛骨的关节盂和肱骨头构成的，属于球窝关节。这一关节及其周围组织发生炎症，就叫做肩周炎。

肩周炎的发病原因有以下几点。

● 退行性变。本病发病者多为40岁以上的中老年人，软组织退行病变，对各种损伤的承受能力减弱是基本因素。

● 慢性劳损。长期姿势不良、过度活动等使肩部产生慢性致伤，引起肩周炎的发生。

● 外伤固定。上肢外伤后肩部固定过久，肩周组织继发萎缩、粘连。

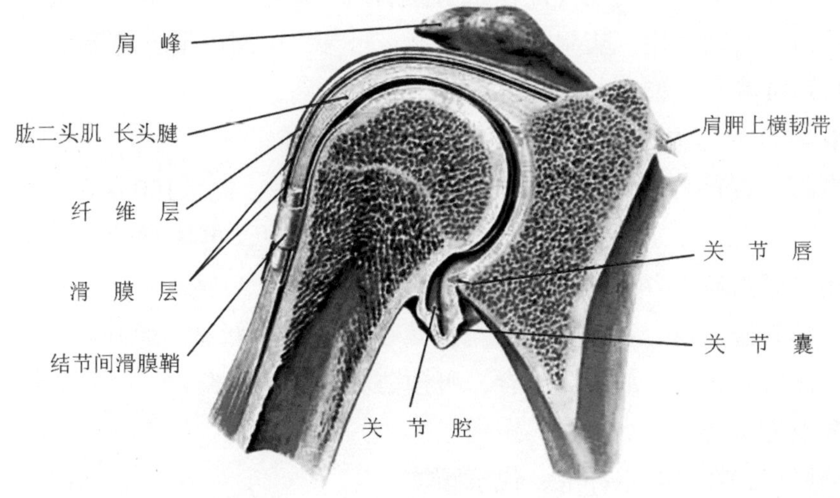

肩关节图

● 受凉。风、寒、湿邪的侵袭。

● 其他因素。颈椎病，心、肺、胆道等疾病可发生肩部牵涉痛，若长期不愈可使肩部肌肉持续性痉挛、缺血，从而形成炎性病灶，转变为真正的肩周炎。

（二）预防肩周炎的妙招

预防和治疗肩周炎可采用如下几招。

第一招：饮食预防

现代医学认为，在肩周炎的发病中，退行性变与慢行劳损是主因。因此，在饮食方面，老年人要加强营养，可适当多食用一些牛奶、鸡蛋、豆制品、骨头汤、黑木耳等。中医学认为，肩周炎的发病有内外二因。内因是营卫虚弱，筋骨衰颓。外因乃风寒湿邪侵袭。内外二因导致肩部血瘀气滞，筋脉失养，故出现肩膀疼痛，关节僵硬，甚至肌肉萎陷。饮食方面，应适当食用一些补气活血、祛瘀消滞、通筋活络的药物和食物，如当归、黄芪、党参、桂枝、桑枝、川芎、伸筋草、鸡血藤、穿山甲、防风、赤芍、白芍、醋制玄胡、醋制香附、茜草、丹参、羊肉、童子鸡等。

特别推荐：一粥一茶

● 归芪血藤羊肉粥

当归、黄芪各10克，鸡血藤20克，羊肉50克，粳米100克。羊肉洗净切块，诸药布包，加水同炖至羊肉熟透，去药包，再加食盐、味精、葱姜、胡椒等调料，煮沸食用。

当归补血活血，黄芪补气，鸡血藤祛瘀血、生新血、通利经脉，羊肉补充人体所需蛋白。故诸味相合，可预防和治疗肩周炎。

● 伸筋草茶

伸筋草10克，开水冲泡，代茶频饮。

伸筋草祛风除湿，舒筋活络。因此可用于关节酸痛，屈伸不利的病症。

第二招：运动预防

合理的运动对预防和治疗肩周炎起着重要作用，下面介绍一套专门针对肩周炎的“肩周八段操”，供大家练习。

● 屈肘甩手——背部靠墙站立，或仰卧在床上，上臂贴身、屈肘，使前臂与身体垂直，以肘点为中心，将前臂外旋。

● 蝎子爬墙——面对墙壁站立，用患侧手指沿墙缓缓向上爬动，使上肢尽量高举，至肩痛不能再抬处为止。然后以另一手扶之，再向上抬少许，以痛能忍受为度，在此处做一标记，然后再徐徐向下回原处。反复进行，逐渐增加高度。

● 背后拉手——自然站立，将一侧手臂伸向背后，另一侧手拉患侧手或腕部，逐步拉向健侧，然后再向上牵拉。

● 白鹤晾翅——上肢自然下垂，双臂伸直，手心向下缓缓外展，向上用力抬起。到最大限度后停5分钟，然后回原处，如此反复进行。

● 抚摸脊柱——自然站立，上肢伸向后背，以中指指腹抚摸脊柱，由下逐渐向上摸，到最大限度后呆住不动。2分钟后再缓缓向下回归原处。反复进行，逐渐增加高度。

● 手背擦额——站立或仰卧均可，屈肘，用手背做擦除额头汗珠的动作。

● 头枕双手——仰卧，两手十指交叉掌心向上，放在头后部，先使两肘尽量内收，然后再尽量外展。

● 手臂轮转——自然站立，手臂下垂，肘部伸直，然后将手臂由前向上向后划圈，幅度由小到大，反复数遍。

以上8种动作，不必每次都做完，可以根据个人的具体情况选择其中一个或几个，关键是要坚持。只要持之以恒，对肩周炎的防治会收到相当明显的效果。

此外，几位患者朋友也分享了他们治疗肩周炎的宝贵经验，我们来看看他们是怎么治愈肩周炎的。

其一：钓鱼治好了五十肩

我伏案工作了几十年，临近退休，却患了肩周炎。

在同事影响下，我爱上了钓鱼。只要有时间，就会骑摩托车到十几公里外的地方垂钓，陶冶性情，怡然自得。不知不觉两个月过去了，我突然发现肩部不再疼痛了，并且活动自如，右臂高举、后抬丝毫不觉困难。

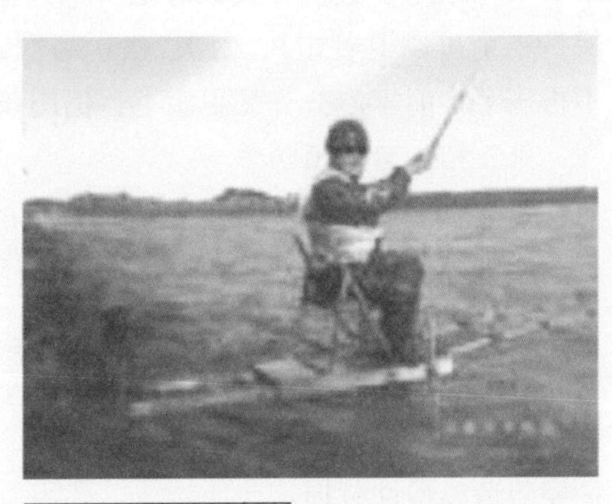

钓鱼预防肩周炎

仔细想来，这期间我没有做过别的运动，也没治疗过，肩周炎的消失肯定与钓鱼有关。车子颠簸造成的震颤，使双臂感到强烈的震动和抖弹。钓鱼需抽竿、收竿、甩竿、摘鱼，所有动作无一不是在上下左右地运动着胳膊。这两大因素共同作用，竟成了医治病痛的灵丹妙药。

其二：吊单杠治肩周炎

我患肩周炎已十多年，肩膀好像塞了块破毛巾，又酸又胀，又冷又痛，很不舒服。

今年秋天，我坐公交车去番禺，车上人很多，没有座位，我便拉住头顶上的拉杆站着。车子一路颠簸，来回晃动，我的身体随之晃动，这时我突然感到肩关节处很舒服。第二天，肩膀的疼痛居然减轻了。我大喜过望，难道吊单杠能治肩周炎？于是，我一有空便去小区的健身角，将双手吊在单杠上，好像伸懒腰一样让全身放松，身体下坠，肩部和腰部的关节好像离了条缝，那感觉舒服极了。一段时间后，肩周疼痛不适明显减轻了。

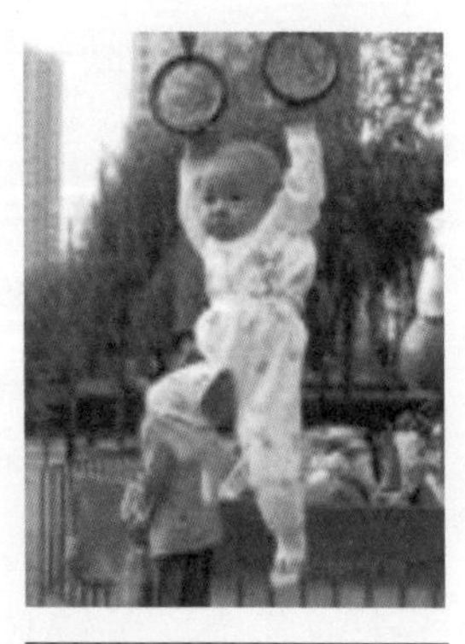

吊单杠

其三：游旱泳，肩周炎不治而愈

18年前，爷爷患了肩周炎。胳膊疼得厉害，连衣服都脱不了。爷爷后来听人介绍用了这样一种锻炼法：两只胳膊像仰泳一样轮换向后划动（为保持平衡可倒退着走），每天2次，每次20分钟。1个月后，爷爷的肩膀就不再痛了。前年，爷爷又犯病了，仍用该办法治疗，很快就又好了。

第三招：习惯预防

● 注意肩部保暖。受凉常是肩周炎的诱发因素，因此，为了预防肩周炎，中老年人应重视保暖防寒，勿使肩部受凉。一旦着凉也要及时治疗，切忌拖延不治。

● 纠正不良姿势。对于公司白领及教师等经常用电脑或伏案工作的人群，双肩经常处于固定体位长时间不动，应注意姿势的端正，避免长期不良姿势造成慢性劳损。

● 加强功能锻炼。就肩周炎的治疗来说，特别要注重关节的运动。除了第二招中所介绍的运动方法之外，还可以打太极拳、舞太极剑，或使用拉力器、哑铃等器械进行锻炼。但运动量要适中，以免过劳损伤肩关节及其周围组织。

● 对健侧肩积极预防。研究表明，有40%的单侧肩周炎患者患病5～7年后，对侧也会发生肩周炎；约12%的患者，会发生双侧肩周炎。因此，单侧肩周炎患者，除积极治疗患侧外，还应对健侧肩膀进行有针对性的预防。

● 关注相关疾病。易引起继发性肩周炎的疾病有颈椎病、肩部和上肢损伤、糖尿病、胸部外科手术以及神经系统疾病等。患有上述疾病的人，要注意是否产生肩部疼痛症状，肩关节活动范围是否减小，并应积极开展防护工作，以保持肩关节的活动度。

第四招：按摩理疗

● 穴位按摩。先轻轻按揉整个肩部，以放松肌肉，缓解痉挛。再重点按摩肩髃、肩髎、肩贞、肩前、阿是穴。手阳明经、手少阳经、手太阳经循行肩部，肩髃、肩髎、肩贞就分属上述3条经脉。肩髃穴和肩髎穴是两兄弟，它们都在肩部三角肌上，将上臂外展平举，肩关节部会出现两个凹窝，前面一个凹窝中是肩髃穴，后一个凹窝中就是肩髎穴。肩贞穴在肩关节后下方，正坐垂臂，腋后纹头上一指的地方即是该穴。肩前穴，顾名思义，就在肩膀前部，正坐垂臂时，腋前纹头顶端与肩隅穴连线的中点处即是。阿是穴可有一个或多个，按压患者肩膀，告诉他按到痛处时说是。如按压到痛处，患者会大叫一声“啊是”，该处即是阿是穴，这也是它名字的来历。上述穴位每个前后左右揉按1分钟，每日3次。两手交替按摩对侧肩膀，如有困难可让家人帮助按摩。

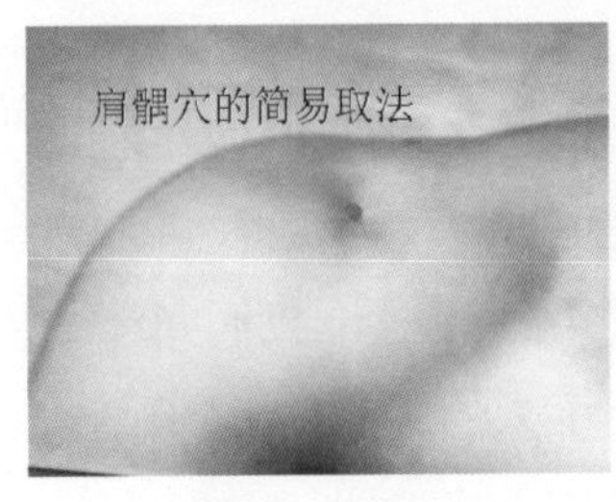

肩髃穴的位置

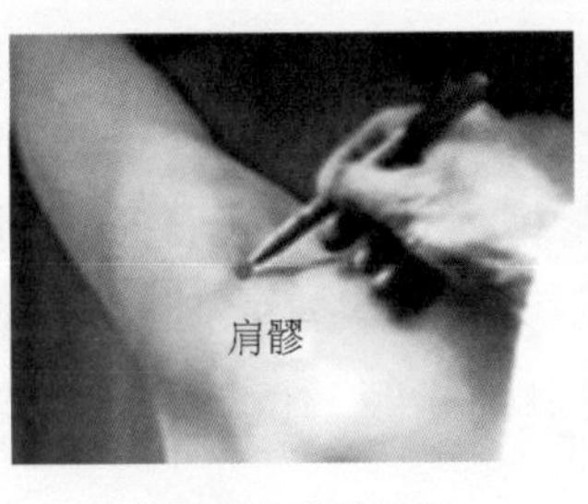

肩髎穴的位置

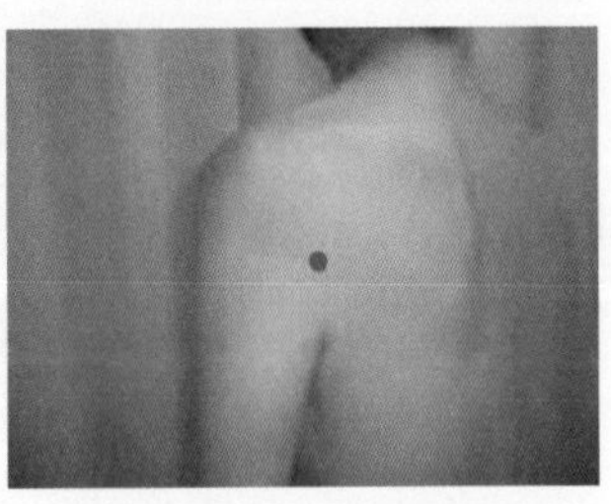
肩贞穴的位置

患者支招：塑料膜轻松“对抗”肩周炎

6年前我因受风寒右肩患上了肩周炎，一活动疼痛难忍，给生活带来诸多不便。后来，我想到用塑料膜包脚治裂口的经验，就开始试着用塑料袋包裹。经过一段时间，疼痛居然减轻了许多。

在上述基础上我不断改进，将分装食品的薄膜剪成面积比患处稍大的一块，再蘸点水贴于右肩。外面再穿上衣服，它就不容易掉下来了。但必须长期坚持，即使到了炎热的夏天，也需要穿短袖，以防薄膜掉下。发病期间，无论白天夜间，我都坚持贴敷，每天换一次薄膜，并对患处进行清洗。不到1年，困扰了我6、7年的肩周炎，竟基本感觉不到症状了。

为巩固疗效，我每天晨起前和临睡时，用左手揉捏右肩50下，再拍打百余下，以促进血液循环。白天，我坚持到户外多活动，进行适当锻炼。如散步、慢跑、登山、野游等，尽可能使全身发热，以疏通经络、增强体质。经过一段时间的疗养和锻炼，我的右肩早已活动自如，肩周炎再未复发过，且整个身体也强壮了许多。

点评：塑料膜治疗肩周炎，对于风寒因素为主引起的肩周炎效果较好。但使用时要注意肩部的清洁，并经常检查，避免薄膜敷贴过久而引起皮炎。

十五、如何预防肌力减退

村里90高龄的张大爷，最喜欢讲他年轻时候的事情了。他说他年轻的时候是村里的大力士，能将二百来斤的石磙举过头顶呢。可是看看他现在，连桶水也提不动了。其实张大爷的问题，随着年龄的增长我们每个人都会遇到，那就是肌力减退的问题。也就是平常老年人所说的，越来越没力气了。

（一）老年人肌力减退的原因

肌力减退的原因有生理性和病理性两个方面。

● 病理性方面。原因牵扯到重症肌无力等一些疾病，这是少数人才会出现的情况，就不再展开讲了。

● 生理性方面。我们知道肌力的大小主要与两个因素有关，其一是肌肉量的多少，其二是单位肌肉功能的强弱。肌肉的量越多，单位肌肉的功能越强，肌力就越大，反之亦然。老年人肌力衰退也与上述两个因素有关。一方面，老年人肌肉量相对于其壮年时减少了。这从一些老年人身上很容易看出来，他们的体重比年轻时减轻，显得瘦削了。而另一些老人似乎不大明显，他们的体重比年轻时更重，好像肌肉量并没有减少，但其实导致他们体重增加的是脂肪，肌肉的量实际上还是减少了。另一方面，他们单位肌肉的功能相对于壮年时也下降了。正是上述两个方面的原因导致了老年人肌力的下降。

（二）预防老年人肌力下降的妙招

老年人肌力的下降会对其生活带来许多不利影响，因此有必要采取措施延缓这一过程。

第一招：饮食预防

现代医学认为，要预防肌力减退，需要补充足够的蛋白质、维生素和微量元素，以维持肌细胞的新陈代谢需要。如各类鱼肉、蛋奶等食品，黄豆、黑豆等豆类，花生、腰果等坚果都是不错的选择。老年人消化功能下降者，可将上述食物做成半流质或流质，以利于消化吸收，并采用少食多餐的方式来维持营养及水电解质平衡。中医学认为，脾主四肢肌肉，肌力减退与脾的关系最为密切。此外，肝主筋，主身之运动；肝藏血，肾藏精，精血可濡养筋脉肌肉，以保证其机能正常。因此，要维持正常的肌力，需要适当多食用一些健脾益气，滋补肝肾的食物和药物，如羊脊骨、猪肚、山药、白术、黄芪、茯苓、莲子、鸡内金、陈皮、薏苡仁、太子参、百合、肉苁蓉、山茱萸、杜仲、牛膝、枸杞子、菟丝子、龟甲等。上述食疗物品一般不采取油炸、烧烤、爆炒等烹调方法，以免破坏其有效成分，或使其性质发生改变而失去作用。应采取蒸、煮、炖、煲汤等方法。此外，还应禁食辛辣食物，戒除烟、酒。

特别推荐：一粥一茶

● 杜仲黄芪猪肚粥

杜仲和黄芪各15克，猪肚50克，粳米100克。将猪肚洗净切成条状，与另3味共入锅内，加水适量，烧开后文火煲30分钟，加入葱、姜、精盐等调料，再煲5分钟，即可食用。

杜仲补肝肾，强筋骨；黄芪益气补虚、壮筋活络、健脾化湿，且补而不燥；猪肚以形补形，可壮健脾胃，且提供肌肉新陈代谢所需蛋白。三味相合，有延缓肌力衰退的功效。

● 茯苓牛膝茶

茯苓、牛膝各5克。茯苓捶碎，牛膝切成短粒，二味开水冲泡，代茶饮。

茯苓健脾和胃；牛膝补肝肾，强筋骨，活血通经。二味相合，三藏同补，故有利于肌力的保健。

第二招：运动预防

生命在于运动，肌力的保健更在于适当运动。在运动生理学上肌肉有个“用进废退”的原理。人到老年，肌肉会发生退行性变化，其中一个重要的因素就是缺乏运动。

我国中老年人所做的健身活动，大多以传统的静功和放松功为主，肌肉力量锻炼相对较少。因此，应加强锻炼肌力的运动。

锻炼肌力要遵循以下原则：

● 循序渐进。锻炼强度不能太小，也不能太大，要根据个人体质的强弱区别对待，遵循循序渐进的原则。运动强度应由小到大，运动频度应由少到多，最后稳定在一个适当的水平，不应急于求成。

● 贵在坚持。每周锻炼3~4次为宜，两次锻炼之间要有间隔，以保证肌肉的休息和体力的恢复。

● 适合自己的锻炼方式。可选取跑步、游泳、球类活动等。也可用健身器材锻炼。对于年轻人来说，所有安全的健身器材均可选用。而老年人使用健身器材，要注意两点，一是安全系数要高，二是要方便操作。具体来讲，可选择跑步机、健身车、划船器、健步车等。这类器械均可根据自身的情况，调节适宜的活动强度。其中，跑步机主要用来锻炼腿、臀、腰和腹部的肌肉及心肺功能。健身车可提高下肢的运动能力，增强心肺功能；有活动手柄的健身车，还可对上肢进行锻炼。划船器可通过锻炼上肢、腿、腰、胸部肌群，增加肌肉的力量和弹性，同时发展全身耐力。健步车主要用以锻炼腿、腰、腹部肌肉，并可提高心肺功能。

第三招：习惯预防

● 饮食有节。脾主肌肉四肢，脾的功能强健与否对肌力有着重要影响。饮食有节，就是要注意饮食不能过寒过热、过饥过饱、过食辛辣刺激及肥甘厚腻之物，以免损伤脾胃，进而导致肌力的下降。

● 避免不良情绪。长期的精神紧张、焦虑、烦躁、悲观等不良情绪，可打破大脑皮质兴奋和抑制之间的平衡，从而影响肌力的发挥。

● 避免长期固定姿势。长期固定姿势的工作，如驾驶、打字等，只是特定的肌群得到了运动和锻炼，其余肌群则处于废用状态，天长日久，会引起肌肉的废用性萎缩。

第四招：按摩理疗

● 拍打按摩阳明经和夹脊穴。阳明经为多气多血之经，可濡养肌肉，调理气血。夹脊穴为督脉之旁络，可调脏腑阴阳，行气血。阳明经分为手阳明大肠经和足阳明胃经，手阳明大肠经循行过上肢外侧缘，足阳明胃经循行过下肢外侧缘。而夹脊穴位于背腰部脊柱的两侧，每侧17穴，左右共34个穴位，它们到人体后正中线的距离大约为大拇指宽度的一半。可将手

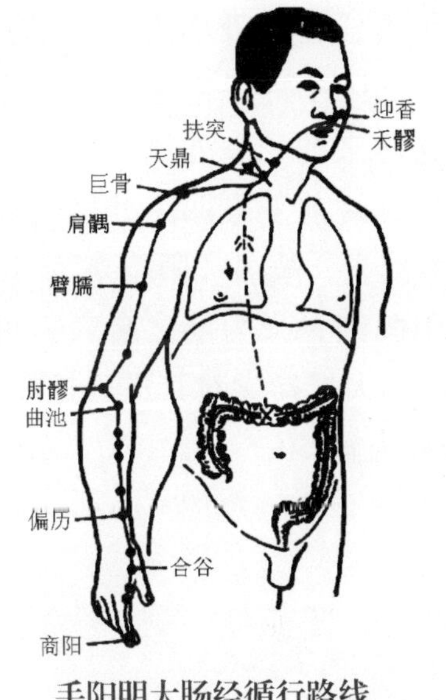

手阳明大肠经循行路线

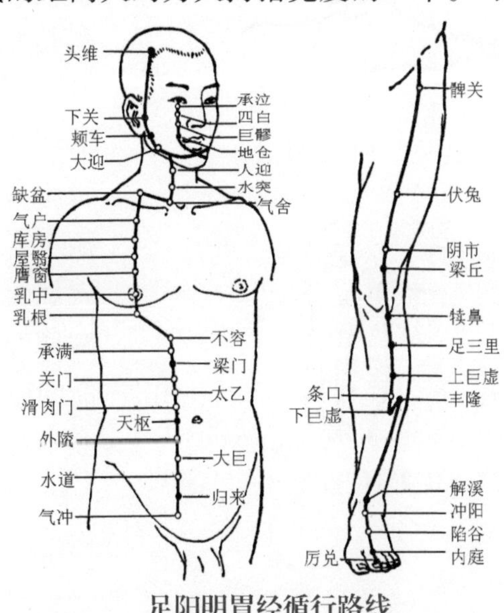

足阳明胃经循行路线

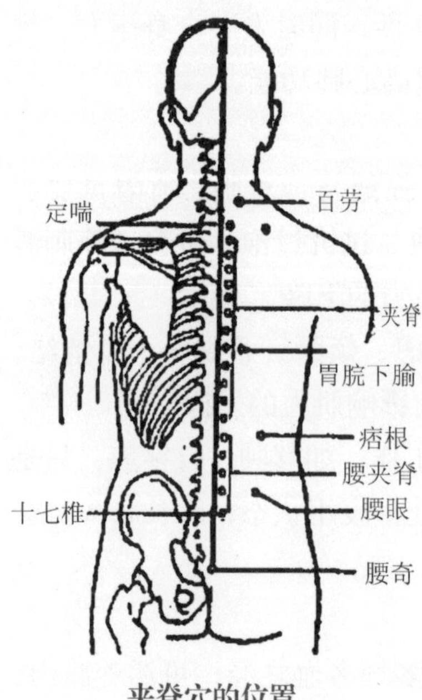

夹脊穴的位置

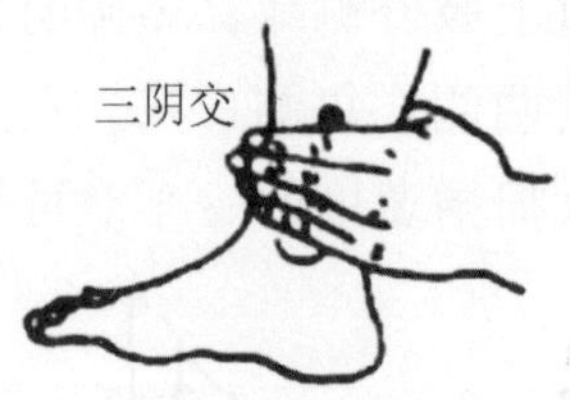

三阴交位置图

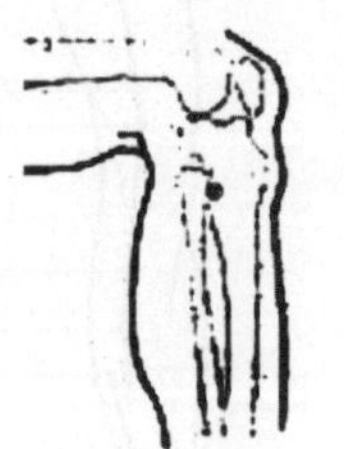
阳陵泉位置图

指蜷起，用手掌对上述部位进行拍打，然后再进行按摩。因部位较多，每次以15分钟为宜，每天2次。当然，也可以借助专门的拍打按摩器械。

● 按摩三阴交。三阴交位于在小腿内侧，内踝尖上3寸，胫骨内侧缘的后方。这里的3寸是指同身寸，其长度大约等于本人除大拇指外，其余四指并拢的宽度。本穴属足太阴脾经，又是足太阴脾经、足少阴肾经和足厥阴肝经三条阴经的交汇点，因此得名三阴交。它有健脾益肾、濡养经脉之功。找到该穴后可用大拇指对其进行揉按，时间以3分钟为宜。

● 按摩阳陵泉。阳陵泉位于膝部外侧。正坐屈膝，在膝盖下方小腿的外侧，可以摸到一个骨头的头部，这就是腓骨小头，在腓骨小头的前下方有一凹陷，凹陷中即是阳陵泉穴。它的名字是这样来的：膝外侧属阳，腓骨小头似陵，陵前下方凹陷处经气像流水入合深似泉，故名“阳陵泉”。该穴属足少阳胆经，又为筋之会穴，可疏调经筋。用大拇指尖对其进行揉按，时间以3分钟为宜。

十六、牙齿逐渐退休了

消化系统衰老，表现为牙齿松动，消化功能下降，便秘。

我们平时常用“老掉牙”来形容过时的事物，可见掉牙是衰老的一个明显的特征。

人们到了一定年龄之后要退休，我们的牙齿也一样，在为我们服务了大半生之后，最终也一颗一颗从“岗位”上退了下来。

牙齿，除了帮助我们咀嚼食物之外，还可以协助我们说话，并保持面部的外形。牙齿脱落之后，上述几个方面都会受到影响。“想当年生吃牛筋不用切，到如今只吃豆腐和猪血”，说的是咀嚼功能的减退；“口齿不清”说明发音不准确了；而“窝窝嘴”说明牙齿脱落后面部外形也受到了影响。

（一）牙齿脱落的形成过程

要了解牙齿脱落的过程，就要先了解牙齿和牙槽之间的关系。牙齿可以分为牙冠、牙颈和牙根三部分，或者分为牙釉质（珐琅质）、牙本质(象牙质)、牙髓（神经腺）三部分。牙齿的根部并不是直接长在牙槽骨(即牙床）上，它和牙槽骨之间垫着一层厚厚的牙龈组织，现代口腔医学称这部分牙龈组织为“牙周组织”。牙周组织及牙槽骨又被外围的牙龈紧紧包裹住。因此，牙齿和牙槽骨的结合，其实是人体关节的一种，只是这种关节的活动范围很小，属于人体中的微动关节。所以，当你用手扳动自己的牙齿，感到有轻微活动时，大多属于正常现象，不必大惊小怪。

当人体的骨骼系统发育定型后，牙槽骨基本依赖包裹它的牙龈组织提供营养。牙龈会随着年龄增长，在各种因素的影响下发生萎缩，导致对牙槽骨输送营养的能力下降，牙槽骨也就随之萎缩变短。另一方面，牙龈萎缩后不能再像以前那样紧紧包裹牙根，导致牙周组织也被暴露出来，口腔中的各种细菌及牙结石直接侵袭牙周组织，从而引发牙周病。牙周病又会反过来加剧牙龈萎缩，加速牙槽骨的缩短，形成一种恶性循环。其结果便是导致牙齿松动脱落。这一过程，与树木因水土流失，树根逐渐暴露而最终倒下是很相似的。

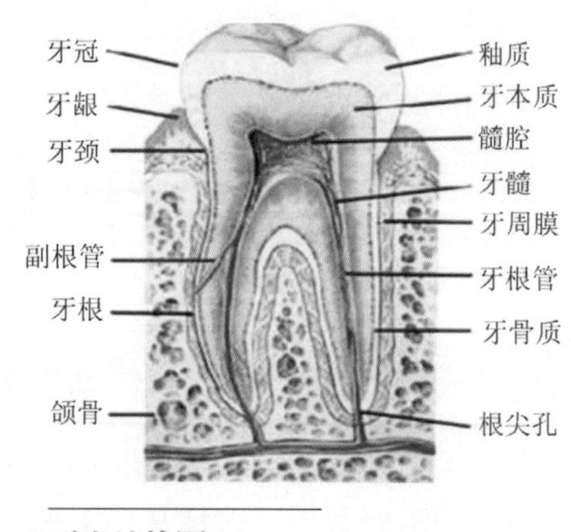

牙齿结构图

（二）牙齿脱落的预防

世界卫生组织提出了老年人口腔健康的目标——“8020”，即80岁的老人至少应有20颗不松动的牙齿。为了实现这一目标，我们应从年轻时开始做好预防工作。

第一招：饮食预防

饮食方面，应注意以下几点。

● 常吃含钙丰富的食物。这类食物有豆类、豆制品、鱼、虾、牛奶、乳制品等。钙能抑制细菌产酸，防止牙齿被酸腐蚀。此外，牛奶中所含的免疫球蛋白和酶等，还能抑制口腔中细菌的生长。

● 常吃含磷的食物。这类食物有鱼肉、米、扁豆、豌豆和蚕豆等，磷可在口腔中形成缓冲系统，防止口腔过度酸化对牙齿造成的腐蚀。

● 常吃含氟的食物。这类食物有鱼、虾、海带、海蜇、茶和矿泉水等。氟能与牙质中的钙磷化合物形成不易溶解的物质，增强牙齿的硬度和坚固度，从而防止酸对牙质的侵蚀。

● 常吃含有丰富纤维及维生素的蔬菜。这类食物有芹菜、竹笋、韭菜等。因为咀嚼这些食物时，其纤维素能对牙齿起清扫和清洁作用，而维生素又为牙龈提供了营养。

● 适当吃些较硬的食物。这类食物有玉米、高粱、花生、橡实、瓜子、核桃、榛子等。就像经常锻炼的人身体比较结实一样，我们的牙齿也需要适当嚼些硬物对其进行锻炼，这样它才会更加牢固。当然，物极必反，过度的锻炼会劳伤身体，过度的咀嚼硬物也会磨损我们的牙齿。因此，应把握好度也是要的。

● 少吃糖果和甜点，少饮甜饮料和碳酸饮料。糖果、甜品和甜饮料均含有糖分，糖分可以转化为酸；碳酸饮料含有碳酸。酸可破坏牙齿表面的釉质，使牙齿受损。

中医学认为，“齿为骨之余”，骨为肾所主，牙齿松动的根源在于肾虚髓亏，齿失所养，因此应服食一些补肾添精药物和食物，如熟地黄、紫河车、骨碎补、枸杞子、核桃仁等。

特别推荐：一粥一茶

● 鱼肉牛筋粥

鱼肉50克，牛蹄筋50克，粳米100克。将牛筋切段，与鱼肉和粳米一同入砂锅，先煮沸，再改为文火炖成浓稠粥，加入适量调味品，即可食用。

鱼肉含有较丰富的钙、磷、氟等微量元素，牛筋可益肝肾，健脾胃。两者合用，可起到较好的固齿效果。

● 红茶或绿茶

茶叶中含有丰富的氟，经常饮茶或者用茶叶水漱口，可收固齿、坚齿之效。红茶偏温，绿茶偏凉，可根据自身体质酌情选用。

第二招：习惯预防

● 多咀嚼。进食时要充分咀嚼，因为咀嚼可以刺激唾液分泌，清洁牙齿，按摩牙龈，促进牙龈血液循环，从而防治其萎缩。

● 注意口腔卫生。每天早晚认真刷牙，饭后最好用牙线清除牙缝中的牙垢和食物残渣，然后漱口，不让细菌堆聚成斑。

● 定期排查。每半年或一年去医院洗一次牙，及时除掉牙结石。并请口腔科医生进行检查，以便及时发现问题，及时治疗。

● 及时治疗。不能在牙痛的时候急着找医生，牙不痛了，就不愿去就医。这会使你的牙得不到彻底治疗，随时会再次发炎而疼痛，以至于最后无法治疗。

● 及时镶牙。人的牙齿在没有缺失的情况下，是紧挨在一起的。这样在受力时，众多牙齿可以一齐分担，每个牙齿所受的力也就减少了。牙齿缺失后若长期不镶牙，易使缺牙区邻近的牙齿发生移位和倾斜，对颌的牙齿不断伸长，造成咬合不正，并会养成单侧咀嚼的不良习惯，而不用的一侧因自洁作用不良而易堆积牙石，引发牙周病的发生。

● 保持良好心境。研究发现，牙周病与压力、悲伤、焦虑等心理问题存在密切联系。因为人在受到较大压力的时候，会释放出一种激素，这种激素水平的升高，会加快牙龈和牙槽受到细菌毒素破坏的速度，引起牙周病，或加重病情。强迫症、抑郁、焦虑、人际关系敏感、敌对等心理因素，都是精神压力在情绪上的一种反应，都与牙周病有密切的关系。

● 保持正常体重。口腔微生物学家研究发现，肥胖或超重会增加人们患牙周病的几率。原因可能是肥胖会降低免疫系统抵抗细菌的能力，使免疫系统变得迟钝。

● 戒烟。吸烟是引起牙周疾病的重要因素之一。因为烟草燃烧过程中产生的热和有害物质，对牙龈有不良刺激。而在牙面出现烟焦油沉积物后，会使牙菌斑和牙石量的增多，从而为牙齿的健康埋下了隐患。

十七、好多食物消化不了

隔壁李大叔年轻时胃口特好，吃饭时狼吞虎咽，每顿两大碗饭一转眼就吃光了。但现在不行了，胃口越来越差，稍不留神就消化不了。一问周围的老朋友，发现很多人都存在这样的问题。

上述这种现象，就是老年性消化不良。老年性消化不良，主要表现为随着年龄增长，老年人所出现的断断续续的上腹部不适或疼痛、肚子胀、返酸水、嗳气等，特别是食用生冷油腻食物易造成腹胀和拉稀，并常因此造成胃口差，不愿进食等现象。

（一）老年消化不良出现的形成

消化可分为机械性消化和化学性消化。机械性消化是通过牙齿的咀嚼和胃肠的蠕动，将食物切断磨碎，使之由大块的食物变成食物微粒；而化学性消化，则是通过各种消化液，如唾液、胃液、胰液、胆汁等，将食物微粒分解，使之成为可供人体利用的营养物质和不能利用的废物，营养物质被人体吸收，而废物则变成粪便排出体外。

人到老年之后，牙齿脱落，胃肠的蠕动功能下降，从而导致机械性消化能力大打折扣，因此不能食用较硬、较黏腻或大块的食物，只能吃一些柔软的或者流质食品。此外，各种消化液的分泌量也逐渐下降，所以对食物的分解能力也大不如前，因此对于有些食物，如没有煮烂的肉类等，即使勉强吃下去，也是吃什么拉什么。

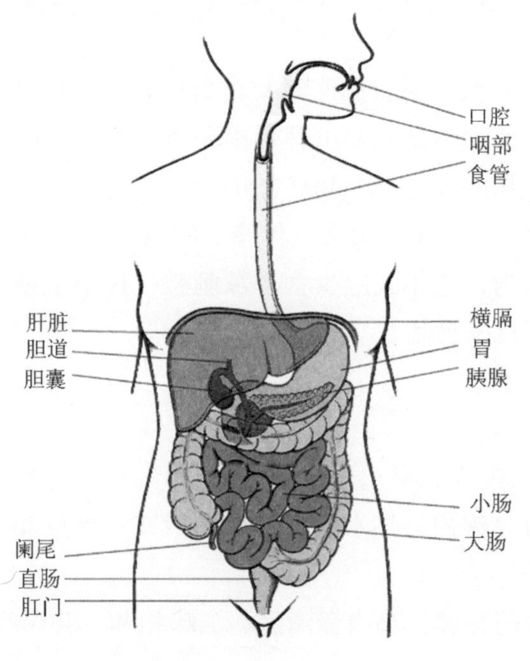

人体消化系统图

（二）老年消化不良的预防

俗话说民以食为天，能吃能喝才会有个好身体。脾胃是后天之本，人到老年，更要注意保护好自己的脾胃，使自己有个好胃口，为健康快乐的晚年打下良好的基础。

第一招：饮食预防

老年人身体机能下降，为预防消化不良，应适当多食下列食物：

● 番木瓜。未成熟的番木瓜含有两种可分解脂肪的酶类，可促进食物的消化和吸收。

● 白菜。白菜含有丰富的粗纤维，可以促进胃肠道蠕动，从而帮助消化，并防止大便干结。

● 大麦。大麦中含有淀粉酶、蛋白质分解酶等有助于消化的酶类，它含有的尿囊素还可促进胃肠道溃疡的愈合。

● 酸奶。与牛奶相比，酸奶突出的特点是含有丰富的乳酸。乳酸能抑制体内霉菌的生长，可预防使用抗菌素类药物所导致的菌群失调；乳酸还可以防止肠道毒素的堆积，因而有防癌作用。此外，酸奶还有轻度致泻作用，可防止老年人便秘。

● 米汤。米汤可养胃气，对胃肠胀气及胃灼热等症状有效。

中医学认为，老年消化不良主要由脾胃虚弱所引起，因此应适当服食一些补脾健胃、消食化积的食物与药物，如山楂、谷芽、麦芽、陈皮、鸡内金、鸭肫、扁豆、山药、莲子、芡实、栗子、酸梅、萝卜等。

此外，医学专家认为，老年人应少食辛辣刺激、过于坚硬、过于油腻及生冷等易引起消化不良的食物。

特别推荐：一粥一茶

● 山药鸡内金粥

粳米50克，鲜山药100克，鲜鸡内金3个。将山药切成薄片，鸡内金切成细丝，与粳米一同放入锅内，加水适量，煮沸后文火慢熬40分钟，加入调料即可。

粳米熬粥养胃，山药健脾，鸡内金消食，三味相和，共保脾胃平安。

● 陈皮山楂茶

陈皮和山楂适量，开水冲泡，代茶饮。陈皮健脾化痰，山楂健脾消食，故以二味代茶可助消化。

第二招：运动预防

● 加强劳动或锻炼。全身性锻炼，尤其是腹肌的锻炼，可以增强胃肠道运动功能，从而预防消化不良的产生。尤其是体弱多病的老人，更应该多参加力所能及的锻炼，以帮助维持脾胃功能的正常。

第三招：习惯预防

● 定时定量。要做到每餐食量适度，一般早餐占全天食物总量的30%，午餐40%，晚餐30%。每餐要有固定的时间。定时定量，人体可形成条件反射，有助于消化腺的分泌，从而有助于消化。

● 寒温适宜。《黄帝内经》曰："热无灼灼，寒无沧沧"，即应注意饮食的冷热，以"不烫不凉"为度。修补牙齿。老年人牙齿松动、脱落的现象时有发生，从而使食物在口腔里咀嚼不完全而影响消化。

● 细嚼慢咽。细嚼慢咽可将食物充分磨碎，并与唾液均匀混合，有助于减轻胃肠道的负担。一般一口饭咀嚼20～30下为宜。

● 择时而饮。餐后立即饮水及用汤泡饭会稀释胃液，从而影响食物的消化。而最佳的饮水时间是晨起空腹时及每次进餐前1小时。

● 生活规律。按时入睡，不要熬夜。

● 心理平衡。中医认为"喜怒忧思悲恐惊"七情过激可以致病，而对于消化功能影响最大的是"思"，因为"思伤脾"，即思虑过度损伤脾胃，从而影响消化功能。因此要养成开朗乐观的性格，调整好心理，消除思想上的顾虑。

● 腹部保暖。秋凉之后，昼夜温差变化大，要注意腹部的保暖，适时增添衣服，夜晚睡觉盖好被褥，以防腹部着凉而引发消化功能障碍。

● 少用抑制胃肠功能的药物。安定、茶碱等均可抑制胃肠道功能，从而影响消化。

● 勿饭后食用水果。人们习惯于在饭后吃水果，以为这样可以帮助食物的消化吸收，其实这是一种错误的观念。因为食物进入胃内需经过1～2

小时消化后才能被慢慢排出，而水果极易被吸收，不需在消化道久留，而且它们是单糖类食物，如在消化道中停留时间过长，易引起腹胀、腹泻或便秘等。因此，水果不应饭后吃，而以饭前一小时吃为好。

第四招：按摩预防

● 按摩腹部。古人云“腹宜常摩”，按摩腹部宜在饭后30分钟左右进行。按摩前先将双手搓热，以右手掌心对准肚脐按在腹部，左手重叠按于右手之上，然后绕脐以顺时针方向由小到大螺旋状按摩3～5分钟。此法可以增加胃肠蠕动，理气消滞，从而预防消化不良的发生。

● 按摩中脘穴。中脘穴在人体的前正中线上，从肚脐向上大约4寸的距离。这里所说的寸不是用尺子实际测量出来的尺寸，而是根据每个人高矮不同而制定的“同身寸”。即以患者四指并拢，从其中指中节横纹所量的宽度为3寸；以患者拇指指间关节的宽度为1寸。从肚脐向上，以上述标准测量4寸即中脘穴。中脘穴乃胃的募穴，按摩此穴，可使脾胃健运，气机得调。按摩时易取仰卧位，两手掌相叠按于次穴之上，顺时针轻柔按摩30次左右。

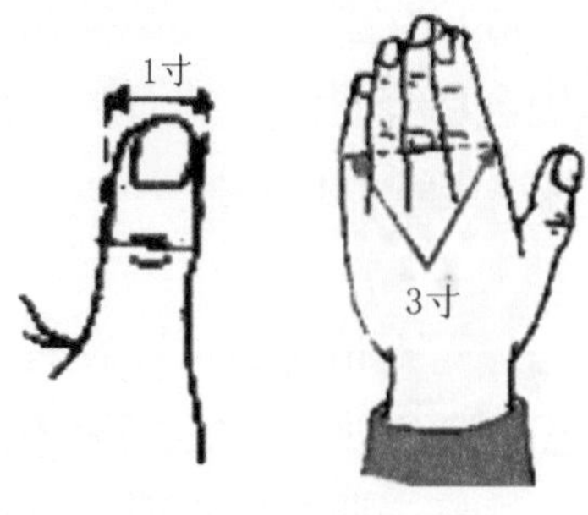

同身寸示意图

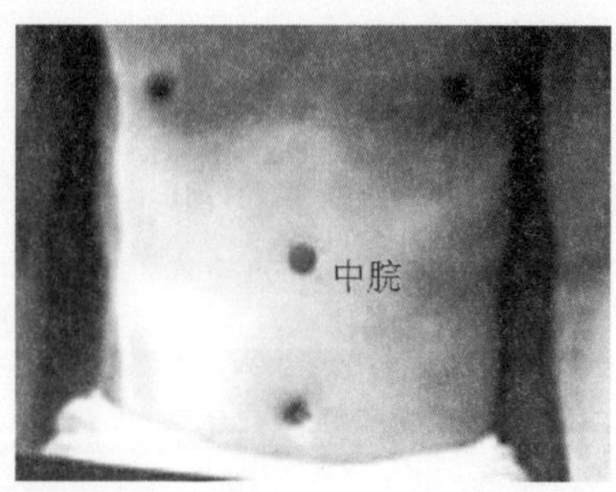

中脘穴位置图

● 按摩足三里。足三里穴位于膝盖外凹陷处向下3寸，胫骨向外1寸处。足三里是足阳明胃经的下合穴，可疏理胃肠气机，通降胃气。每天早晚以双手拇指按压两侧足三里穴，每次3分钟为宜。

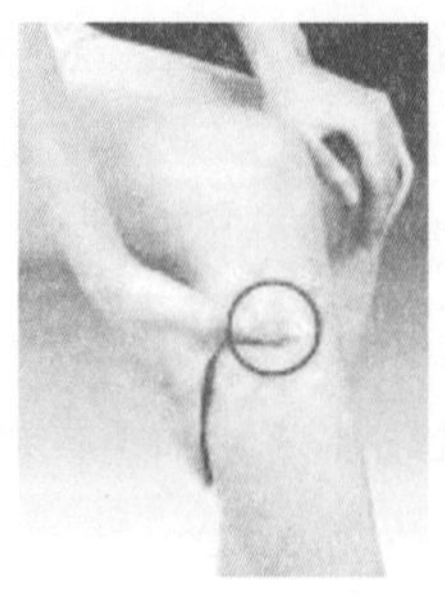
足三里穴位置图

十八、通畅才能有健康

我的奶奶在2007年冬季她95岁时已经去世了。在她的晚年，经常困扰她的一个问题就是便秘。差不多从十年前开始，她经常会煲一些猪大肠之类的东西来吃，早上吃炖鸡蛋时也会多加一些香油。她从别人那里听说，这些食物可以通便。2002年，奶奶跌了一跤，把股骨摔断了。因为年龄太大，就没有去做手术。在这之后，奶奶虽然还可以下床挪动，但是活动量大大减少了，而她的便秘也越来越严重了。开始时，四五天有一次大便，后来一个星期一次，再往后八九天一次。到了2007年冬天时，奶奶差不多10天才有一次大便，她经常说肚子胀得难受。当时我在外地，大伯就找了村里的一个赤脚医生给她开了些药，后来他们说是大黄和一种叶子，我估计是大黄和番泻叶。总之，用这两样煲水给奶奶喝了。这些药物是可以通便，但太过峻烈而易损伤正气，高龄老人体质较弱，一般是不宜使用的。结果奶奶喝了之后一直泄个不停，并且自此之后也吃不下饭了。十几天之后，奶奶就去世了。

这就是便秘及治疗不当给我家带来的惨痛教训。那什么是便秘呢？在我们平时的印象中，便秘就是指大便的次数减少，两次排便的间隔时间延长。其实，这只是便秘的一种表现。便秘还有另外两种表现形式，分别是大便次数正常，但粪质坚硬，便下困难；或者其他一切正常，仅表现为排便无力，排出不畅。需要特别说明的是，排便的次数因人而异，如无不适症状，一天二、三次或者两三天一次大便都是正常的。

（一）便秘的形成

为了了解便秘的形成，我们需要先搞清楚排便的过程。人体的肠道分为小肠和大肠。小肠是消化和吸收的最主要部位，经过小肠之后的食物及其残渣进入大肠。大肠的主要功能是吸收水分、无机盐以及大肠内细菌合成的维生素B、K等物质，贮存食物残渣并形成粪便。粪便形成后，由于大肠的蠕动和收缩，可依次将粪便向前推进，最后暂时贮存在一个叫做乙状结肠的部位。但在进食后或早晨起床后，由于胃—结肠反射或体位反射而引起结肠总蠕动。如乙状结肠内存有粪便，则结肠总蠕动可将粪便推入直肠内，直肠内粪便达到一定数量时会对肠壁产生一定压力，神经冲动将此信号传导至大脑而引起便意。如果条件许可，大脑即发出排便指令，使乙状结肠和直肠收缩，肛门括约肌舒张，同时憋气以增加腹压，从而使粪便排出体外。

上述排便过程的任何一环出现问题，都会导致便秘的发生。便秘最为常见的原因是大肠蠕动功能下降或痉挛性收缩；粪便过于干硬或粗糙而增加了通过肠道的阻力；或直肠敏感性下降导致排便反射不能产生。此外，脊髓损伤、肠梗阻、肠麻痹、急性腹膜炎、脑血管意外、急性心肌梗死、肛周疼痛性疾病等也可引起便秘，此时常伴有原发疾病的相关症状，需要尽快到医院进行检查和治疗。

（二）便秘的危害

● 影响容貌。便秘者，由于粪块长时间滞留肠道，经食物残渣中的细菌异常发酵，产生大量有害气体和毒素。毒素吸收入血，会诱发痤疮、色素沉着、皮疹、荨麻疹等。

● 诱发癌症。由于粪便在肠道内停留过久，其中的毒素对肠道黏膜长期刺激，可诱发直肠癌。瑞典医学专家研究发现，患有习惯性便秘的人，尤

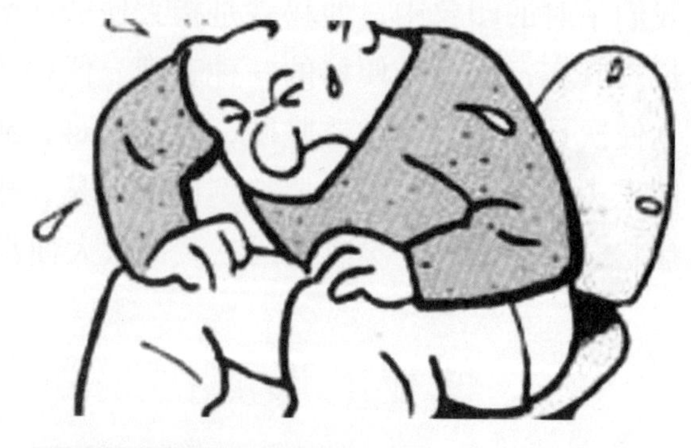

老人便秘危险多

其是中老年习惯性便秘患者，最容易患直肠癌。此外，美国学者研究发现便秘还可诱发乳腺癌。

● 导致痴呆。长期便秘者对食物残渣中的有毒物质的吸收会增多，这些有毒物质超过肝脏解毒能力时，可经血液循环进入大脑，损害中枢神经，引起脑功能障碍，智力下降，导致老年性痴呆。

● 影响食欲。便秘者腹部胀满，从而造成食欲下降，不思饮食。

● 并发疾病。因便秘，排便困难、粪便干燥，可直接引起或加重肛门直肠疾患。如痔疮、肛裂、直肠脱垂等，严重者可引起肠穿孔。

● 造成猝死。高血压、冠心病等心血管疾病患者，如果发生便秘，则排便时需屏气用力，从而使血压急剧上升，造成中风甚至猝死。

（三）预防便秘的妙招

正是因为便秘有如此多的危害，所以我们要想办法预防便秘的发生。

第一招：饮食预防

现代医学认为，选用富含粗纤维的食物如粗粮、蔬菜、水果等，和易产气的食物如豆类、薯类、萝卜、洋葱、豆芽等，可刺激肠蠕动，缩短食物通过肠道的时间，促进排便。富含维生素B的食物，如谷类、豆类、花生、坚果、瘦肉等，也可帮助排泄。上述食物可适当多吃。此外，每天要有充足的饮水量，至少要饮8～10杯。特别是晨起时要饮一杯淡盐水或温开水，能刺激肠蠕动，起到软化粪便的作用。

中医学认为，便秘主要由燥热内结、气机郁滞、津液不足和脾肾虚寒等所引起。燥热内结者多因过食辛辣厚味，过服温补之品等引起，大便干结、口干舌燥、小便短赤、舌红苔黄等是其典型特征，因此这种便秘又称为热秘。预防和治疗上应以清热润燥为主，宜选用芒硝、麻子仁、杏仁、白芍、生地黄、玄参等。气机郁滞者多因情志不舒、忧愁思虑、久坐少动、久病卧床等引起。大便排出困难、胁肋胀痛、嗳气、呃逆、食欲不振是此型的特点，所以又称为气秘。预防和治疗应以行气导滞、降逆通便为主，宜选用乌药、木香、柴胡、青皮、沉香、枳实、槟榔、白芍、厚朴、莱菔子等。津液不足者多因久病、产后、老年体衰、气血两虚；或脾胃内伤、饮水量少；或者病中过于发汗、泻下伤阴等引起。大便干结、口舌干燥，但寒征象不明显时是其特征。预防和治疗应以补虚润燥为主。宜选用麻油、核桃仁、火麻仁、郁李仁、蜂蜜、肉苁蓉、瓜蒌仁、党参、白术、当归、防风、何首乌、生地黄、玄参、麦冬等。脾肾虚寒者多因年高久病、肾阳虚损；或素有脾阳不足，又受寒冷攻伐引起，所以又称为冷秘。大便不畅但粪质不硬、小便清长、手足不温、舌淡苔白等是其特征。预防和治疗应以温润通便为主。宜选用干姜、肉桂、肉苁蓉、当归、牛膝、泽泻、枳壳、熟地黄、火麻仁等。

此外，应少吃辣椒、芥末、胡椒等调味品，少喝浓茶、咖啡、烈酒等饮料。

特别推荐：一粥一茶

● 核桃红薯芹菜粥

红薯100克，粳米100克，核桃仁20克，芹菜适量。先将红薯切碎，与粳米一同放入锅中，加水适量，文火煲至粥烂，加入打碎的核桃仁、芹菜和调料，再煮5分钟即可食用。

红薯和芹菜可增加胃肠蠕动，核桃仁可润肠通便，加入粳米又增益气健脾之功。数味相合，可做日常预防便秘的粥食经常服用。

● 芝麻蜂蜜茶

芝麻5克，蜂蜜适量。炒熟碾碎芝麻，加入蜂蜜，开水冲泡，代茶饮。

芝麻和蜂蜜均可润肠通便，且有补益之功，尤适于肠燥便秘的老年人服用。

第二招：运动预防

● 适当参加体育运动。适当地参加体育运动和劳动，特别是进行腹肌锻炼，可以增强腹部肌肉的力量，加强肠蠕动，从而促进排便。

第三招：习惯预防

● 晨起饮水。每天早晨空腹时，最好能饮一杯温开水或蜂蜜水，以软化粪便，增加肠道蠕动，促进排便。

● 及时排便。有便意就排，尽量不要人为抑制。因如果经常抑制便意，可使直肠对粪便的压力刺激逐渐失去敏感性，加之粪便在大肠内停留过久，水分被过多的吸收而变干硬，产生排便困难，从而引起便秘的发生。

● 蹲厕训练。选择一个适合自己的时间，最好是在早晨起床后或三餐后，不管有无便意，或能不能排出，都要按时蹲厕所。长期坚持，就会形成定时排便的条件反射。

● 情绪乐观。紧张、焦虑等不良情绪可导致或加重便秘。因此，要经常保持愉快的心情，以避免便秘的发生。

● 慎用泻剂。泻剂不宜长期使用，以免形成依赖性，而使肠蠕动的功能褪化，加重便秘。

● 排便时集中精力。如果边排便边看书、读报或思考问题，不利于排便反射的持续进行。

● 开怀大笑。大笑不但能缓解压力与紧张，还能使肚皮产生紧张和收缩，这对肠子有按摩作用，能帮助胃肠蠕动，防止便秘。

● 充足睡眠。人们在休息的时候，血液会大量流到肠胃，从而促进肠胃蠕动。

第四招：按摩预防

● 按摩腹部。按摩腹部要有一定顺序，应按照顺时针的方向，从右下腹部开始，到右上腹部，到左上腹部，到左下腹部，再到右下腹部，这样周而复始。按摩应在饭后40分钟开始，手法不要过重，时间以10分钟为宜。

● 推擦腰骶部。坐位，两手五指并拢，以掌根贴于同侧的腰骶部，适当用力自上而下地推擦，直至腰骶部发热为度。

● 敲打按摩大肠经。早晨起床后对大肠经进行敲打和按摩，因早晨五点到七点正是大肠经运行之时，此时对其进行敲打按摩，可增强大肠蠕动，从而促进排便。大肠经即手阳明大肠经，它在四肢部的循行路线在“如何预防肌力减退”一节已经提到过，即循行于上肢外侧前缘(图在节中也有，可参照)。

● 按摩天枢穴。天枢穴位于肚脐两旁，用大拇指去量的话，它距离肚脐大约两指。天枢既是胃经上的重要穴位，又是大肠经的募穴，是大肠经经气在腹部的聚集处，可疏调肠腑、理气行滞。按摩时，仰卧于床上，用中指指腹放在同侧的天枢穴上，适当用力，顺时针按揉3分钟。

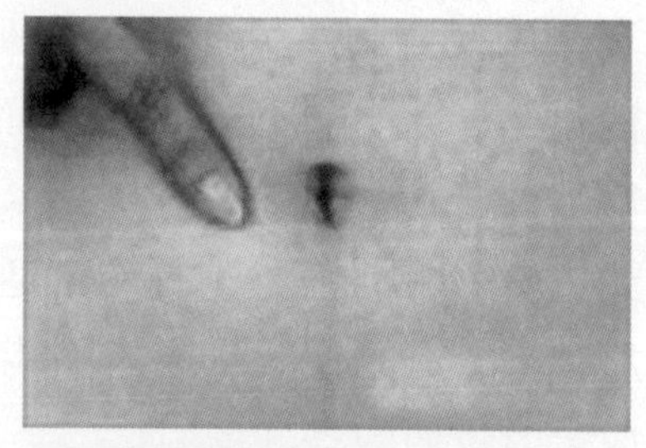
天枢穴位置图

● 按摩大肠俞。大肠俞在背部第四腰椎棘突下，约与髂嵴高点相平，距离后正中线约两指处。大肠俞是大肠的背俞穴，可理气降逆，调和肠胃。俯卧或端坐位，以大拇指指腹按压该穴。按压时先深吸一口气，一面按压一面吐气，大约6秒钟后将要吸气时松手。如此重复5～10次。请人代劳时，应采用同样的呼吸法。

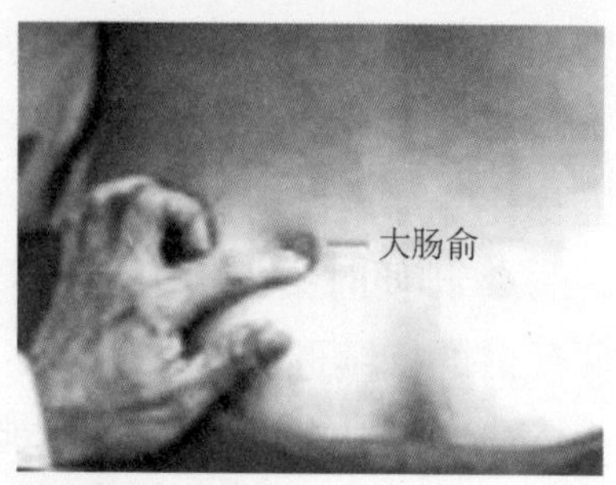

大肠俞位置图

● 按摩支沟穴。支沟穴在前臂背侧，腕背横纹上大约四指处，前臂两根骨头的正中间。支沟穴是治疗便秘的特效穴。以拇指指腹按压该穴，轻轻揉动，以产生酸麻胀感为宜。每侧各按摩2分钟。

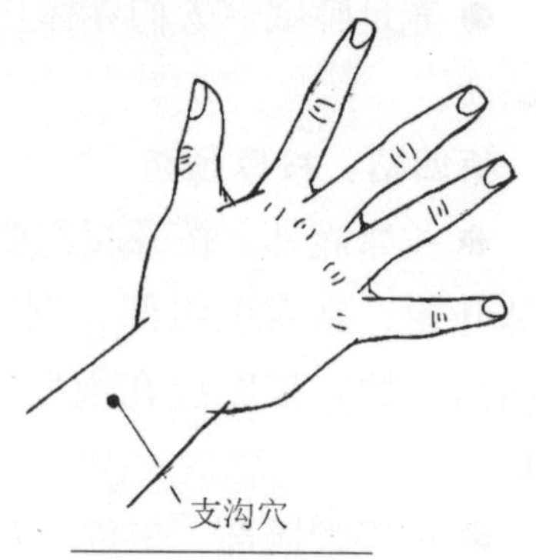

支沟穴位置图

患者支招

患者甲：我以前便秘很严重，后来是这样调理好的。坚决再也不碰药物，内服外用的都不用！每天都吃一斤煮熟或蒸熟的地瓜，爱不爱吃都要吃。我以它为主食，再吃一点燕麦粥和米饭。蔬菜以芹菜和韭菜为主。我每天都要吃一盘芹菜，用水烫一下拌少量盐就可以了！两天吃一盘韭菜炒鸡蛋。每天吃2~3个小苹果。3天之后我就有便意了，并且比较顺利的排了出来，连我自己都不敢相信。然后我继续我的食谱吃了一个月，就基本治好了。不过刚开始的几天屁会特别的多，多得可能让人受不了。但这是肠子蠕动的好现象，要坚持！

患者乙：我的方法是，每天早上起来必须喝一大杯温开水，加淡盐或蜂蜜。记住，是一大杯！然后活动活动，吃早饭。吃完早饭就去厕所蹲15分钟左右。因为每次饭后肠子蠕动比平时快，所以我选择这个时间去。当然，也可以早上喝完水就去。记住要多吃蔬菜，我主要吃芹菜和韭菜。白天再吃些水果，我一般吃香蕉和苹果，因为这两样粗纤维比较多……就这样，奇迹终于出现了！我一直以为我永远都治不好我的便秘了呢！因为我以前吃得少，一般两三天都没有便意。又不爱吃水果，便不出来就吃泻药，吃了两年后我发现我自己不会打屁了。问了医生才知道，因为泻药吃多了，肠子有依赖性，自己的收缩更弱了，有的时候六七天都拉不出来，真痛苦！想不到我用上述办法竟然把问题解决了！

十九、为什么老年人易胸闷

呼吸系统衰老，表现为胸闷气短，呼吸不畅。

老李今年65岁，从岗位上退下来之后按理说应该颐养天年了，但近半年却老是觉得气短不够用，胸口就像堵了一团棉花一样，稍微活动以下就憋得难受，常想长呼一口气才舒服。老李的这种情况，就是典型的胸闷的表现。

（一）老年人胸闷的形成

胸闷是一种主观感觉，可分为功能性胸闷和器质性胸闷。功能性胸闷是指由于气压偏低、空气流通不畅或者不愉快的事情等所引起的胸闷。而器质性胸闷是指由于人体器官发生疾病所引起的胸闷，特别是呼吸道、肺、心脏等胸部器官的病变更易引起器质性胸闷。

(二)预防老年人胸闷的妙招

老年人出现胸闷时，应及时到医院进行检查，如发现器质性病变，则应及时采取治疗措施。在未出现胸闷时，可采取如下措施对其进行预防。

第一招：饮食预防

老年人发生胸闷多数预示患有肺气肿、冠心病等，因此要预防老年胸闷的发生，就要从预防肺气肿、冠心病做起。在饮食方面宜清淡，少吃肥甘厚腻之品，而应适当多食大豆和玉米等对心血管系统有益的食物。此外，中医学认为，胸闷多与心、肝、肺和肾等脏腑有关，其原因是血脉受阻和气机不畅，因此可在辨证的基础上服食具有活血功效的三七、丹参，补益肺气的百合、银耳，舒肝理气的柴胡、陈皮等。

特别推荐：一粥一茶

● 大豆玉米百合粥

玉米渣100克，百合20克，大豆50克，将玉米渣、百合洗净，与泡涨的大豆一同放入锅内，加水适量，烧开后文火煲30分钟，加入调料即可。玉米、大豆保心，百合益肺，从而预防胸闷的发生。

● 三七陈皮茶

三七、陈皮各3克，开水冲泡，代茶饮。三七活血，陈皮理气，气血调和，胸闷不生。

第二招：运动预防

● 体质锻炼。在风和日丽的天气，可外出慢跑、散步或做一些力所能及的体育运动，以增强肺功能。最好每天能坚持锻炼30分钟，这样，既可促进肺泡的通气和换气功能，也可以锻炼心脏的泵血功能和自身供血能力。

第三招：习惯预防

● 心态平衡。良好的情绪，乐观豁达的性格，有利于神经系统与各器官、系统的协调统一，使机体的生理代谢处于最佳状态，从而预防胸闷的发生。心理卫生专家提示：人的心理与生理之间有着密切的关系。比如，当人经常处于紧张焦虑状态时，即可出现胸闷、心慌等症状。

● 注意卫生。避免停留在尘埃多的地方，戒烟并避免接触对气管和支气管有刺激作用的烟气、毒气等。

● 控制体重。身体过重增加心肺的负担，从而易引起胸闷的发生。

● 避免去拥挤和密闭的环境。拥挤和密闭的环境中空气质量差，含氧量少，并且易传播呼吸道疾，从而引起胸闷的发生。

第四招：按摩理疗

● 按摩内关穴。内关穴属手厥阴心包经，它是心脏的保健要穴，可宁心安神，理气止痛。中医学认为心包位于心脏外面，就好像心的围墙一样。当有外界邪气侵犯心脏时，心包能代心受邪。因此经常按摩内关穴可对心脏起到很好的保健作用，从而预防胸闷的发生。将手掌朝上，当握拳或手掌上抬时就能看到前臂中间有两条筋，内关穴就在这两条筋之间，从腕横纹向上两寸的地方。按揉内关穴力道要适当，有酸胀感就可以了，不可太强。以左手拇指螺纹面按右手内关，以右手拇指螺纹面按左手内关，交替进行，平时可以边走边按，也可以在工作之余进行揉按，每天按摩2次，每次2～3分钟即可。

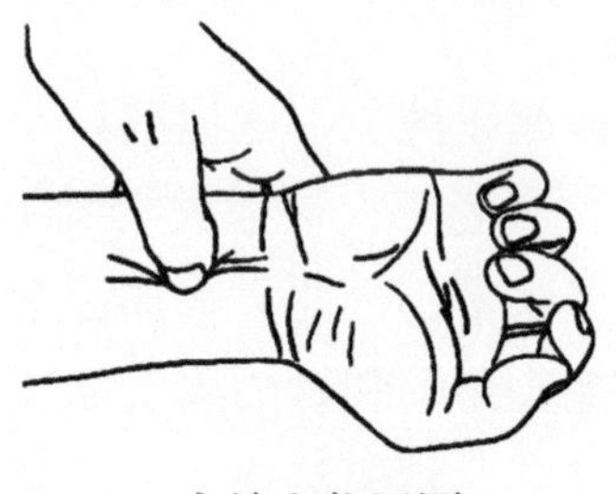

内关穴位置图

● 按摩膻中穴。膻中穴属任脉。该穴是八会穴之气会，并且是心包募穴，具有治疗气喘、胸闷、心痛、噎膈、呃逆等胸中气机不畅等疾病的功效。其位置很好找，就在身体前面，两乳头连线之中点处。其按摩手法分揉法和推法。采用揉法时，用拇指或用手掌大鱼际部先顺时针后逆时针方向各按揉20次，反复10遍。采用推法时，以两只手掌面自膻中穴沿胸肋向两侧推抹至侧腰部，以20次为佳。

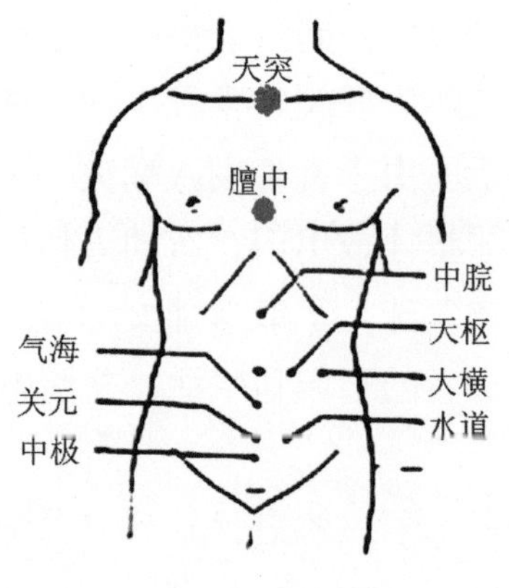

膻中穴位置图

二十、老张的尴尬
——尿失禁

泌尿和生殖系统衰老，表现为尿多，尿失禁，性欲减退，早泄，前列腺肥大，卵巢早衰，乳房下垂。

提起尿裤子，这似乎只是小孩子的专利。但是，现在有越来越多的产后妇女和老年人被尿失禁缠上了。这不，上周老张就遭遇了这样的尴尬。当时老张带小孙儿去参加一个老同学的聚会，同窗好友多年不见，当年的那些毛头小子和妙龄少女如今都已年过花甲，不免深生出许多感慨。席间交杯换盏，相谈甚欢。一同窗忽然提起当年老张爱慕一女生的往事，引得众人大笑起来。笑过之后，老张忽然感觉有些不太对劲。这时，依偎在自己身旁的小孙儿突然惊奇地说："爷爷，你尿裤子了！"顿时引来了一片诧异的目光。老张羞得满脸通红，真恨不得找个地缝钻进去。

老年人尿失禁常发生在咳嗽、大笑或提重物时，也有发生在跑往厕所的路上。由于害怕别人嘲笑，很多患者承受着巨大的心理压力。有的人要带上尿垫才敢出门；有的人怕尿湿裤子而频繁上厕所；还有的担心身上有难闻的气味，不敢参加交际应酬，甚至提前放弃自己的工作。这严重地影响了患者的工作和生活，并给患者带来焦虑、尴尬和沮丧等不良情绪。

（一）老年尿失禁的形成

我们知道水管中的水是由水龙头控制的，水龙头的开关够严密，水管中的水压在可控制的范围之内，则关上开关之后水就不会流出来。如果开关出了问题，再加上水压太高，水龙头就易出现漏水问题。其实，我们的尿道也有一个开关，就是尿道括约肌。当这一开关过于松弛时，在紧张、用力咳嗽、大笑、举重物导致腹内压增加的情况下，就会出现尿失禁现象。

（二）预防尿失禁的妙招

尿失禁发生率虽然较高，但从饮食起居方面加以注意，是可以预防的。

第一招：饮食预防

饮食要清淡，多食含纤维素丰富的食物，如芹菜、西洋菜、空心菜等，防止因便秘而引起的腹压增高。中医学认为，尿失禁多由脾肾虚弱、中气不固所引起，因此应多食一些益气健脾补肾缩尿的食物和药物，如北芪、山药、莲子、芡实、饴糖、覆盆子、枸杞子、甲鱼、羊肉等。

特别推荐：一粥一茶

● 山药莲子甲鱼粥

山药30克、莲子15克、甲鱼100克、粳米100克。将上料洗净，一起倒入锅内，加水适量，烧开后文火炖熟，加入调料即可。山药、粳米、莲子益气健脾，甲鱼滋阴补肾，莲子兼有缩尿作用，故可预防脾肾虚弱所引起的尿失禁。

● 饴糖枸杞茶

饴糖、枸杞子各适量，开水冲泡，代茶饮。饴糖补中益气，枸杞子滋阴补肾，故可预防尿失禁。

第二招：运动预防

● 缩肛运动。做忍住大便的动作，使肛门处于收缩状态，坚持从1数到10后，由嘴缓缓吐气，放松肛门，然后重复上述动作。每天清晨下床前和晚上就寝后，各做一次。每次做50~100遍，每遍5秒。

● 仰卧起坐。平躺于床上，双手十指交叉于脑后，屈膝，由一人按住双脚，用腰和腿部的力量使上半身坐起，使头部碰到膝盖，然后躺下。重复上述动作，每次10分钟，每天2次。

● 双腿运动。平卧于床上，快速而有规律的伸缩双腿，每次10分钟，每天3次。

第三招：习惯预防

● 保持规律的性生活。研究证明，更年期绝经后的妇女继续保持有规律的性生活，能明显延缓卵巢合成雌激素功能的生理性退变，降低压力性尿失禁的发生率，同时可防止其他老年性疾病，提高健康水平。

● 防止尿道感染。女性应养成大便后由前往后擦手纸的习惯，避免尿道口感染。性生活前，夫妻先用温开水洗净外阴，性交后女方排空尿液，清洗外阴。

● 提倡蹲式排便。蹲式排便有益于盆底肌张力的维持或提高，从而防止尿失禁的发生。

● 勿憋尿。睡觉前将尿液排尽并克制水分摄取，避免酒精、咖啡因等利尿性饮料。

● 积极治疗慢性疾病。如肺气肿、哮喘、支气管炎、肥胖、腹腔内巨大肿瘤等，因为这些疾病都可能引起腹压增高从而引起尿失禁。

● 不要过度负重，避免劳累。用正确姿势提拿重物，避免腹部用力不当而导致膀胱与尿道位置发生改变。

第四招：按摩理疗

● 按摩中极穴。中极穴属任脉，是膀胱之募穴，故可治疗遗尿、小便

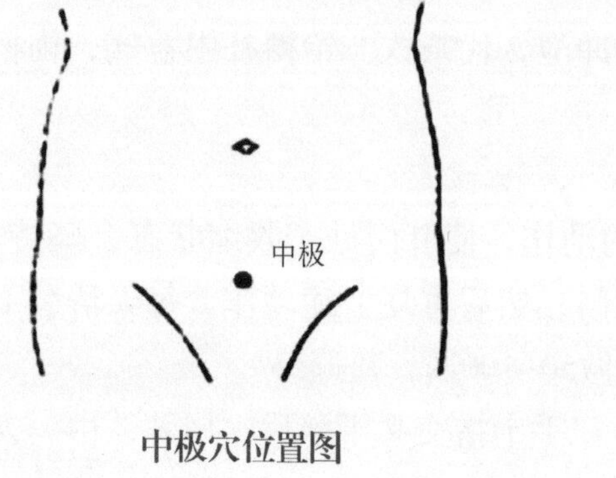

中极穴位置图

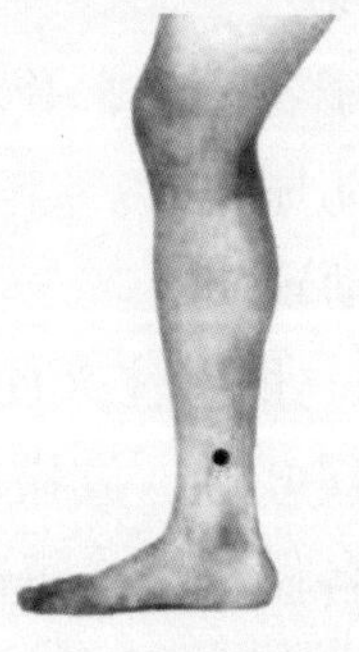

三阴交位置图

不利、癃闭等泌尿系病症。其位置在人体前正中线上，脐下4寸。按摩时，四指并拢，以中指指尖揉按该穴，顺时针和逆时针各30次。孕妇慎用。

● 按摩三阴交。三阴交属足太阴脾经，为足三阴经之会，可补益肝肾，缩尿止遗。其位置在小腿内侧内踝尖上3寸，胫骨内侧缘后方。可用拇指指腹旋转按摩该穴，左右两穴同时进行，每天2次，每次3分钟为宜。

二十一、跟老伴越来越少了

一次我到药店买几副中药，同时店里还有几位女顾客在挑选药物。见一老伯在门外徘徊了很久，等几位女顾客走后，他才极不自然地走进店来，红着脸压低声问店员："这里有伟哥卖吗？"好像自己做了一件见不得人的事情似的。

其实，阳痿问题是不少老年男性都会遇到的。阳痿，是指男子在性交时阴茎不能勃起，或虽能勃起但硬度不够，从而不能进行正常的性活动。研究显示，阳痿的发生率随着年龄的增加而上升。男性的阴茎勃起硬度在18岁左右最强，25岁后会稍有下降，至40岁前勃起坚度不会有太大变化。从40～60岁，勃起的硬度会缓慢下降。60岁以后，男子的雄激素分泌水平将大幅度降低，阴茎勃起功能也随之明显减退。但也有部分老人可将规律的性活动保持到70～80岁。

（一）老年阳痿的形成

阴茎的勃起主要依靠血液的充盈，其勃起过程类似于给皮球充气的过程。皮球充满气体以后才会变得坚硬，同样，阴茎在充满血液之后才会变得坚挺。但阴茎的充血过程是极为复杂的，不良的社会心理，错误的认知以及血管、神经、内分泌等出现异常，均会影响阴茎的充血，从而导致阳痿的发生。

● 不良的社会心理因素。如所接受的教育或者精神创伤导致其对性爱持消极态度；工作压力过大，人际关系紧张；性交环境不良；夫妻关系不融洽等。

● 错误的认知。包括初次性交失败后的自卑心理，怀疑自己的生殖器官发育不良等。

● 血管性阳痿。包括大动脉炎、动脉硬化或者外伤等所造成的供应阴茎血液的动脉狭窄，或者阴茎内部有动脉和静脉未经毛细血管网而直接连通，从而造成阴茎无法充盈。

● 神经性阳痿。包括由脑血管意外损伤、脑脊髓损伤、酒精中毒或者手术等造成支配阴茎勃起的神经发生损伤，从而阻断了阴茎勃起的神经反射，引起阳痿。

● 内分泌性阳痿。指各种原因造成雄性激素分泌不足，从而无法有效启动勃起反射。

（二）阳痿的初步诊断

好多男性朋友都存在一个错误的认识，认为偶尔的几次不勃起就是阳痿，或者只要勃起硬度不够就是阳痿。其实正常男性的性功能也存在着生理性的波动，在情绪不稳定、疲劳、健康状况不佳或女方对性生活冷淡以及持反对态度等情况下，均可出现暂时的“阳痿”，这种偶然现象不能视为病态。只有排除上述诸因素的影响后，在正常的性刺激下，反复多次出现勃起障碍而导致性交失败，方可认为是阳痿。一旦患了阳痿，或怀疑自己患有本病，应及时到正规医院找专科医生诊治。

（三）如何鉴别阳痿是精神心理引起的还是疾病引起的

让许多阳痿患者疑惑的一个问题是，自己所患的阳痿是由精神心理引起的还是疾病引起的？其实可以从阴茎的夜间勃起情况来判断。各年龄的正常男子，在夜间睡眠中都可发生阴茎反射性勃起。而夜间阴茎的反射性勃起与性刺激无关，也不受精神心理因素的影响。因此，可用于鉴别阳痿是由上述哪种因素引起的。如果阳痿患者在夜间有正常的勃起，则一般不会是疾病因素造成，而是精神心理因素在作怪。而如果阳痿患者无夜间勃起或勃起程度低于同年龄组正常值，即可能存在疾病因素，需进一步查明病因。

自我判断阴茎夜间勃起有以下几种方法：

● 邮票试验。将四张联孔邮票用水浸潮背面的胶水，环绕阴茎体部，松紧适宜，将重叠部分粘住，使之形成一环后入睡。清晨检查邮票联孔处是否断裂，断裂者表示有夜间勃起。此法简单易行，但误差较大。

● 阴茎勃起强度测量。它的测量工具是阴茎勃起硬度测试环，该环由三条不同颜色的纤拉带构成。两端连接可任意调整尺寸的尼龙搭扣环。当阴茎硬度增强时，3条纤拉带将按顺序依次被拉断。睡前将环套在阴茎上，次晨观察带上的三根纤拉带断裂情况。如果纤拉带无一条断裂，表示夜间没有勃起，阴痿是疾病所致。若仅断裂一条纤拉带为无效勃起，若断裂两条纤拉带为不充分勃起，阳痿原因仍要考虑疾病因素。假如三条纤拉带全部断裂，则说明夜间勃起良好，阳痿是精神与心理因素所致，属于相对正常的范围。

阳痿患者自我测量阴茎夜间勃起，对查明阳痿的病因及促进其康复是很有帮助的。某些精神性阳痿患者，看到阴茎在夜间能正常勃起，信心大增，阳痿也就不治而愈了。

（四）自我判断阳痿的程度

阳痿分为轻、中、重三度，患者可以依据下列情况判断阳痿程度：

● 轻度。性要求基本正常；受到异性性刺激后能较快勃起；手淫可勃起；房事时阴茎能勃起但不能持久，或者需用手帮助才能进入阴道；阴茎勃而不坚；性交频率减少，性快感尚可。

● 中度。性要求减弱；受到异性性刺激后不能立即勃起；通过手淫，阴茎勉强勃起；房事时阴茎经常不能勃起，或虽能勃起却不能持久；房事时阴茎不能进入阴道；勃起角度不到90°，且硬度极差；性交频率明显减少，性快感显著减退。

● 重度。性欲消失，无论是受异性性刺激还是手淫，阴茎均无勃起反应；房事时阴茎不能勃起，不能进入阴道；阴茎无勃起角度和硬度；性交活动基本停止，无性交快感。

由此可见，要判断阳痿的程度，仅看是否能勃起，勃起后是否坚硬是远远不够的，还应考虑性欲、性反应和性快感等方面的因素。

（五）老年阳痿的预防

大凡男人，最怕女人说自己“不行”了。为了避免“不行”，就要做好如下几个方面才“行”。

第一招：饮食预防

现代医学认为，以饮食治疗阳痿时，宜多食一些含丰富锌和精氨酸的食物。含锌较多的食物有牡蛎、牛肉、鸡肝、蛋、花生米等；含精氨酸较多的食物有山药、银杏、鳝鱼、海参、墨鱼、章鱼等。

中医学认为，老年阳痿多由肾虚肝郁、瘀血阻络引起，因此应在辨明证候和体质的基础上适当服食一些补肾舒肝、活血通络的药物或食物。如羊肉、羊骨、羊肾、牛髓、牛肾、狗肉、鹿肉、鹿髓、鹿鞭、鹿茸、麻雀、鲜虾、乌龟、鳖肉、海参、海狗肾、海马、大豆、刀豆、蚕豆、黑大豆、马料豆、莲子、核桃仁、栗子、枸杞子、金樱子、韭菜、胡萝卜、生姜、丁香、茴香、胡椒、葱、蒜、蜂王浆、肉苁蓉、巴戟天、肉桂、丹参、三七等。同时，尽量不要食用肥腻、过甜和过咸的食物。

特别推荐：一粥一茶

● 羊肾鲜虾粥

羊肾一只（洗净切片），鲜虾适量，粳米50克。上三味加水适量，烧开后文火煲30分钟，加入葱姜等调料，即可食用。

羊肾和鲜虾均可补肾壮阳，因此对肾阳虚衰型阳痿具有较好的预防效果。但该粥较温热，高血压及体质热易上火者禁忌服。

● 米酒枸杞子茶

米酒数匙，枸杞子10克，开水冲泡，代茶饮。

米酒活血，枸杞子补肾，对肾虚血瘀型阳痿有一定的预防效果。

第二招：心理预防

● 消除不良的心理因素。要对性知识有充分的了解，充分认识精神因素对性功能的影响。不能因为一两次性交失败而沮丧担忧，缺乏信心。正确对待“性欲”，不能看作是见不得人的事而感到厌恶和恐惧。夫妻双方要增加感情交流，消除不和谐因素，默契配合。女方应关怀、爱抚、鼓励丈夫，尽量避免不满情绪流露，避免给丈夫造成精神压力。

第三招：运动预防

● 多运动可以预防阳痿。根据波士顿医药大学的一项大规模研究显示，一个每天通过运动消耗掉至少28.36千焦耳的男人，患阳痿的几率比那些不运动的男性要低许多。

● 运动可以避免阳痿。这和运动可预防心血管疾病基于同一原理，都是因为运动可使血管保持畅通。事实上，阳痿可以被视为是心血管疾病早期的警讯，因为当体内血液无法畅通时，阴茎勃起状态会有明显变化。

有助于“壮阳”的运动的类型很多，如打球、散步、游泳、健身操等都不错，唯一“有错”的运动是骑自行车，它反而会增加患阳痿的几率。

第四招：习惯预防

● 节房事。长期沉浸色情，房事过度，是导致阳痿的原因之一。实践证明，夫妻分床，停止性生活一段时间，避免各种类型的性刺激，让中枢神经和性器官得到充分休息，是防治阳痿的有效措施。

● 积极防治泌尿生殖系统疾病。阳痿是一种渐进性疾病，和很多泌尿生殖系统的疾病有直接关系。如前列腺炎，尿道炎、阴茎硬结症、阴囊积水、精索静脉曲张、包茎、阴囊象皮肿等。因此应该重视对这些疾病的防治。

● 重视阳痿的初期病变。当出现性事不佳、力不从心等早期阳痿或早泄的征兆时，务必重视，查找病因，积极采取措施防治。这也是治疗阳痿早泄的关键时刻。如果在此阶段不能进行有效的治疗，病情将会更加严重，后续的治疗更加困难。

● 合理用药。抗高血压药物如双氢克尿噻、螺内酯，抗心律失常药物胺碘酮，抗心衰药物地高辛，胃肠道药物西咪替丁、雷尼替丁，抗抑郁药物丙咪嗪、阿米替林、氯丙咪嗪，精神兴奋剂和麻醉剂如酒精、尼古丁、可卡因、海洛因、大麻，抗肿瘤药物环磷酰胺、氮芥、长春新碱、阿糖胞苷，前列腺药物保列治等，都可导致性功能障碍。上述药物，一定要在医生的指导下合理使用。

● 合理作息。身体虚弱，过度疲劳，睡眠不足，紧张持久的脑力劳动，都是诱发阳痿的因素。因此要注意休息，防止过劳，调整中枢神经系统的功能。

● 慎用壮阳药。阳痿与阳虚不能画等号，从中医的角度上看，肾阳不足、肾精不足、肝气郁结、瘀血阻络等均可引起阳痿，在治疗肾阳不足引起的阳痿时，服补肾壮阳药对阳痿症状会有一定的疗效。然而在治疗其他原因引起的阳痿时，服用补肾壮阳药并不能起到相应的效果，反而会加重阳痿症状，或诱发其他疾病。

第五招：按摩预防

● 按摩神阙、肾俞和命门。神阙穴位于脐窝正中，而命门穴在第二腰椎与第三腰椎棘突之间，大约相当于与神阙穴同一水平的腰正中线上。神阙属任脉，任脉为阴脉之海，总督一身阴气；命门属督脉，督脉为阳脉之海，总督一身阳气。二穴前后相连，阴阳和合，是人体生命能源的所在地。肾俞穴是肾脏的背俞穴，位于命门穴两旁各一指半处，左右各一，属

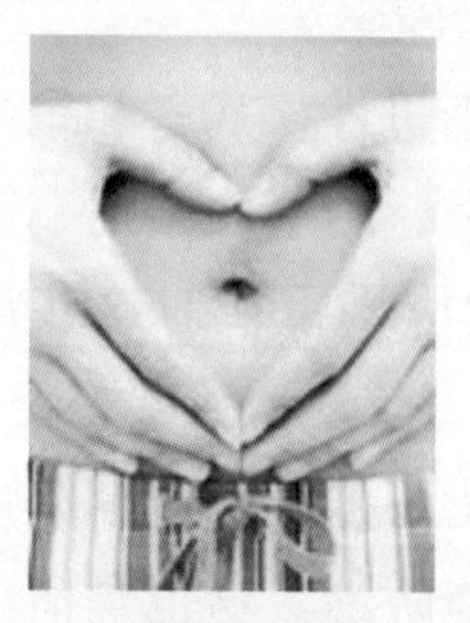

神阙穴位置图

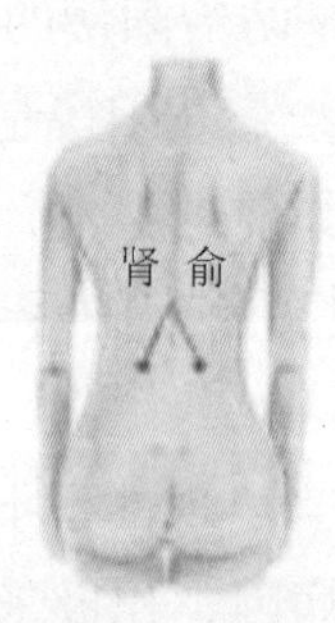

肾俞穴位置图

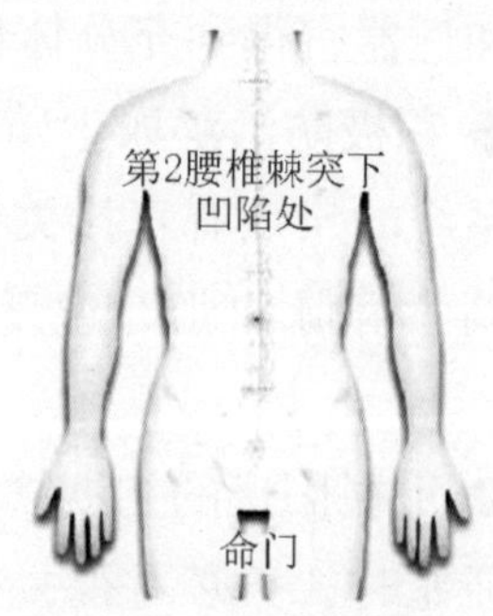

命门穴位置图

足太阳膀胱经。按摩神阙穴时，宜取仰卧位，按摩肾俞和命门时宜取俯卧位。将两手擦热后依次按摩神阙、肾俞和命门，每穴持续按摩3分钟。

二十二、早泄——不能每次都草草收场

许多人都把阳痿与早泄混为一谈，其实它们是由有明显区别的。阳痿的学名是“勃起功能障碍”，是指性交时阴茎不能勃起或勃起不坚，或勃起不能维持，以致不能完成性交全过程的一种病症。而早泄则是指男女双方在性生活过程中尚未得到性满足时即发生的不可控制的射精。即男性在插入阴道前、插入时或插入后不久即射精，时间一般在1分钟以内，阴茎也自然随之疲软并进入不应期。

（一）早泄的形成

早泄的发生机制多是由于大脑皮层不能控制射精中枢，致使患者的射精阈值较低。早泄可由精神因素、器质性疾病等引起。

● 精神因素。多种精神因素均可引起早泄，如婚前性行为、新婚蜜月、久别重逢、过度兴奋或紧张、过分疲劳、心情郁闷、饮酒之后、房事不节、夫妻关系不融洽，丈夫对妻子存在潜在敌意、怨恨或恼怒，或对妻子过分的畏惧、崇拜、存在自卑心理等。

● 有器质性疾病。外生殖器先天畸形、包茎、龟头或包皮的炎症、尿道炎、阴茎炎、多发性硬化、脊髓肿瘤、脑血管意外、附睾炎、慢性前列腺炎等，都可反射性地影响脊髓中枢，引起早泄。某些全身性疾病、体质衰弱等，也可以使性功能失调，引起早泄。

（二）早泄的分类

可分为习惯性早泄、老年性早泄和偶发性早泄三类。

● 习惯性早泄。指成年以后性交一贯早泄者。这种人的性生理功能正常，阴茎勃起有力。症状有性欲旺盛，阴茎勃起有力，交媾迫不及待，但届时表现得心有余而力不足，一触即泄，难以自控。这一类型大多见于40岁以下的青壮年人。

● 老年性早泄。这一类型的早泄是由性功能减退引起。中老年人会逐渐发生射精时间提前，并常伴有性欲减退与阴茎勃起无力。

● 偶发性早泄。是原本并无早泄，但在某种精神或躯体的应激情况下急性发生的早泄。大多在身心疲惫，情绪波动时发生，常伴勃起乏力。

（三）预防早泄的妙招

早泄问题虽小，但却可导致性生活质量下降，因此是困扰男性的主要问题之一。那么如何预防早泄呢？请看如下几招。

第一招：饮食预防

中医学认为，老年早泄多以虚证为主，因此可适当食用具有补虚和固涩作用的食物和药物来预防。如麻雀、猪腰、猪小肚、羊腰、狗肉、羊肉、鹌鹑、甲鱼、鹿鞭、鹿肉、鹿尾、乳鸽、乌鸡、鲜虾、核桃仁、栗子、蘑菇、海马、粳米、韭菜、韭菜籽、白果、鲜枸杞叶、芡实、肉苁蓉、锁阳、覆盆子、杜仲、巴戟天、冬虫夏草、鹿角胶、淫羊藿、枸杞子子、山药、金樱子、黄芪、五味子、当归、薏苡仁、鹿茸、蛤蚧等。此外，饮食宜清淡，忌食辛辣厚味之品。

特别推荐：一粥一茶

● 羊腰枸杞子菟丝粥

羊腰1具、枸杞子30克、菟丝子10克，粳米100克。将羊腰洗净切碎，与枸杞子、菟丝子、粳米一起放入锅中，加水适量，烧开后文火煲30分钟，加入葱姜等调料，即可食用。

羊腰、菟丝子温补肾阳，枸杞子滋补肾阴，适于肾气不足之遗精、早泄。

● 芡实虫草茶

炒芡实粉10克，冬虫夏草1～2条，开水冲泡，代茶饮。

芡实固精，冬虫夏草补虚，适用于肝肾不足之遗精、早泄。

第二招：心理预防

心理原因对早泄的产生有着重大的影响。许多人从小有手淫的毛病，他们又相信"一滴精，十滴血"，常常为此焦虑不安，老担心自己"体虚"、"肾阳不足"。在做爱时心里总是不踏实，很担心出现早泄，但越怕越容易出现这种情况。要想有效地预防早泄的发生，在心理上就要做到以下几点：

● 自信。首先，男子应该充满自信，要坚信自己的性功能是健康正常的。不必为偶然一次的早泄而过分担心，偶尔发生的早泄就如同得了伤风感冒一样很快就会痊愈。不仅男子自己要自信，女方更要帮助男子建立这种自信。

● 暗示。与妻子做爱时，可以暗示自己："我一定能控制自己射精的时间，一定不会过早地排出精液"，强化这个意念，会收到良好的效果。

● 放松。性交是夫妻之间感情交流与满足的一种方式。在性生活中不要将注意力集中在能否产生早泄的念头上，要放宽身心去体会妻子的温情。

● 镇静。男方在性生活的唤起阶段要努力使自己情绪稳定，不要过度兴奋，如果过于兴奋，可采用转移注意力的方法，如背诵诗歌、默诵数字等。

● 谅解。当男方出现早泄的情况时，女方要以同情和关心的态度去安慰丈夫，不要责备、挖苦和奚落，否则会使情况更严重。

第三招：习惯预防

● 生活规律。早睡早起，加强体育锻炼，如打太极拳、散步、气功等。

● 节制房事。避免剧烈的性欲冲动，避免用重复性交的方式来延长第二次的性交时间，这样有损于健康，并不可取。

● 慎服壮阳药。不要听信广告，轻率地服用壮阳药。

第四招：行为预防

● 间歇性交法。在性交活动中，当男性有射精预感时，应立即停止阴茎的提插，等到射精预感完全消失后再继续进行，这样可以一定程度地预防早泄的发生。

● 下拉阴囊和睾丸法。在性交活动中，男性在射精预感到来时会出现阴囊收缩，睾丸上提，此时可告知女方用手轻轻将阴囊和睾丸向下牵拉，这样可降低男性性兴奋，以延缓射精，达到预防早泄的效果。

● 停止-再刺激法。早泄从根本上说是射精反射所需要的刺激阈值太低，可通过停止-再刺激法提高射精刺激阈，从而增加男子对性刺激的耐受性。具体方法是，丈夫取坐位或仰卧位，妻子通过爱抚，使男子阴茎达到勃起的程度，一旦丈夫感到性高潮迫近的预感，则立即停止，待射精预感完全消失后重新按摩。如此反复刺激，每次约15～30分钟，可使射精阈值提高。每天应进行一次这样的训练，但不能每次都射精，否则会影响治疗效果，一般宜3～5次射精一次。经长期训练后，能提高射精的阈值，从而防止早泄。

● 捏挤法。此法为非药物性治疗早泄的最佳方法，男女双方都可进行，但由女方进行比由男方进行效果更好。方法是男方仰卧，女方在男方两脚间，用手上下捋动阴茎包皮，至欲射精时，女方把拇指指腹部放在阴茎包皮系带部位，食指和中指指腹放在阴茎冠状沟缘的上下方，轻轻捏挤4秒钟然后放松，如此反复挤捏—放松—挤捏。挤捏的力度与勃起的程度成正比，充分勃起者用力挤捏，勃起不坚者用中等力度挤捏。等到射精感消失后，重新用手捋动阴茎包皮至欲射精，再用挤捏法使射精感消失。当男方可接受较大刺激量而又不射精时，转入性交时进行。初期阴茎插入阴道后缓慢提插，至快射精时，拔出阴茎进行捏挤，然后继续性交，至快射精时再次拔出挤捏，如此反复进行。当阴茎可在阴道内停留4～5分钟时，可加速抽动并在阴道内射精。经过半个月至1个月的捏挤后，多数射精时间可以延长。此后可以改为捏挤阴茎根部，效果也佳，而减少阴茎拔出的麻烦。捏挤法一般需进行3～6个月才能巩固疗效，是一种行之有效的非药物性疗法。

● 中断排尿法。男性射精与排尿所涉及的肌肉有许多是相同的。因此，进行中断排尿练习对预防早泄有一定帮助。这种方法是指在排尿时，先排出一部分，停顿一下，再排、再停，分几次把尿排完。这种方法不分昼夜，只要排尿就可练习，尤其在尿量多，尿急时效果更好。长期坚持，可提高对射精的控制能力。

第五招：按摩理疗

● 足部按摩。睡前洗净双脚，以双手手指轻柔按摩双足内外踝下后方，足心涌泉穴及足大趾，并按顺时针和逆时针方向旋转足大趾各十次。涌泉穴是肾经上的穴位，按摩涌泉穴对肾经有一定的保养作用，因此可以预防早泄的发生。涌泉穴位于脚掌前1/3的凹陷处，将脚趾用力向内弯曲时会产生洼槽，然后用指压，感到痛之处即是。

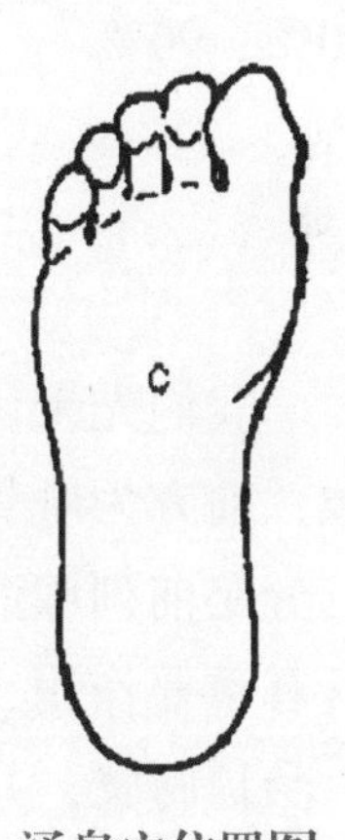

涌泉穴位置图

● 固精法。卧位，右手按在左手背上，按顺时针和逆时针各按摩36次。然后将双手五指并拢，斜放在心口之下，从心口下推摩至阴部，再从阴部向上推回。一个来回为一次，共做36次。

二十三、如何预防前列腺增生

去年夏天我在急诊值班，一位80多岁的阿伯在家属的陪同下满脸痛苦地走了进来。我赶忙去扶他坐下，阿伯摆摆手，吃力地说：“不用了，我站着会舒服一些”。我一问情况才知道，阿伯前一天晚上因为贪凉，在阳台上多坐了一会儿，结果半夜醒来去厕所小便，却怎么也拉不出来。阿伯说在这之前一直没有出现过这种情况。不过从十年前开始，每天要上很多次厕所，晚上也要经常起来。并且上厕所时要站好长时间才能拉得出来，小便过程会不由自主地中断，拉过后总感觉还没有拉完。有时会出现尿裤子的情况……

这位阿伯的症状，就是典型的前列腺增生的表现。前列腺增生，也叫前列腺肥大，是一种因前列腺明显增大而影响老年男性健康的常见病。该病在老年男性中非常常见，有研究显示，50～60岁男性中，约有一半人发生前列腺增生，而在80岁以上的老人中，该病的发生率可高达80%～90%。

（一）前列腺增生的形成

我们先来认识一下前列腺。前列腺呈前后稍扁的栗子形，它紧邻膀胱颈，前方为耻骨联合，后方为直肠壶腹，尿道和射精管穿过其中。前列腺可分泌前列腺液，该液体是精液的重要组成成分，对维持精子的正常功能具有重要作用，因此对生育非常重要。40岁以后，前列腺会逐渐增生，向上凸顶膀胱，并压迫尿道，从而引起排尿困难。

现代医学认为，前列腺增生与双氢睾酮、雌激素和雄激素等激素的水平密切相关。老龄化、疾病及不健康的生活方式等，均可导致上述激素的水平异常，从而诱发前列腺增生。

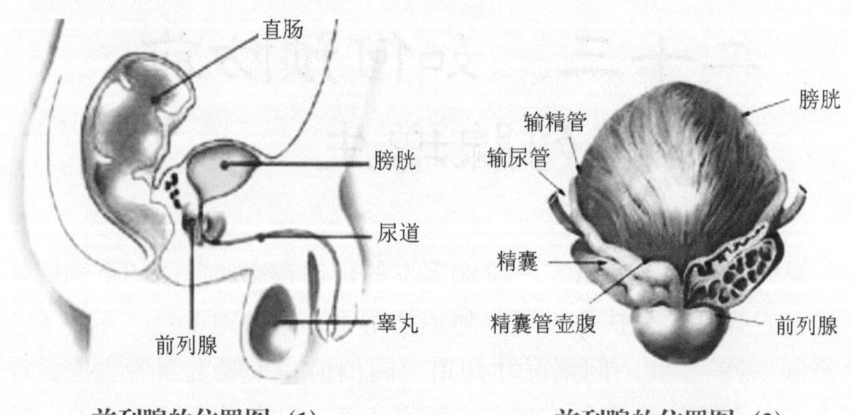

前列腺的位置图（1）　　前列腺的位置图（2）

（二）预防前列腺增生的妙招

我们可以采用以下招数来预防前列腺增生。

第一招：饮食预防

现代医学认为，含锌量丰富的食物如牡蛎、麦芽、牛肉、瘦猪肉、猪肝、海带、花生酱、鸡肉、黄豆等有预防前列腺增生的效果，可适当多吃。此外，应少吃辛辣刺激之品，戒酒，以减少前列腺充血的机会；少吃高脂肪高热量食物，因为这类食物可使机体内脂肪含量增加，从而导致内分泌激素发生改变，性激素水平失衡，致使前列腺长期充血、腺泡郁积、腺管水肿，而促发前列腺增生。中医学认为，前列腺增生的原因在于肾虚气弱和痰瘀阻滞，因此应适当食用具有补肾益元和化痰散结作用的药物和食物，如羊肾、核桃仁、银耳、枸杞子、韭菜、虾、山药、肉苁蓉、菟丝子、党参、益母草、王不留行、归尾、牛膝等。

特别推荐：一粥一茶

● 核桃仁归尾粥

核桃仁20克，归尾10克，粳米100克。上三味洗净，共入锅中，加水适量，烧开后文火煲30分钟，加入葱白、生姜等调料，即可食用。

核桃仁温补肾元，归尾活血化瘀，故两者配合具有预防前列腺增生的效果。核桃仁和归尾均性温，故对于虚寒性体质者最为适宜，热性体质者不宜服用。

● 牛膝益母草茶

牛膝5克、益母草5克。将牛膝切成小段，与益母草共置杯中，开水冲泡，代茶饮。

牛膝补益肝肾、活血；益母草活血祛瘀，利水消肿。故此茶有预防前列腺增生的功效。

第二招：运动预防

● 适量运动。适当参加一些体育活动或者劳动，有助于增强机体的抵抗力，改善前列腺的血液循环，从而预防前列腺的增生。但骑自行车、骑马等对前列腺造成压迫的运动则不宜参加。

第三招：习惯预防

● 性生活适度。前列腺增生的预防要从青壮年时期开始抓起。在性生活上，既不纵欲也不要禁欲。性生活过于频繁，会使前列腺反复充血，从而引起或加重其增生。绝对禁欲也不利于前列腺的健康。发育正常的男性不可避免会有性冲动产生，引起前列腺液的分泌和前列腺充血，如得不到合理宣泄，也会促使前列腺的增生。而老年男性，已发生前列腺肥大者，若肥大不严重，无排尿不畅等症状，身体条件较好者，可以过性生活，以每月一次为宜。若年岁较大，前列腺增生严重，有排尿困难或房事后曾发生尿潴留者，则不宜行房事。

● 不要憋尿。要做到有尿就排，因为憋尿会造成膀胱过度充盈，对前列腺造成压迫和刺激，诱发其增生。前列腺已发生增生的患者，憋尿还会导致排尿困难，诱发急性尿潴留。

● 治疗泌尿生殖系统疾病。应及时治疗前列腺炎、尿道炎、膀胱炎、精阜炎等疾病，因为这些疾病可使前列腺组织充血而增生。

● 预防便秘。便秘同样会导致前列腺充血，诱发其增生。

● 避免久坐。经常久坐会使会阴部充血，引起前列腺增生。

第四招：按摩预防

● 按摩小腹。小腹部有气海、关元等穴，按摩小腹有利于膀胱功能恢复，从而预防前列腺增生的发生。小便时稍对小腹稍加压力按摩，还可促进膀胱排空，减少残余尿液。按摩时全身放松，将两手搓热后，一手放于小腹部，另一手放于该手手背，用适当的力量进行旋转按摩。先顺时针按摩10圈，再逆时针按摩10圈，以小腹部温热为宜。

● 按摩会阴穴。会阴穴位于外生殖器后方与肛门前方，因其位于前后阴之间，且为任、督、冲三脉之会，故名。此穴可通任督二脉，对其进行按摩可使会阴处血液循环加快，起到消炎、止痛和消肿的作用，从而预防前列腺增生。

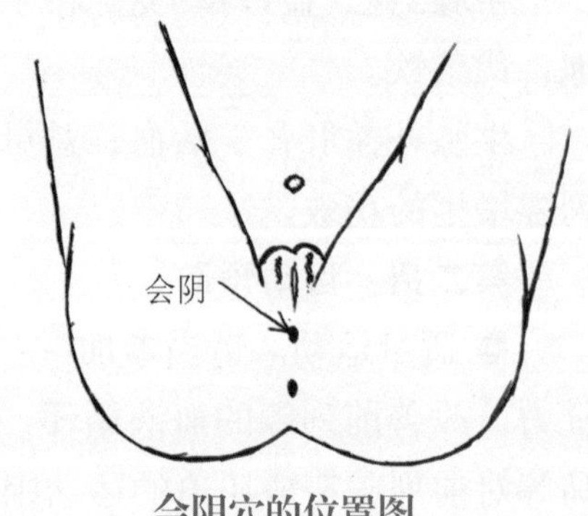

会阴穴的位置图

二十四、呵护女性的美丽之源

当你问及女士们她们最害怕什么时，大部分人的答案都会是“衰老”。是的，衰老是女性的大敌。身为女人，谁不想年年都如18岁时那样，“邻家有女初长成”，明眸皓齿，肌肤细嫩，身材窈窕？谁不希望像在水一方的佳人那样，“倾国又倾城”，风华绝代，艳光四射，魅力逼人？可是，当岁月的车轮无情地碾过青春的岁月，当皱纹与色斑在脸上悄然浮现，当一切的美丽都成为过往时，那是怎样的一种无奈啊？

而随之而来的，还有失眠、焦躁、易怒、抑郁、月经不调、性生活障碍、潮热、盗汗、体形肥胖，小腹臃肿、乳房和臀部下坠、水桶腰、皮肤毛发干燥失去弹性、脱发、免疫力降低、骨质疏松等。

容颜如花般凋零，精力也日渐衰退，疾病如影随形，一切的不如意仿佛突然间一起降临，让人陷入一种长久的悲哀中无法自拔。

心有千千结，更与何人说？

而这一切变化背后的原因，主要是卵巢功能的减退！

卵巢的功能正常与否对女性的生殖和健康有着重要的影响。一般情况下，随着女性年龄的增长，卵巢的功能逐渐衰退。特别是到40岁之后，衰退日益明显，并最终导致绝经和更年期综合征的出现。如果女性在40岁以前出现卵巢功能的明显减退，则称为卵巢早衰。卵巢早衰的发病率占成年女性的1～3%。

（一）卵巢的结构功能及其早衰的原因

卵巢对于大多数女性来说，既熟悉又陌生。熟悉，是因为知道它就是体内的一种器官；陌生，是因为还讲不清楚它究竟是什么东西，具体有什么功能。

其实，卵巢是位于女性盆腔内的一对生殖腺，它们在子宫底的后外侧，左右各一。它们的颜色为灰红色，质地较韧硬，呈扁平的椭圆形。从结构上来讲，卵巢可分为皮质和髓质。皮质在外层，其中有许多不同发育阶段的卵泡；髓质在中心，无卵泡，含丰富的血管、神经、淋巴管等组织。性成熟前，卵巢表面平滑，性成熟后，由于卵泡的膨大和排卵后结瘢，致使其表面逐渐变得凹凸不平。通常成人卵巢长4厘米，宽3厘米，厚1厘米，重量约为5～10克。从35～45岁开始，卵巢逐渐缩小。到绝经期以后，卵巢可缩小到原体积的1/2。

新生儿出生时卵巢中约有60万个未发育的原始卵泡。青春期时卵泡数量减少到30～40万个。到了绝经期，卵巢中的卵泡仅剩下几百个了。在生育期，女性只有300～400个卵泡能发育成熟并排出，其余卵泡发育到一定程度均自行退化。

卵巢有两个主要功能：一为产生卵子并排卵，体现其生殖功能；另一个为合成并分泌激素，体现其内分泌功能。卵巢分泌的激素主要是雌激素、孕激素和少量的雄激素，此外还分泌一些多肽类激素和生长因子。这

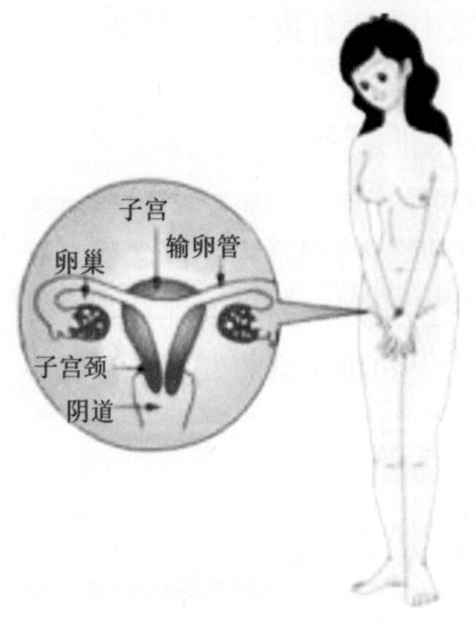

卵巢在人体中的位置

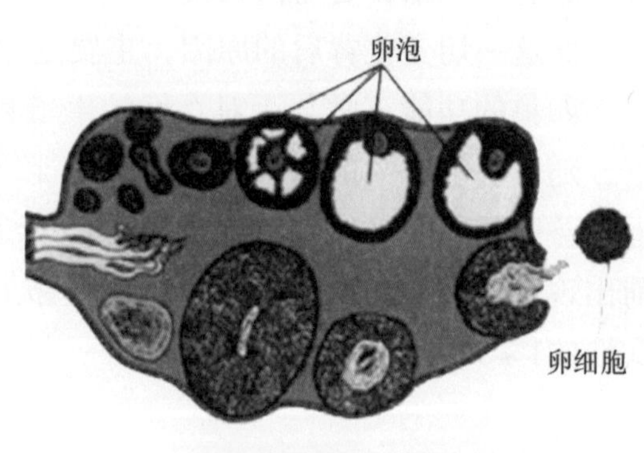

卵巢的横截面示意图

些激素对人体的多种生理活动有着重要的调节作用，从而影响着女性的青春和活力。

引起卵巢早衰的因素有很多，如炎症感染、性生活过度、频繁人流、压力过大、抗癌治疗中的放疗和化疗、卵巢供血障碍、卵巢不发育或先天缺陷、自身免疫性疾病以及基因突变等，都可引起卵巢功能失常，从而导致卵巢早衰。

（二）预防卵巢早衰的妙招

我们可以通过如下招数预防卵巢的早衰，留住青春和美丽。

第一招：饮食预防

针对引起卵巢早衰的因素，现代医学认为饮食方面应保证摄入足够的营养成分，适当多吃一些富含优质蛋白质、B族维生素、维生素E、叶酸、铁、钙等营养物质的食物，如鸡蛋、猪肝、牛奶、豆类及其制品、新鲜蔬菜、蘑菇、木耳、海带、紫菜、鱼类、花生、玉米等。

中医学认为，卵巢早衰主要由肝肾亏虚、气血不足所致。因此，应适当多吃一些益气补血、滋补肝肾的食物和药物，如大豆、扁豆、小麦、黑米、蜂王浆、蜂胶、人参、当归、熟地黄、山茱萸、山药、杜仲、菟丝子等。

此外，饮食要有规律，按时进餐，不暴饮暴食。并且饮食宜清淡，忌过腻、过辣、过咸、过甜。

特别推荐：一粥一茶

● 大豆熟地黄黑米粥

大豆50克，熟地黄30克，黑米100克。上三味洗净，同入锅内，加水适量，烧开后文火煲30分钟，加入调料，即可食用。

大豆不仅含有丰富的蛋白质和钙质，而且含有大豆异黄酮。大豆异黄酮具有植物雌激素的作用，可预防与雌激素分泌低下有关的病症的发生。同时，上三味均有补肾之功，熟地黄还可养血，因此对卵巢早衰具有预防效果。

● 人参蜂王浆茶

人参数片，蜂王浆适量。开水冲泡，待水温适口时加入蜂王浆，即可饮用。

人参大补元气，蜂王浆滋补强壮，益肝健脾，并含有雌激素类物质，故可预防卵巢早衰。此茶作为预防之用，每周1～2次即可，不宜过多。因此茶可导致儿童性早熟，故小孩禁服。此外，孕妇应慎服。

第二招：运动预防

● 坚持锻炼，增强体质。这是女性保持旺盛活力的重要途径之一。强健的体魄有利于全身各器官功能的健康与协调，并避免疾病的侵袭，从而对卵巢早衰起到预防作用。

第三招：习惯预防

● 心情愉悦。保持愉悦的心情、乐观生活态度对卵巢功能的正常发挥有很大帮助。

● 适当减压。当前，白领女性由于工作过度紧张、压力太大而出现卵巢早衰的现象已屡见不鲜。因此，女性要学会调整工作、生活的节奏，抽时间进行适当的休闲和娱乐，以放松身心，减轻压力。

● 避免久坐。久坐会影响盆腔的血液循环，阻碍卵巢的营养供给。久而久之，将影响卵巢正常功能，诱发卵巢早衰。

● 避免熬夜。长期熬夜会耗伤女性精血，从而影响卵巢功能。

● 房事有节。适度的房事对人体有益，但房事过度，则会损伤肾精、肾阴、肾阳等，导致肾气衰败，从而引起卵巢功能的衰退。

● 积极治疗妇科炎症。阴道炎、盆腔炎、宫颈炎等若得不到及时治疗，就会引起卵巢功能性提前衰退，甚至导致癌症的发生。

● 避免频繁人流。频繁人流也是造成卵巢早衰的重要因素之一，应尽量避免。

● 卵巢病变要及时就医。如果卵巢已经出现了病变，一定要及时就医，以免贻误病机。

第四招：按摩预防

● 按摩关元穴。关元穴在脐下3寸，腹中线上。在前阴上方有一骨，名叫耻骨。取穴时，采用仰卧位，从肚脐到耻骨上方画一线，将此线五等分，从肚脐往下五分之三处，即是此穴。关元穴位于任脉上，可培补元气，治疗妇科疾病。用拇指指腹揉按该穴，时间为3分钟。

● 按摩肾俞穴。肾俞穴是肾脏的背俞穴，位于第二腰椎棘突下，大约相当于与肚脐同一水平的腰背部，后正中线旁开一指半处，左右各一。肾俞穴属足太阳膀胱经，具补肾之功。按摩肾俞穴时宜取俯卧位，将两手擦热后用掌跟按摩该穴，时间以3分钟为宜。

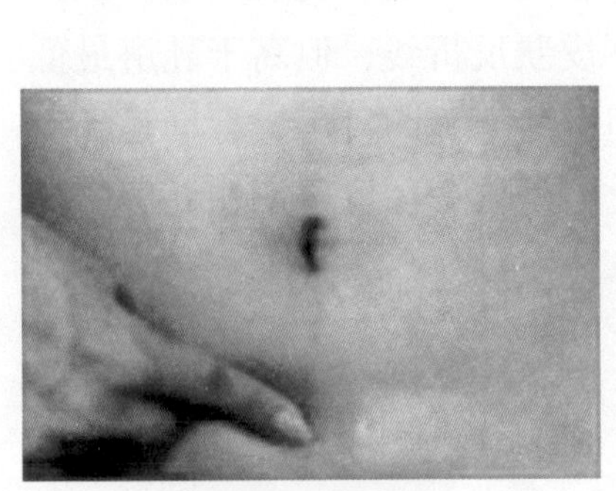

关元穴位置图

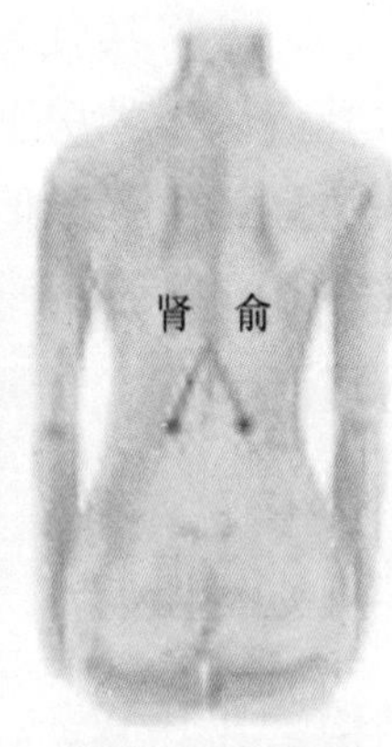

肾俞穴位置图

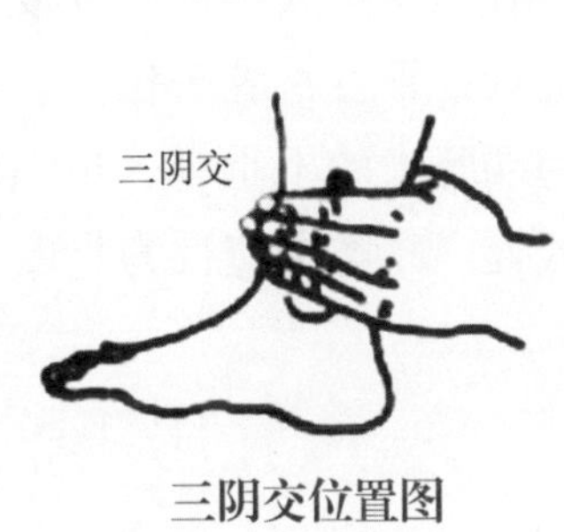

三阴交位置图

● 按摩三阴交。三阴交位于在小腿内侧，内踝尖上大约四指的距离，胫骨内侧缘的后方。本穴属足太阴脾经，又是足太阴脾经、足少阴肾经和足厥阴肝经三条阴经的交汇点，因此得名三阴交。它有健脾益肾、濡养经脉之功。找到该穴后可用大拇指指腹对其进行揉按，时间以3分钟为宜。

二十五、90°挺好

乳房，是母性的象征，是女性美的重要的组成部分。饱满挺拔的乳房是成熟女性的标志，是女性魅力的重要体现。

青年女性的乳房，大多为半球形或圆锥形，勾画出胸部完美的曲线，充满着青春的朝气与活力。但是随着年龄的增长和哺乳等因素的影响，女性的乳房开始逐渐下垂，有的甚至呈袋状吊于胸部，这严重影响了女性的美丽和自信。

乳房下缘和躯干表面相交处，称为乳房的反折线。正常情形下，年轻妇女乳头的水平位置应在反折线之上。若乳头与反折线等高或者处于反折线以下，即为乳房下垂。

根据乳房下垂的程度不同，可将其分为三度。Ⅰ度：乳房下垂，乳头与乳房反折线等高；Ⅱ度：乳头低于乳房下皮肤反折线，但高于乳房最低位置；Ⅲ度：乳头位于乳房的最低位置。但有些下垂的乳房，特别是乳房远端肥大的下垂者，虽然整个乳房下垂严重，但乳头位置仍不在乳房的最低处，此类也应视为Ⅲ度下垂。

（一）乳房下垂的形成

我们先来看看乳房的结构。乳房由皮肤、纤维组织、脂肪组织和乳腺构成。皮肤附着与乳房表面，脂肪组织主要位于皮下。纤维组织主要包绕乳腺，隔嵌于乳腺之间，将腺体分割成15～20个乳腺叶。乳腺叶以乳头为中心呈放射状排列。乳腺周围的纤维组织向深面发出小的纤维束连于胸筋膜上，又向外发出小的纤维束连于皮肤和乳头，乳房上部的这些纤维束更为发达。这些纤维束称为乳房悬韧带，它们可以固定乳腺，并对保持乳房的坚挺起着重要作用。

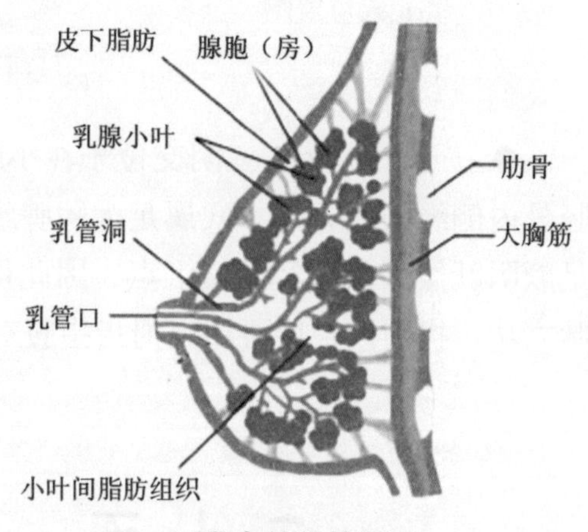

乳房的结构图

由乳房的结构可以知道，乳房的皮肤松弛、纤维组织的弹性下降、乳腺或脂肪组织的萎缩等，都会造成乳房的下垂。

（二）预防乳房下垂的妙招

乳房坚挺是双峰傲人的前提条件，也是每一位爱美女性的共同追求。为了不让乳房“垂头丧气”，在日常生活中应注意采取如下措施。

第一招：饮食预防

现代医学认为，雌激素对保持乳房的美丽有重要作用。大豆和葛根中含有与雌激素功效相似的物质，可适当服用。B族维生素是体内合成雌激素的必需成分，维生素E则是调节雌激素分泌的重要物质，所以多吃富含这类营养的食物，如瘦肉、蛋、奶、豆类、胡萝卜、莲藕、花生、麦芽、葡萄、米酒、芝麻等。此外，还应多吃一些富含胶原蛋白及可增加胶原蛋白弹性的食物，如酪梨、猪脚、鸡脚、蹄筋类、海参、肉皮、鸡翅等。中医学还认为，灵芝、牛奶、蜂王浆、蜂蜜、熟地黄、枸杞子、芝麻、核桃仁、杏仁、薏苡仁、莲子、百合、桑椹子、山药等食物和药物，也有预防下垂的功效。

特别推荐：一粥一茶

● 猪脚大豆米酒粥

猪脚一只，大豆30克，粳米100克，米酒适量。先将前三味放入锅中，加水适量，文火煲至猪脚熟烂，再加入米酒及调料，煮5分钟后即可食用。

猪脚富含胶原蛋白，大豆富含类雌激素样物质及维生素，米酒含B族维生素，而且微量的酒精又能改善胸部的血液循环。故此粥对于保持乳房坚挺有较好效果。

● 蜂王浆酪梨茶

酪梨1只、蜂王浆适量。将酪梨去皮，切块打成酪梨汁，加入蜂王浆，温开水冲泡饮用。

酪梨富含不饱和脂肪酸，能增加胸部组织的弹性，其丰富的维生素A又能促进女性激素的分泌，让胸部的脂肪始终维持在饱满的状态。蜂王浆是工蜂咽喉的分泌物，特别用作饲养蜂王和幼蜂，它含有天然雌激素和人体所需的多种氨基酸，是很好的天然美胸食品。20岁以上的女性，特别是胸部有松弛下垂现象的产后女性，每天服食1杯蜂王浆酪梨茶，能使胸部变得坚挺丰满。

第二招：运动预防

● 乳房保健操。乳房保健操可以帮助舒活双乳及整个胸部的经络，推动气血运行，使乳房和乳房周围组织受到牵拉和锻炼，从而有效地预防乳房的下垂。此操简单易学，女性在家或者办公室中都可进行锻炼。如果时间有限，也可选择其中的一节或者几节进行练习。如果能每天抽出一定的时间，坚持进行锻炼，对塑造完美的胸部曲线将大有裨益。

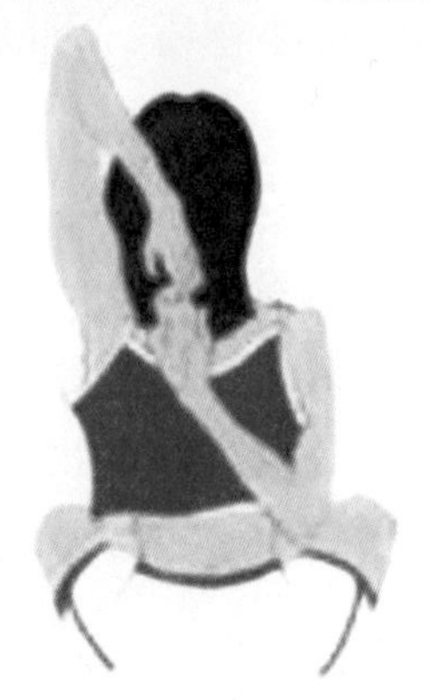

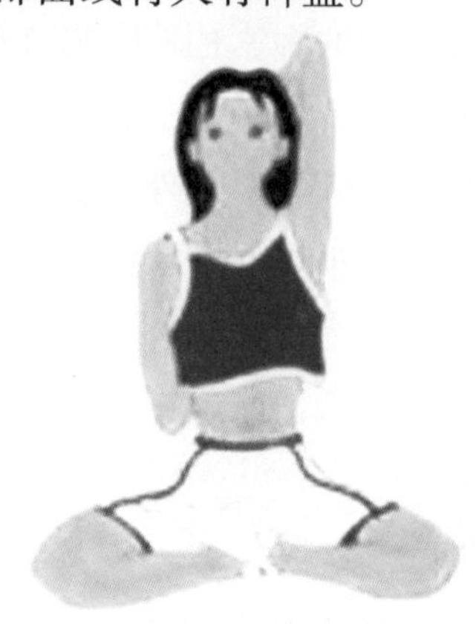

第一节：盘腿而坐，左臂经肩上方屈至头后，右臂从腰部屈至背后。左右手手指相扣，背部挺直，保持3～5次呼吸，然后换另一侧进行相同的练习。如手指够不着，可双手拉住一条带子代替。

第二节：两脚开立与肩同宽，两臂向前平举，然后屈肘，手指放松置肩前。以肩关节为中心，两肘向前、上、后、下绕环。1圈为1次，重复练习10次。

第三节：两脚开立与肩同宽，双臂沿身体前侧提至胸前，然后平举。在吸气的同时肩臂向后展，双臂大幅度打开，同时胸部向前挺，头后仰；呼气时还原成直立姿势。重复上述动作10~15次。

第四节：两脚开立与肩同宽，两臂平举于胸前。然后两臂做快速交叉运动，交叉、扩张为1次，扩张时应使肩臂尽量后展。练习5～10次。

第五节：右脚着地呈金鸡独立式，右手握住左脚并上抬，同时挺胸，抬头，上体尽量舒展。然后左右交换。练习6~10次。

第六节：双膝和双手掌着地，双臂伸直，上身展平，然后双臂弯曲使身躯平直下降，再用力推起。也可借助与肩同宽或略宽的椅子，双手扶在椅面上，做俯卧撑动作。做此套动作时，身体尽量下垂，把胸肌充分拉长。重复练习8～10次。

第七节：身体挺直，双手合十，手臂呈水平状放于胸前。左、右手施力互相推挤，吸气停止，吐气再推。重复10次左右。

第八节：身体挺直，双手合十，手臂呈水平状放于胸前。手臂慢慢向上举过头顶，再慢慢落回胸前。注意保持双手保持直线运动。重复练习8～10次。

第九节：双膝跪在垫子上，双手放在身体后侧的垫子上，挺胸，头向后仰，保持这一姿势 15 秒，然后慢慢将身体向上回到原位。重复 10 次左右。

第十节：平躺在垫子上，双臂与身体垂直伸展于身体两侧，双手握书本或矿泉水瓶。慢慢将双臂向头上方拉伸，最终使手臂与地面垂直，同时肘关节向内侧收紧，然后慢慢放下。连续做10～15次。

第三招：习惯预防

● 注意站立、行走时的姿势和坐姿。上述情况下，应保持背部挺直，抬头挺胸，这样乳房自然会挺起。上班族每天长时间坐在电脑桌前，弓背含胸，胸部经常处于松弛下坠状态，时间长了，就会影响乳房的挺拔度。有些人喜欢把胸靠在办公桌上，这样对乳房的影响会更加明显。

● 注意睡眠体位。睡眠时千万不要采用俯卧位，而应仰卧或侧卧。此外也不要趴在办公桌上午睡。

● 合理减肥。面对自己发胖的身体，许多爱美女士都急于恢复苗条身材，有些女士还会过度节食，希望能够尽快达到目的。但减肥过快和过度节食的后果，是乳房中的脂肪组织也迅速减少，从而导致乳房的缩小和下垂。因此减肥过程要循序渐进，不可操之过急。

● 合理佩戴胸罩。胸罩可以将乳房托到合适的位置，以抵消地心引力的作用，并减少外界因素对乳房的伤害。对于女性运动员、舞蹈演员或重体力劳动者来讲，更应注意佩戴胸罩。此外，哺乳期也应坚持戴胸罩，虽然这样会增加哺乳的麻烦，但却对预防哺乳停止后乳房下垂起着重要作用。此外，哺乳期戴上胸罩，乳房有了支撑和扶托，其血液循环通畅，对促进乳汁的分泌也有好处，还能保护乳头不受擦伤和碰疼。佩戴胸罩时，要选择大小适中、深浅合适、有钢托的款式，胸罩的肩带不要太窄太松，否则起不到拉升作用。穿后整理一下，用双手将乳房周围的赘肉拢到胸罩内，使乳房看上去丰满、挺拔。

● 穿运动内衣。最新的研究表明，穿普通内衣，每走一步，乳房会上下移动5厘米，而穿运动型内衣，移动幅度会减少74%，从而有效地避免乳房下垂。此外，运动内衣还可修饰腰身。

● 避免挤压。乳房在受到强力挤压后，易挫伤内部的软组织，或导致乳腺增生，从而引起外部形状的改变，使上耸的双乳出现下塌、下垂等现象。

● 不要突然回乳。回乳时以自然回乳为佳，因为乳房原来是一个高度的充盈的状态，要给她时间使其慢慢恢复，这样乳房的形状就容易保持。否则，回乳过快就易导致乳房松弛下垂。

第四招：按摩理疗

● 推托乳房。坐位，用两手分别将两侧乳房向中间推，然后再从下部托住乳房向上推，力度要适中，每一动作重复20~30次。或者取仰卧位，用左手掌托住左侧乳房底部，同时用右手掌托住左手，两手一起用力，向乳头方向推托20~30次，然后再运用相同的方法托推右侧乳房。坚持去做，一定会有效果的。

● 按摩乳房。每天起床前和临睡前，将双手搓热以适当的力度，以乳头为中心，由乳房外缘向内侧旋转按摩。先顺时针方向旋转、再反时针方向旋转，直到乳房皮肤微微发热为止，最后再以两手掌于乳房下缘往上拍打数次。这项按摩可促进局部的血液循环，增加乳房的营养供给，并有利于雌激素的分泌，从而预防乳房下垂。

● 沐浴乳房。在沐浴时，使用莲蓬头的水对乳房进行冲压按摩，最好凉热水交替进行，这样有助于提高胸部皮肤张力，促进乳房血液循环。

二十六、年纪大了，血压也高了

心血管系统衰老，表现为血脂高了，血压高了，动脉也硬化了。

李先生今年还不到40岁，已经坐上了一家知名外企销售部总经理的宝座，可谓事业有成，春风得意。按说三十几岁正是人生的黄金时期，但是从前几个月开始，李先生感觉到身体好像有些不大正常，在连续加班之后会感觉到头痛、头晕、注意力不集中、记不住事情、夜尿增多、肢体麻木、心悸、胸闷、乏力等不适，但是休息之后就又感觉没有什么问题了。由于忙于工作，李先生也就没有太当回事。最后，在公司组织的年度体检当中，李先生才知道自己患了高血压。

高血压病，是指人体在静息状态下动脉收缩压大于等于140毫米汞柱，且舒张压大于等于90毫米汞柱，或者两项中有一项大于等于上述数值，并常伴有脂肪和糖代谢紊乱，以及心、脑、肾和视网膜等器官功能性或器质性改变的全身性疾病。若休息5分钟以后，2次以上非同日测得的血压均高于或等于140/90毫米汞柱，即可诊断为高血压。

如果患了高血压，可出现上述李先生所表现出的症状。但更多的高血压患者症状却不甚明显，对于他们而言，高血压是无声无息的疾病，很多患者患病多年仍未察觉。正是因为高血压症状有可能并不明显，所以很多人对其不够重视，从而导致了严重并发症的产生。

血压的持续性升高，可引发全身小动脉硬化，从而影响组织器官的血液供应，造成各种严重的后果，甚至导致高血压病并发症的出现。高血压引起的并发症很多，常见的有冠心病、心力衰竭、左心室肥厚、周围动脉疾病、中风、肾功能不全、眼底病变等。在高血压的各种并发症中，以

2005年中国高血压防治指南中血压水平定义和分类

类别	收缩压（毫米汞柱）	舒张压（毫米汞柱）
正常血压	<120	<80
正常高值	120～139	80～89
高血压	≥140	≥90
1级高血压（“轻度”）	140～159	90～99
2级高血压（“中度”）	160～179	100～109
3级高血压（“重度”）	≥180	≥110

注：若收缩压与舒张压分属不同级别时，则以较高的分级为准。

心、脑、肾的损害最为显著。

（一）高血压的形成

高血压与心血管系统的功能或器质性改变有着密切的关系。其一：心率加快和心脏收缩力增强等因素，可使心脏单位时间内泵出的血液量增加，从而引起血压升高。其二：如果血管硬化，失去了正常弹性，不能有效扩张，那么心脏泵出的血液就需要通过比正常狭小的空间，导致压力升高。随着年龄的增长，人体血管的弹性会逐渐降低，因此，老年人的血压一般比年轻时升高。此外，由于精神或气候等因素的刺激，全身小动脉可暂时性收缩，这同样也引起血压的增高。其三：体内血容量的增加，也导致血压增高。食盐过多会导致血容量增加，从而引起高血压。

此外，活动和时间对血压也有影响。运动时血压较高，而休息时血压较低。在一天当中，血压也不一样，早晨血压最高，而睡眠时血压最低。

（二）预防高血压的妙招

正是因为高血压会导致众多并发症的产生，对身体造成严重危害，所以我们要积极采取措施预防它的发生。

第一招：饮食预防

合理的膳食对预防高血压有着重要的作用。现代医学认为，要预防高血压就应该多吃蔬菜水果和粗粮，如芹菜、茼蒿、苋菜、荠菜、菠菜、茭白、芦笋、萝卜、胡萝卜、荸荠、西瓜、冬瓜、西红柿、柠檬、香蕉、茄子、芝麻、豌豆、蚕豆、绿豆、玉米、荞麦、花生、西瓜子、向日葵子、海带、紫菜、海藻、豆制品、黑木耳、白木耳、香菇等。此外，要少吃过咸及含胆固醇或脂肪过高的食物，如动物的骨髓、肥肉、肝、肾、脑等器官，蛋黄、腌制及油炸食品等，并且不要过量饮酒。中医学认为，高血压多由风、火、痰、瘀、虚等造成，应根据各人的体质采取相应的预防措施。但对于大多数人来讲，山楂、桑椹、菊花、罗布麻、莲子心、食醋、蜂蜜、白芍、生地黄、钩藤、怀牛膝、谷精草、夏枯草、决明子、旱莲草、槐花、槐角、荷叶、杜仲叶、罗汉果等食物和药物，可预防高血压的发生。此外，应尽量的少吃易上火动风生痰的食物，如肥肉等各种肥腻食物、胡椒等各种辛辣刺激性食品，等等。

特别推荐：一粥一茶

● 芹菜胡萝卜粥

芹菜、胡萝卜适量，粳米100克。先将胡萝卜洗净切碎，与粳米同入锅内，加清水适量，煮至米开粥稠，再加入切碎的芹菜和调味品，煮5分钟后即可食用。

试验证明，芹菜具有较好的降压效果，而胡萝卜有降压利尿之功效。故此粥可预防高血压的发生。

● 杜仲叶菊花茶

杜仲叶、菊花各5克。将两味置于杯中，开水冲泡，加盖5分钟后饮用，每日1次。

杜仲叶补肝肾，强筋骨，降压；菊花能清热泻火，平肝降压。故可预防高血压的发生。

第二招：运动预防

适量运动。运动可以缓解工作压力，降低毛细血管、微动脉及小动脉的张力，调节血液循环，从而降低血压。应该选择那些有全身性的、有节奏的、容易放松的运动，如步行、慢跑、太极拳、游泳等，而应避免在运动中做推、拉、举之类的静力性力量练习或憋气练习。

第三招：习惯预防

● 戒烟。试验证实吸烟会导致高血压。研究证明，在吸完一支烟后，心率每分钟会增加5~20次/分，收缩压会升高10~25毫米汞柱。

● 保持良好心情。现在社会竞争激烈，生活节奏明显加快，不少人由于压力过大，容易产生心理不平衡，从而出现压抑、紧张、易怒等情绪，这些都是使血压升高的诱因。因此，人们要培养对自然环境和社会的良好适应能力，尽量避免各种不良情绪的产生。当有较大的精神压力时应设法释放，如向朋友、亲人倾吐，或参加轻松愉快的业余活动，将精神倾注于音乐或寄情于山水之中，从而缓解精神压力，避免高血压的产生。

● 避免肥胖。高血压和肥胖总爱形影相伴。高血压患者中一半左右是肥胖人士，而肥胖人群中也有一半人是高血压。对于肥胖人群来讲，要想避免高血压的发生，首先就得把体重降下来。

● 劳逸结合。过度劳累而缺乏足够的休息，也是导致高血压的一个重要原因，上面提到的李先生就是一个明显的例子。因此要学会合理安排工作和休息，劳逸结合，避免打疲劳战。

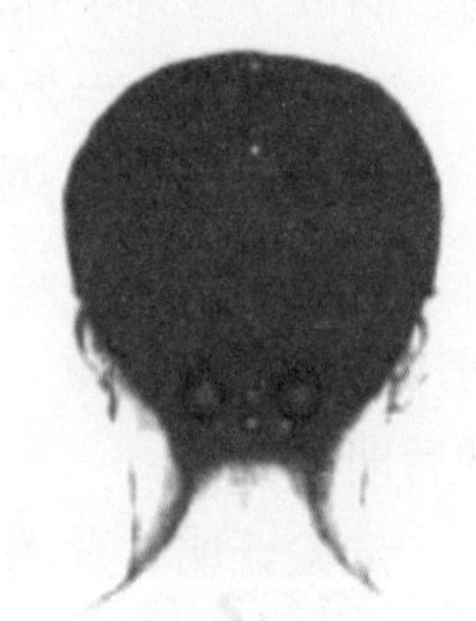
风池穴位置图

第四招：按摩理疗

● 按摩风池穴。风池穴位于后颈部，后头骨下，两条大筋外缘陷窝中，相当于耳垂齐平。该穴属足少阳胆经，有平肝息风之功效。按摩时，两手拇指分别按在两侧风池穴处，其余手指附在头的两侧，由轻到重按揉20~30次。

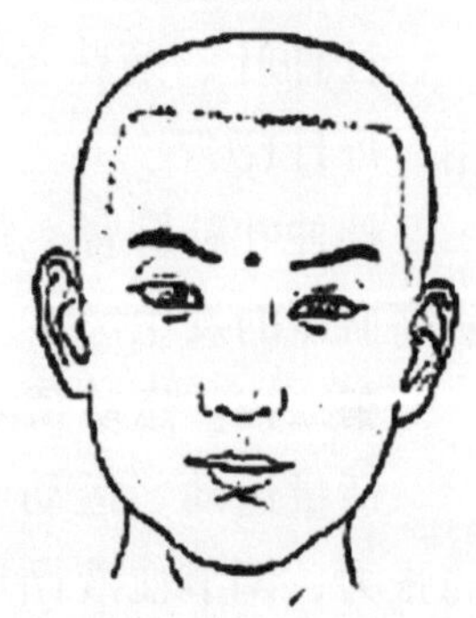
印堂穴位置图

● 按摩印堂穴。印堂穴位于前额部，当两眉头间连线中点处。该穴可清利头目，预防和治疗头痛、头晕、高血压等。以拇指指腹按揉该穴20~30次。

● 按摩太冲穴。太冲穴位于足背，将足趾翘起，顺着连于足大趾和二趾的两条筋之间往上找，大约到足趾缝向上三指处，你会感到皮下便是骨头了，在将到骨头之前的那个凹陷中，便是太冲穴。该穴为足厥阴肝经远穴，可清热疏肝理气，治疗高血压。拇指指腹按揉该穴，有明显的酸胀感时效果最好，左右两脚的太冲穴可同时进行，以30次为宜。

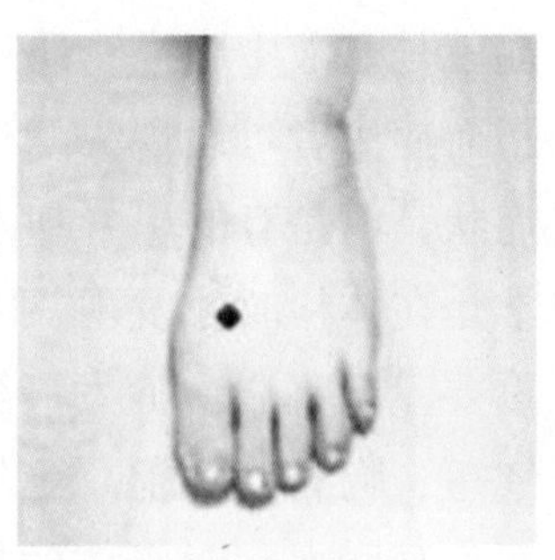
太冲穴位置图

● 按摩内关穴。内关穴属手厥阴心包经，它是心脏的保健要穴，可宁心安神，降低血压。将手掌朝上，当握拳或手掌上抬时就能看到前臂中间有两条筋，内关穴就在这两条筋之间，从腕横纹向上2寸的地方。按揉内关穴力道要适当，有酸胀感就可以了，不可太强。以一手拇指按摩另一侧内关，两手交替进行。平时可以边走边按，也可以在工作之余进行揉按，每天按摩2次，每次5分钟。

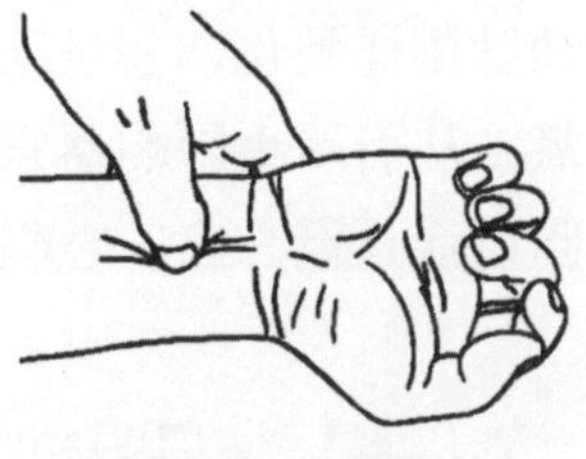
内关穴位置图

● 足浴按摩。人们常说“脚是人体的第二心脏”，因此，中药足浴配合按摩是预防高血压的有效手段。常用的预防高血压的足浴配方如下：(1)桑枝、桑叶、茺蔚子各15克，煎水2 000毫升，放温后浴足30分钟。(2)磁石、石决明、桑枝、枳壳、乌药、白蒺藜、白芍、牛膝各6克，独活18克，煎水2 000毫升，放温后浴足30分钟。浴足后对足心进行按摩，每日1次。

二十七、如何预防高脂血症

随着人们生活水平的提高，“高脂血”这个名词开始越来越多地出现在人们的日常用语当中。那么究竟什么是高脂血症呢？简单来说，高脂血症就是血液中脂类物质过多了。高脂血症有哪些表现呢？一般情况下，高脂血症患者可出现头晕、神疲乏力、失眠健忘、肢体麻木、胸闷、心悸等症状，但是有的患者却不出现任何症状，特别是轻度的高脂血症患者，常常是在体检时才发现。因此没有症状不等于血脂不高，定期检查血脂至关重要。当高脂血症发展到较重程度时，还会出现头晕目眩、头痛、胸闷、气短、胸痛、心慌、乏力，甚至口角歪斜、不能说话、肢体麻木等症状。

高脂血症对身体的损害是一个缓慢的过程，它就像温水煮青蛙一样，在不知不觉中对全身多处器官造成严重的后果。它的直接损害是加速全身动脉粥样硬化，一旦动脉被粥样斑块堵塞，就会造成相应器官的缺血、缺氧，从而严重影响器官功能，甚至造成器官坏死。大量研究资料表明，高脂血症是冠心病、心肌梗死、脑卒中等严重疾病的重要危险因素。

（一）高脂血症的形成

高脂血症，是高脂蛋白血症的简称。血脂，是血液中脂肪类物质的统称，主要是指胆固醇和甘油三酯。高脂血症又称血脂异常，包括血脂的含量和组分的异常，或二者之一发生异常。任何可以引起血脂生成过多清除过少的因素，均可导致高脂血症的发生。常见的有遗传、高脂肪饮食、肥胖、老龄化、雌激素缺乏、不良的生活习惯等。

（二）预防高脂血症的妙招

我们可以采取下列招数预防高脂血症的发生。

第一招：饮食预防

现代医学认为，高脂血症患者应坚持“一高四低”的饮食原则。一高即高纤维膳食，四低是低热量、低脂肪、低胆固醇、低糖。具体来讲，应多吃一些大蒜、生姜、茄子、莲藕、魔芋、胡萝卜、海带、柿子、银杏、苹果、玉米、黑木耳等蔬菜水果和粗粮，尽量不吃或少吃动物内脏、蛋黄及甜食，油类应以橄榄油、花生油等植物油为主。中医学认为，高血脂多由肝脾肾虚损及痰湿内阻所引起，因此应适当食用一些补益肝脾肾、化痰祛湿的食物和药物，如山楂、茵陈、泽泻、何首乌、黄精、草决明、葛根、蒲黄、荷叶、银杏叶等。

特别推荐：一粥一茶

● 何首乌海带粥

何首乌20克，粳米100克，海带适量。何首乌布包，与另外两味共入锅中，加水适量，文火煲至米烂粥成，去何首乌，加入适当调料，再煮5分钟即可食用。

何首乌滋补肝肾，补而不滞，且可轻度导泻，促进脂质排出；海带含丰富纤维，可促进胃肠蠕动，减少脂质吸收。二味相合，共奏降脂之效。

● 山楂决明茶

生山楂、草决明各10克。两物共置杯中，开水冲泡，代茶饮。

试验证明，生山楂和草决明均有降脂功效。

第二招：运动预防

● 加强运动。从事力所能及的体力活动，并经常参加体育锻炼。经常运动不但能增加热能的消耗，而且可以增强机体代谢，提高体内可分解脂质的酶的活性，从而降低血中的脂质。运动量需根据自身情况而定，要循序渐进，不宜勉强作剧烈运动。最好每天坚持不短于30分钟的活动，可一次性完成或分几次进行，如跳绳、保健体操、太极拳、步行、修花剪草、干家务等都是较好的运动方式。

对于年纪较大，不便进行大幅度活动的老年人，可采取下列运动方式。

● 放松练习。根据情况选择自然舒适的体位，闭目。保持平静自然的呼吸，吸气默想“静”字，呼气默想“松”字，然后依次从头、肩、上肢、胸、背、腹、腰、臀、大小腿、双脚进行放松，最后意守双脚。每遍放松用时5分钟，要缓慢反复进行。

● 踏步摩腹。将双手掌搓热，边踏步边在腹部按顺时针方向按摩，整个人身体放松，力度要轻柔匀称。每天早晚各1次，每次5分钟。

第三招：习惯预防

● 保持良好心态。情绪紧张、过度兴奋，可以引起血中胆固醇及甘油三酯含量增高。因此要注意生活的规律性，适当地参加文娱活动，避免过度紧张。

● 定期体检。有高脂血症家族史者、45岁以上的肥胖者、经常参加应酬者、精神高度紧张者，都属高脂血症的高发人群，建议每年测一次血脂，并制定相应的预防计划。

● 减轻体重。体重超标是高脂血症的高危因素，肥胖人群应在医生指导下逐步减轻体重。

第四招：按摩理疗

部位推拿。以头面部，上肢、腰背部、下肢为主，分别取坐位、俯卧、平卧等姿势，采用揉按、提捏、轻叩等手法，以产生酸、胀感为度。每次25分钟。

二十八、睡不着觉的烦恼

神经系统衰老，表现为睡不好觉，记忆力也差了。

都说老年人瞌睡少，可是刘大妈的情况却有点特殊。以前刘大妈的睡眠也不是太好，但是每晚还能睡六个小时左右。自从两个月前儿子下岗以来，刘大妈很是犯愁，一天到晚在想着这个事情，结果每晚躺在床上翻来覆去就是睡不着，好不容易睡着了，半夜还要醒好几次，早上很早醒来之后就再也睡不着了。熬到早上起床，一整天都昏昏沉沉的，一点精神也没有。

很明显，刘大妈是患了失眠了。失眠，通常是指睡眠时间不足或质量不高，从而影响身体健康和白天生活和工作的一种症状。通常情况下，失眠表现为入睡困难，超过30分钟仍未睡着；不能熟睡，夜间觉醒次数超过2次，或凌晨早醒后无法再入睡；睡眠质量差，经常噩梦纷纭；睡眠时间

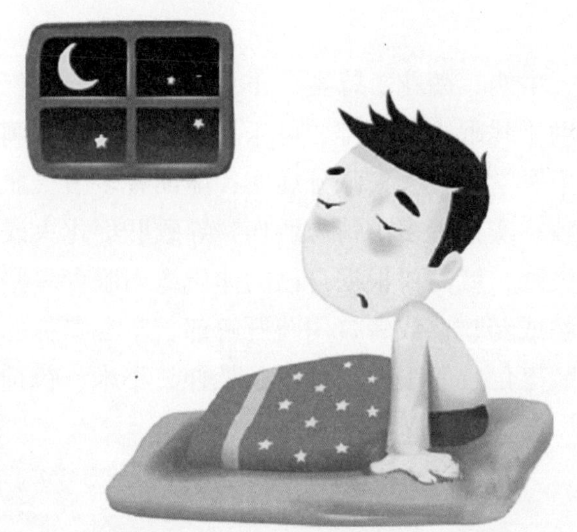

睡不着觉真烦人

减少，每天总的睡眠时间少于6小时；睡后精力未恢复，次日感到头昏、精神不振、嗜睡、乏力等。此外，失眠还可表现为容易被惊醒，对声音或光线敏感等。

按程度分类，失眠可分为轻度、中度和重度。轻度：偶发，对生活质量影响小。中度：每晚发生，中度影响生活质量，伴易怒、焦虑、疲乏等症状。重度：每晚发生，严重影响生活质量。

（一）失眠的原因

失眠的原因是多方面的。身体上的疾病、生理方面的变化所引起的不适应都会造成失眠；恶劣的环境会造成失眠；精神压力过大以及紧张、焦虑、恐惧、抑郁等情绪可引起失眠；茶、咖啡、可乐等饮料含有刺激神经的物质，会导致失眠；饮食过饱对胃肠道产生不良刺激，也会导致失眠。

（二）预防失眠的妙招

长期失眠会导致神经衰弱、抑郁症、焦虑症以及心血管系统、消化系统等各系统的疾病。因此，我们要采取措施，积极预防失眠的发生。

第一招：饮食预防

现代医学认为，香蕉、牛奶、菊花、蜂蜜、土豆、燕麦片、杏仁、全麦面包、亚麻籽等食物有助于睡眠，而咖啡、可乐、酒、茶等带有刺激性的饮料，则不利于睡眠。中医学认为，失眠分虚实：虚证者多由气血虚弱或者心脾肾等脏腑虚弱所致；实证者多由情志所伤，导致肝郁化火或心神不宁所致。因此，要预防失眠，就需要根据自己的体质适当服食一些补气养血、健脾补肾养心的食物或药物，或者食用疏肝解郁、宁心安神的食物或药物，如蜂蜜、猪心、酸枣仁、龙眼肉、莲子、杜仲、小米、茯神、核桃仁、阿胶、党参、远志、合欢花、夜交藤等。

特别推荐：一粥一茶

● 猪心枣仁小米粥

新鲜猪心1个，酸枣仁、茯苓各10克，远志5克，小米50克。将猪心洗净切片放入锅内，然后把洗干净的酸枣仁、茯苓、远志布包，与小米一块放入，加水适量，烧开后文火煲30分钟，去布包，加入调料，再煲5分钟即可食用。

猪心养心，茯苓健脾，且5味均有安神之功，故此粥最适于心脾两虚所致之失眠。

● 杏仁奶茶

杏仁、牛奶适量。杏仁打碎置于杯中，加开水半杯，泡5分钟后加入温牛奶，将杯加满，睡前30分钟喝下。

牛奶中含有色氨酸和钙，色氨酸具有镇静作用，钙有利于大脑充分利用色胺酸，饮用牛奶后的温饱感也增加了催眠效果。而杏仁既含有色胺酸，又含有适量的肌肉松弛剂——镁，这些都有助于睡眠。

第二招：运动预防

● 适度运动。太极拳、散步等运动可放松身心并增强体质，有助于自然地进入睡眠。运动宜在下午进行，但不要在黄昏以后，因为这能刺激心血管和神经系统，使人不易入睡。

第三招：习惯预防

● 调整作息习惯。如取消或减少午睡，养成按时睡眠的习惯。能取得较好的睡眠质量的入睡时间是晚上9点至11点，这时人体精力下降，反应迟缓，思维减慢，利于人体转入睡眠状态，以进入甜美的梦乡。且晚上11点至凌晨3点是恢复精力的黄金时期，保证这段时间的睡眠质量对于提高整体睡眠质量至关重要。

● 保持良好的心境。很多失眠患者的失眠症都是由心理因素所造成的，如工作上的不顺心、学习或事业上的压力、人际关系的紧张、家庭成员之间的矛盾、经济上的重负、爱情上的挫折等。对由心理因素引起的失眠来说，最有效的方法就是从心理上作出有效的适应，如果能够调整好心境，那么失眠可不药而愈。

● 养成良好的睡前习惯。睡前半小时洗个热水澡、泡泡脚，喝杯牛奶等，以放松身心，建立“入睡条件反射”。切忌在床上看书、看电视或工作，并避免睡觉前喝茶、饮酒、剧烈运动等。

● 睡觉时不要想事情。睡前将白天的事情放下，把衣服一起脱下，不要回忆白天的事情，也不要去想未来的计划。清理掉自己的紧张、焦虑、愤怒、委屈等负面情绪，使自己的心灵真正放松，以进入睡眠状态。

● 听听舒缓的音乐。舒缓的音乐可以帮助血压和脉搏恢复正常，降低紧张和焦虑感。如音乐里潺潺的水声、波浪拍打岸边的声音、鸟儿悠扬的叫声等，都能使人精神放松。

● 偶尔失眠不要紧张。失眠不是一种严重疾病，一天或几天少睡几个小时都没关系。不必为此过分忧虑，相信自己的身体自然会调节适应。人的身心有自身的调节能力，一两次失眠不会对身心造成什么影响。偶尔失眠之后，如不担心失眠的痛苦，到困倦时自然就会睡眠。反之，如果越担心会再失眠，到夜晚就越难入睡。

● 创造良好的睡眠环境。保持卧室清洁卫生、安静舒适、并避开光线刺激等。床铺应该顺南北方位，睡觉时应头北脚南，使机体不受地磁的干扰。铺的床软硬要适中，枕高一般以睡者的一肩的高度为宜。在夏季，枕头要经常翻晒，以免发霉滋生细菌。卧室的温度以15~24℃为宜，夏季要注意降温，冬季要注意保暖。

● 保持良好的睡眠的姿势。要有正确的睡眠姿势，一般主张向右侧卧，微曲双腿，身体自然放松，右手手屈肘放枕前，左手自然放在大腿上。这样的睡姿有利于肌肉组织松弛，消除疲劳，帮助胃中食物朝十二指肠方向推动，还能避免心脏受压。右侧卧过久，可调换为仰卧。舒展上下肢，将躯干伸直，全身肌肉尽量放松，保持气血通畅，呼吸自然平和。

● 合理的睡眠时间。睡眠时间以7~8个小时为宜，但不一定强求，应视年龄和个体差异而定，儿童可适当延长，中老年人可适当缩短。正常情况下，入睡快而睡眠深、一般无梦或少梦者，睡上6个小时即可完全恢复精力。睡眠时间过长，如每天睡眠超过10个小时以上，反而对健康有害。

● 足部保暖。研究表明，足部舒适暖和有助于睡眠，因此，天气寒冷时应注意足部的保暖，可用暖水袋或穿着厚袜子睡觉。

● 睡前少饮水先小便。老年人肾气亏虚，如果没有心脑血管疾患，则应睡前少饮水，解小便后再上床。避免夜尿频繁影响睡眠。

● 卧室勿放绿色植物和鲜花。一些人对花粉过敏，鲜花的香味也容易刺激我们的神经，而绿色植物在夜间会与我们抢夺氧气，从而影响睡眠质量。

第四招：按摩预防

● 足浴按摩。在临睡前用热水泡脚 20 分钟，水最好泡在足踝关节以上。泡完脚后先将足底搓热，再搓足背及足部内外侧，最后重点按摩脚心 10 分钟，直至发热。对已患失眠的人，可用酸枣仁 20 克、远志 20 克、合欢皮 10 克、朱砂 5 克煎水泡脚，然后再进行按摩，这样可以较好的改善睡眠。

● 穴位按摩。按摩照海、申脉、神门、四神聪、安眠穴。照海穴属足

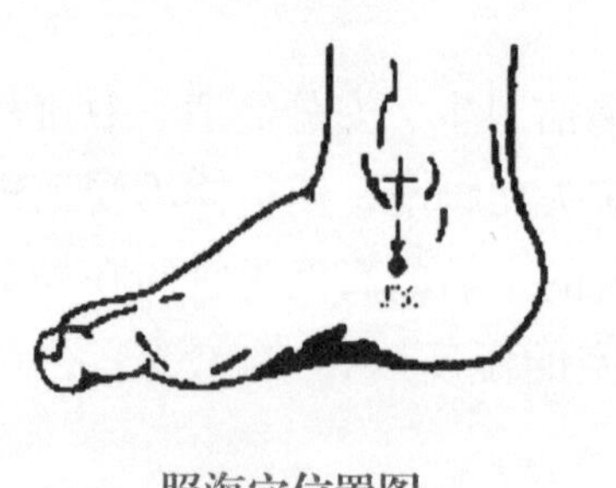

照海穴位置图

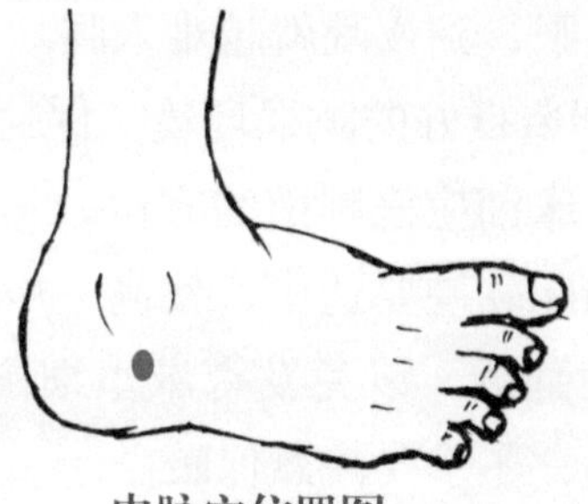

申脉穴位置图

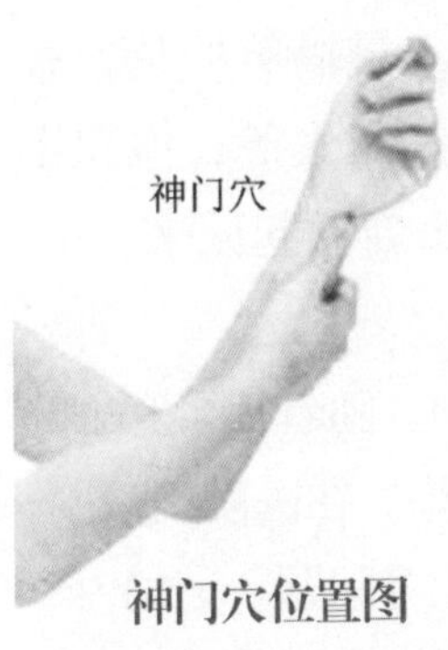

神门穴位置图

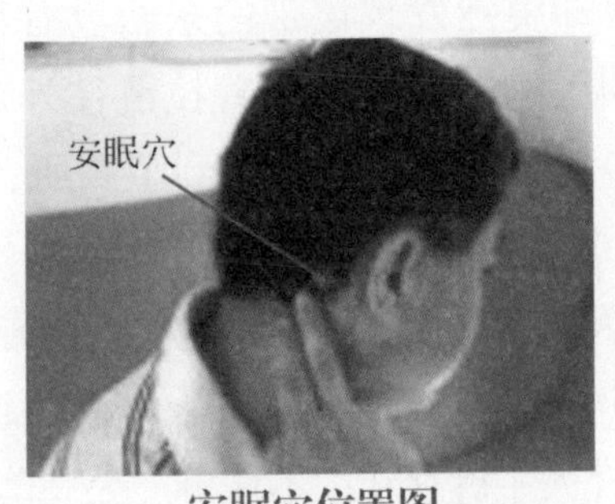

安眠穴位置图

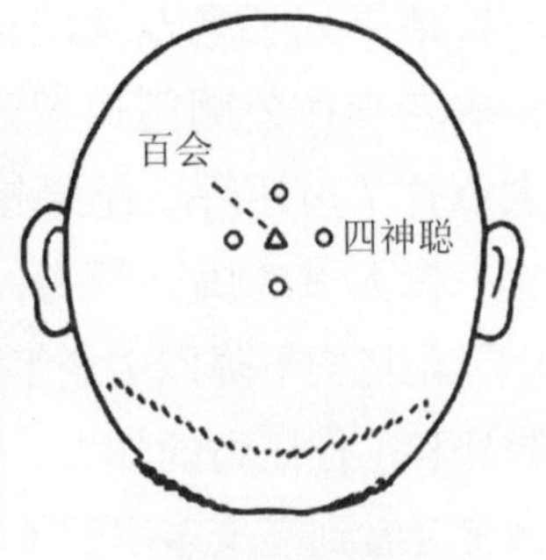

四神聪位置图

少阴肾经，为足少阴肾经与阴跷脉的交会穴，位于足内踝尖正下缘凹陷处。申脉穴属足太阳膀胱经，为足太阳与阳跷脉之会，位于足外踝尖正下缘凹陷处。神门穴属手少阴心经，该穴位于腕横纹小拇指侧，五指紧握将拳勾起，在腕横纹的小拇指侧可以摸到一条绷紧的筋，这条筋的大拇指侧凹陷处即是该穴。四神聪为经外奇穴，经外奇穴是指十四经穴以外，临床发现有奇效的穴位。四神聪位于百会穴即头顶前、后、左、右各一指处，共有四穴，故名四神聪。安眠穴也属于经外奇穴，它在翳风穴与风池穴连线的中点处。在耳朵的后下方有一骨向下突出，此即乳突。乳突的前下方与下颌角之间的凹陷中，就是翳风穴。而风池穴位于后颈部，后头骨下，两条大筋外缘陷窝中，相当于耳垂齐平。上述五穴均可安神定志，治疗失眠。每晚临睡前用拇指指腹对上述穴位进行旋转按摩，每穴2分钟。

二十九、如何预防记忆力下降

小区崔大爷退休后记性越来越差，因此闹了不少笑话。初春的一天早晨，崔大爷起床后不停地在屋里找自己的外套，最后还是经老婆孩子提醒才发现已经穿在自己身上了。还有一次他想带自己的字画去拜访一位老友，结果到了老友家门口却突然发现该带的东西没有带。最搞笑的是，有一次老李在公厕门口遇到了刚刚撒完尿拉着拉链往外走的崔大爷，他和崔大爷打了声招呼，结果崔大爷又跟他一块回到了厕所，重新撒起尿来……

崔大爷的搞笑行为，就是记忆力下降的典型表现。

记忆力下降以中老年人居多，但它并不是老年人的专利。随着社会竞争的激烈和工作压力的加大，记忆力下降有向年轻人发展的趋势。在医院门诊中，常常会看到三十多岁的年轻人主诉存在记不住事、丢三落四等问题。记忆力下降虽不是什么大病，却影响人们的日常生活和工作，甚至使人产生自卑心理。

（一）记忆力下降的原因

人类记忆的过程与电脑对信息的存取过程十分相似。记就是把生活和学习中获得的信息编码加工，输入并储存于大脑里的过程，忆就是在必要的时候再把存储的相关信息提取出来，并加以应用的过程。因此，所谓记忆，就是人们对信息的识记、保持和应用过程，是对信息的选择、编码、储存和提取过程。这一过程是以大脑的正常生理功能为基础的，各种原因造成的脑细胞疲劳、老化或病变等，都会影响记忆过程的顺利完成，从而导致记忆力下降。

（二）预防记忆力下降的妙招

虽然记忆力下降的现象要到中老年时期才更加明显，但预防工作还是要从年轻的时候做起。下面是预防记忆力减退的一些妙招。

第一招：饮食预防

现代医学认为，常吃一些富含蛋白质、卵磷脂及维生素的食物有利于延缓大脑老化，预防记忆力减退。这些食物包括其实都是常见的物美价廉之物，如玉米、小米、糙大米、花生、全小麦、黄豆、绿豆、胡萝卜、辣椒、卷心菜、菠菜、菠萝、木耳、蒜头、蘑菇、酵母、瘦肉、蛋黄、牛奶、鱼等。中医学认为，记忆力减退与脑髓空虚、气血亏虚、痰瘀阻络关系密切，因此应适当服食一些具有补肾健脑、补气生血、祛痰化瘀作用的药物和食物，如核桃仁、大枣、阿胶、陈皮、黑木耳、龟甲胶、鹿角胶、龙眼肉、枸杞子、党参、杏仁、熟地黄、人参、茯苓、远志、川芎、丹参等。此外要避免摄取过多的盐分及动物性脂肪。

特别推荐：一粥一茶

● 鱼片木耳玉米粥

鲜鱼片50克，玉米渣100克，木耳适量。将上3味一同放入锅中，加水适量，烧开后文火煲30分钟，加入适当调料，再煮5分钟即可食用。

鱼肉可以向大脑提供优质蛋白质和钙，对大脑细胞活动有促进作用；木耳含有蛋白质、脂肪、多糖、矿物质、维生素等多种营养成分，可延缓大脑衰老；玉米谷氨酸含量较高，能促进脑细胞代谢，具有健脑作用。

● 核桃仁奶茶

优质核桃仁粉1汤匙，用热牛奶冲泡，每天1杯。

核桃仁富含优质蛋白和不饱和脂肪酸，为补肾健脑之佳品；牛奶富含蛋白质、钙及大脑必需的维生素B_1，可保持大脑的活力。

第二招：运动预防

● 坚持身体锻炼。坚持锻炼能调节和改善大脑的兴奋与抑制过程，促进大脑的新陈代谢，保证大脑功能的充分发挥，延缓大脑的老化。

● 锻炼双手。常做一些复杂精巧的手工，如雕刻、制图、剪纸、打字以及弹奏乐器等，可刺激大脑皮质神经，加速大脑的血液循环，增加大脑的灵活性，从而预防记忆力下降。

● 头颈旋转。这种运动可预防脑动脉硬化，改善脑部供血，从而使老年人保持较好的记忆力。其具体方法是，头颈缓慢地做画圈样运动，先顺时针15圈，再逆时针15圈。这种运动随时可做，方法简易，效果明显。

第三招：习惯预防

● 戒烟限酒。过度吸烟、饮酒会损伤大脑，从而导致记忆力下降。

● 对记忆力充满信心。人的记忆力随着年龄的增长而逐渐衰退，这是自然规律。但是我们要对自己的记忆力充满信心，敢于尝试去记忆新的内容，这样可以延缓记忆力的衰退。

● 作息规律，心态积极。要避免压力过大和用脑过度造成记忆力减退。平时要有规律地生活，要正确地进行自我调节，注意保持积极向上的心态，学会自我减压，保持身心健康。

● 对生活保持浓厚的兴趣。中老年人经常看新闻、电视、电影，并参加一些社交活动，特别是下象棋、围棋，可以使大脑得到锻炼，脑细胞会处于活跃状态，从而延缓记忆力的减退。

第四招：按摩理疗

● 按摩太阳穴。太阳穴在眉梢和外眼角之间向后约1指处，用手触摸最凹陷的地方即是。太阳穴是人头部的重要穴位，《达摩秘方》中将按揉此穴列为“回春法”，认为常用此法可使大脑青春常在，功能不衰。当人们长时间连续用脑后，太阳穴往往会出现重压或胀痛的感觉，这就是大脑疲劳的信号，这时按摩效果会非常显著。按摩时一般都采用坐姿，要身体端正，脊背挺直，挺胸收腹，情绪稳定，精神集中。然后将手掌搓热，贴于太阳穴，稍稍用力，顺时针转揉10~20次，逆时针再转按摩相同的次数。也可以拇指指肚分别按在两边的太阳穴上，稍用力使太阳穴微感疼痛，然后，顺逆各转10~20次。

● 按摩百会穴。百会穴位于头顶正中心，头部中线与两耳尖连线的交点处，属于督脉。百会穴意为百脉于此交会。头为诸阳之会，百脉之宗，而百会穴则为各经脉之气会聚之处。百会穴位居颠顶部，其深处即为脑之所在；且百会为督脉经穴，督脉又归属于脑。可见，百会穴与脑联系密切，是调节大脑功能的要穴。将手掌搓热后按摩该穴，每次按顺时针方向和逆时针方向各按摩30圈，每日早晚各1次。

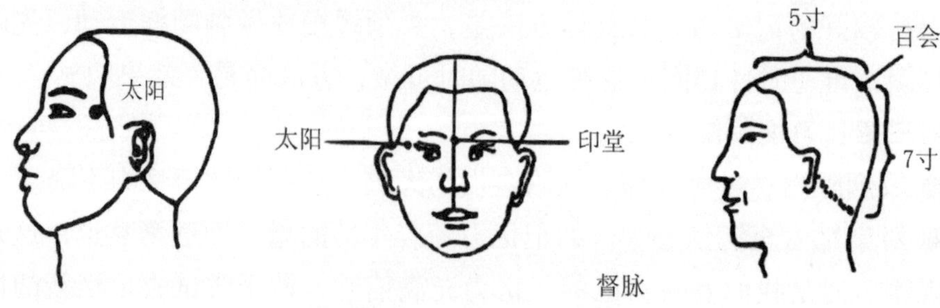

太阳穴与百会穴位置图

三十、女性更年期综合征

内分泌系统衰老，表现为更年期综合征，肥胖，血糖升高，心情抑郁。

50来岁的汪先生与和自己同龄的太太已经结婚20多年了，夫妻关系一直不错，虽然中间也有过小吵小闹，但不出3天两人就会和好如初，所以他们在同事和朋友眼里是典型的模范夫妻。但是大约从一年前开始，汪先生发现太太有点不一样了。她先是觉得容易发热出汗，后来晚上睡不着觉，老是抱怨头晕、头痛、胸闷、食欲减退、四肢麻木，总之浑身上下都不舒服。脾气也越来越差，有一次她想吃蛋糕，让汪先生下班时给她买，可汪先生买回来之后，她却硬说那些蛋糕变质了，为此和汪先生大吵了一架，吵过后还哭着数落汪先生的不是，说汪先生变了心不爱她了……搞得汪先生也有点身心憔悴了。

最近，不胜其烦的汪先生带太太到医院进行了检查，医生说汪太太患了更年期综合征。

女性更年期综合征，是指绝经期前后的妇女由于体内激素水平失衡，引起植物神经功能紊乱，从而导致的一系列症状。这些症状包括：月经失调、失眠、潮热汗出、心悸、乏力、头痛、头昏、抑郁、多虑、烦躁、易怒、注意力难于集中等。大多数妇女机体自身的调节和代偿足以适应这种变化，因此仅有轻微症状。也有少数妇女由于机体不能很快适应，因此症状比较明显，但一般并不需特殊治疗。极少数症状严重，甚至影响生活和工作，则需要进行药物治疗。

（一）女性更年期综合征的原因

更年期综合征的出现有生理和心理两个方面的原因。卵巢功能衰退、雌激素分泌减少及上述原因引起的植物神经功能紊乱，是导致女性更年期综合征的生理原因。更年期妇女多临近退休，或者因年龄渐长而受到下岗的威胁，心理上存在多种顾虑，这是导致女性更年期综合征的心理原因。

（二）预防女性更年期综合征的妙招

更年期是人生旅程的必然一站，既然不可避免，我们就要想办法使其自然过渡。只要采取正确的方法对其进行预防，是能够顺利地度过这一时期的！

第一招：饮食预防

现代医学认为，女性要预防更年期综合征，平时要适当多吃一些富含优质蛋白质、B族维生素、维生素E、钙等营养物质的食物，如鸡蛋、瘦肉、牛奶、鱼类、豆类及其制品、花生、玉米、蘑菇、木耳、海带、紫菜、胡萝卜、莲藕、葡萄等。特别是大豆和葛根中含有与雌激素功效相似的物质，可适当多吃。中医学认为，更年期综合征是肾气不足，天癸衰少，以至阴阳平衡失调所致。因此饮食上应适当多服食一些补肾气、调阴阳的食物和药物，如木耳、百合、莲子、枸杞子、桑椹子、阿胶、蜂王浆、西洋参、沙参、莲藕、淡菜、食用菌、芝麻、何首乌、甲鱼、鸭肉、牡蛎肉、海参、龟肉、河鱼等。此外，应少吃辣椒、花椒、丁香、茴香、胡椒、芥末、榨菜、葱蒜等刺激性食品和肥肉、蛋黄、鱼子、猪脑、羊脑等高脂肪、高胆固醇食物，少喝可乐、咖啡、浓茶、白酒等兴奋性饮料。

特别推荐：一粥一茶

● 莲子鸭肉黄豆粥

莲子20克，鸭肉50克，黄豆50克，粳米100克。上4味洗净同入锅中，加水适量，烧开后文火煲30分钟，加入调料再煲5分钟即可食用。

莲子有益肾气养心补脾之功，《本草纲目》中说“莲子交心肾，厚肠胃，固精气，强筋骨，补虚损，利耳目”，故可预防女性更年期心神不安、烦躁失眠。鸭肉可滋阴补虚，《随息居饮食谱》说鸭肉能“滋五脏之阴，清虚劳之热”，故可预防女性更年期阴虚火旺、潮热盗汗。而黄豆既含有丰富的蛋白质，还含有与雌激素功效相似的物质，是女性天然的好朋友。

● 桑椹茶

桑椹5克。置杯中，开水冲泡，代茶饮。

桑椹滋阴补肾，《随息居饮食谱》说它有“滋阴补肾、充血液、息虚风，清虚火”的功效。故常饮桑椹茶，可预防女性更年期由肝肾阴亏所引起的头晕腰酸、手足心热、烦躁不安、心悸失眠等症状，使肝心无火，魂安神宁。

第二招：运动预防

● 坚持锻炼。适当的体育活动能增强体质，提高系统的功能，是缩短更年期、减轻各种不适症状的有效措施。在进入更年期后，要根据自己的身体条件，选择合适的运动项目，如太极拳、太极剑、气功、健脑体操等，循序渐进、量力而行地进行练习。

第三招：习惯预防

● 正确认识更年期。要认识到更年期是人生的一个生理阶段，它对健康的影响并不像想象中的那么大，许多症状会随着年龄的增长而消失或被适应，从而解除顾虑，保持愉快的精神和稳定的情绪。

● 注意作息。人到中年百事多，而更年期又会带来一些不适症状，因此起居作息要有规律，劳逸要适度，保证充分的睡眠时间。

第四招：按摩理疗

● 按摩关元穴。关元穴在脐下3寸，腹中线上。在前阴上方有一骨，名叫耻骨。取穴时，采用仰卧位，从肚脐到耻骨上方画一线，将此线五等分，从肚脐往下五分之三处，即是此穴。关元穴位于任脉上，具有培元固本、补益下焦之功，现代研究

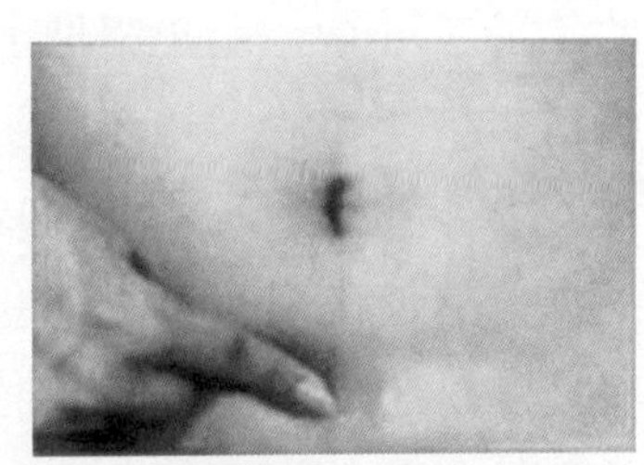

关元穴位置图

证实，按揉和震颤关元穴，可调节内分泌。用拇指指腹旋转揉按该穴，时间为3分钟。

● 按摩肾俞穴。肾俞穴是肾脏的背俞穴，位于第二腰椎棘突下，大约相当于与肚脐同一水平的腰背部，后正中线旁开一指半处，左右各一。肾俞穴属足太阳膀胱经，具补肾之功。按摩肾俞穴时宜取俯卧位，将两手擦热后用掌跟按摩该穴，时间以 3 分钟为宜。

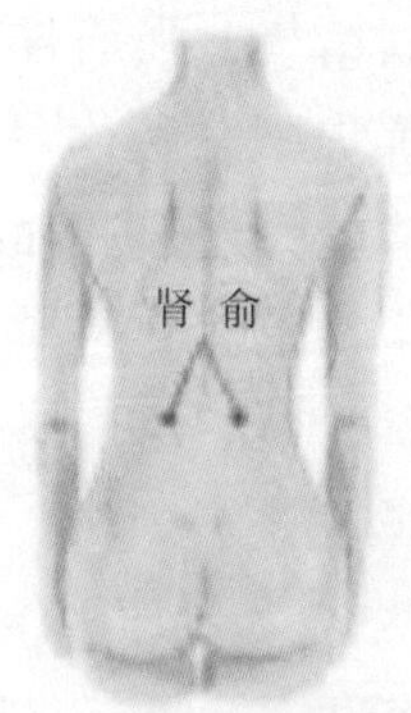

肾俞穴位置图

● 按摩足三里。足三里穴位于膝盖外凹陷处向下大约4指，胫骨向外约1指处。足三里属足阳明胃经，具有调理脾胃、补中益气、调节机体免疫力、扶正祛邪的作用。每天早晚以双手拇指按压两侧足三里穴，每次3分钟为宜。

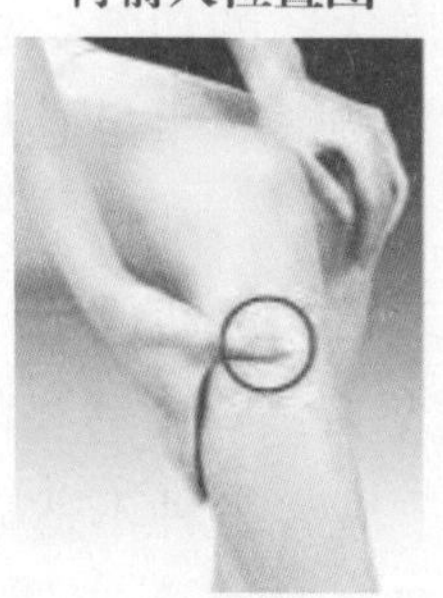
足三里位置图

三十一、不胖一身轻

李大妈最近比较烦，独生女儿今年已经28岁了，按说早到了谈婚论嫁的年龄，可是经人介绍见了不下10个对象，结果一个也没成功。不过李大妈对其中的原因却心知肚明。自己和老伴本来就比较胖，年轻的时候人们都管着叫“富态”，说他们将来一定是有福人，说得李大妈心里美滋滋的。结果，自己的宝贝女儿不但继承了他们的这一“优点”，而且不遗余力地将其发扬光大。结果，当别的女孩叫“小姑娘”的时候，她多了个“小胖墩”的雅号；当“小姑娘”变成“大姑娘”之后，她的雅号也变成了别人口中的

"胖子"。160厘米的身高本来挺好，可是体重也不甘示弱地达到了80千克。

大家看就知道，李大妈的女儿肯定是因为肥胖才影响了找对象。那么什么样才算肥胖呢？通俗来讲，肥胖就是体内脂肪太多了。而医学界对此有比较严格的定义：肥胖是指机体对热量的摄入量高于消耗量，造成体内脂肪堆积过多，导致体态臃肿，体重超过标准体重20%以上。成年人的标准体重可以这样来简便计算，它大约等于（身高厘米-100厘米）×90%。当体重超过标准体重的10%时，称为超重；当超出标准体重的20%，称为轻度肥胖；而超出标准体重的30%时候，称为中度肥胖；当超过标准体重50%时候称为重度肥胖。

近年来医学界多主张用体重指数（BMI）来评定肥胖的程度，目前世界卫生组织(WHO)也以BMI来对肥胖或超重进行定义。BMI计算公式为：体质指数(BMI)=体重（千克）/身高（米^2）。如一个人的身高为1.75米，体重为68千克，他的BMI=68/(1.75)^2=22.2（千克/米^2）。不过BMI对于未满18岁的未成年人、运动员、怀孕或哺乳期内的妇女以及身体虚弱或久坐不动的老人等，并不适用。

WHO提出BMI≥25为超重，≥30为肥胖。亚洲地区依据亚洲人种特点制定了自己的肥胖标准，认为BMI≥23为肥胖，≥25为超重。WHO及亚洲的标准并不是非常适合中国人的情况，为此相关学者又制定了中国参考标准，即BMI≥24为超重，≥27为肥胖。具体见下表。

BMI分类标准及其与健康的关系

BMI分类	WHO 标准	亚洲标准	中国参考标准	相关疾病发病的危险性
偏瘦	<18.5	<18.5	<18.5	低（但其他疾病危险性增加）
正常	18.5～24.9	18.5～22.9	18.5～23.9	平均水平
超重	≥25	≥23	≥24	
偏胖	25.0～29.9	23～24.9	24～26.9	增加
肥胖	30.0～34.9	25～29.9	27～29.9	中度增加
重度肥胖	35.0～39.9	≥30	≥30	严重增加
极重度肥胖	≥40.0			非常严重增加

肥胖对我们的影响不仅仅是难找对象，当前肥胖已经成为了全世界要共同面对的一个问题。国际肥胖特别工作组指出，肥胖将成为21世纪威胁人类健康和生活满意度的最大杀手。肥胖不但影响体型的美观，而且会诱发多种疾病，如高血压、冠心病、糖尿病、脑血管疾病、高尿酸血症、女性月经不调等，还会增加人们患恶性肿瘤的几率。

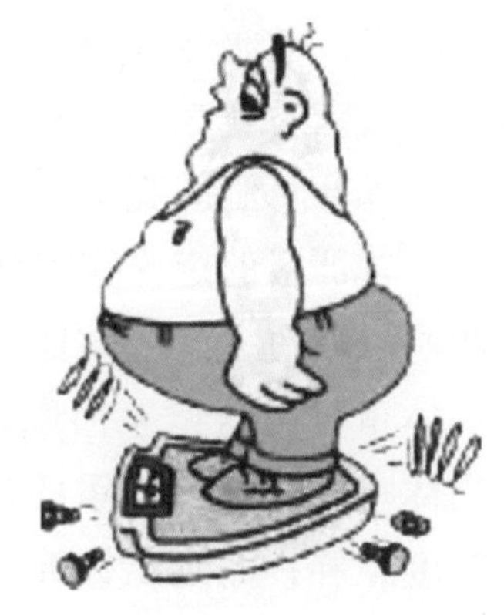

肥胖很危险

（一）肥胖的原因

一般来说，造成肥胖的原因可分为两大类。一类是由于在饮食过程中摄入的热量大大超过其本身所消耗的热量，使多余的脂肪在体内积蓄形成脂肪细胞，从而导致肥胖。这种原因引起的肥胖称为单纯性肥胖，约占肥胖人总数的90%以上。另一类是疾病或服药所引起的肥胖。如某些疾病会引起内分泌紊乱，或者因为疾病服用了激素类药物，从而引起肥胖。这些原因引起的肥胖称为症状性肥胖，约占肥胖人数的5%左右。

（二）预防肥胖的妙招

现代社会肥胖人群大量增加，但现在的审美感念并不像唐朝那样以胖为美了，所以“减肥”成了人们经常谈论的一个话题。与其胖起来再去减肥，不如我们提前预防肥胖的发生。日常生活中我们可以采取如下方法预防肥胖。

第一招：饮食预防

现代医学认为，要预防肥胖的发生，就要控制食量。在此基础上适当多吃些蔬菜、水果、薯类、豆类、食醋，并适量食用鱼、禽、蛋、瘦肉等，而要少吃肥肉、荤油、糖果、甜点，少饮酒。烹调方法以蒸、煮、炖等少油为宜。中医学认为，肥胖大多由饮食不节和脾虚湿困等因素引起。

因此在节制饮食的基础上，要适当多食用一些健脾祛湿消痰利水的食物和药物，如荞麦、海藻、海带、燕麦片、赤小豆、冬瓜、山楂、白薯、白萝卜、梨、荸荠、鲤鱼、绿豆、黑豆、莲藕、鲜荷叶、夏枯草、茯苓、泽泻等。

特别推荐：一粥一茶

● 海藻赤小豆粥

海藻10克，赤小豆30克，粳米100克。上3味洗净入锅内，加水适量，烧开后文火煲至米烂粥成，加入调料再煲5分钟即可食用。

海藻善消痰软坚、利水，且有抑制食欲的作用。赤小豆可利尿消肿、解毒。《食疗本草》说它“久食瘦人”。

● 山楂醋茶

山楂10克，食醋适量。山楂用开水冲泡后加入食醋，每日1杯。

山楂消食健脾，克化饮食。食醋散瘀消积，降脂减肥。

第二招：运动预防

● 运动预防是肥胖的要点。(1)贵在坚持。要有持之以恒的心态和精神，否则三天打鱼、两天晒网是起不到效果的。(2)循序渐进。每次应从小幅度的运动开始，使身体逐渐适应，然后再加大运动量。(3)要根据自身身体状况选择合适的运动项目，但每次运动尽量消耗1 248.04千焦耳的热量。能消耗1 248.04千焦耳热量的运动有：慢跑30~50分钟，步行1小时至1个半小时，游泳30~40分钟，打网球45分钟~1小时，跳绳30~40分钟等。下面简单讲一讲游泳和跳绳。

游泳是最为有效的减肥方式之一。因为水的热传导系数比空气大20多倍。温度相同时，水比空气散热速度快20多倍，故可有效地消耗人的热量。

跳绳是一种需时少、耗能大的运动，且不受场地的局限，随时随地可以锻炼。但要注意锻炼方法，落地时应以前脚掌着地，不要以脚跟或全掌着地，以免造成足部的损伤。强度和时间也要因人而异，如果是连续快节奏跳绳，最好不要超过10分钟，否则心脏会不堪重负。如果是跳一会儿歇一会儿的话，每次以30~40分钟为宜。开始时慢速，随着坚持时间的增长，可以逐渐提高速度。慢速保持在平均每分钟60~70次；较快的速度保持在平均每分钟140~160次。

第三招：习惯预防

● 减慢饮食速度。就餐时减慢进食速度，可以达到减肥目的。观察发现，同样的食物同样的量，肥胖男子用8~10分钟吃完，而消瘦者却用13~16分钟吃完。此外，食物咀嚼次数调查也发现，肥胖男子通常需要7.7次，而普通男子则需要8.9次。用减慢进食速度的方法进行试验，结果发现肥胖男子经过19周，体重减轻了4千克；肥胖女子经过20周，体重减轻了4.5千克。这是因为，食物进入人体一段时间后，血糖就会升高；当血糖升高到一定水平，大脑食欲中枢就会发出停止进食信号。因此若减慢进食的速度，就可有效地控制食量，起到减肥作用。

● 减少饮酒。酒是高热量的饮料，1克酒精能产313.08千焦耳热量，仅比1克脂肪少8.36千焦耳。因此要想避免肥胖就要限制饮酒。

● 心理预防。肥胖者可以在餐桌上，放上自己因肥胖而遭人嘲笑的漫画，让自己面临美味佳肴，正欲狼吞虎咽之时，马上受到厌恶的刺激，以抑制食欲。此外，应尽量避免单独进食，而应和家人或朋友一起吃，彼此之间进行提醒和监督。

● 多用脑。一般情况下，大脑所消耗热能约占身体消耗热能总量的20%，因此即便是最简单的脑力劳动，都可能消耗大量的热能。脑力劳动强度越大，消耗热能也就越多。因此，要想避免肥胖，就不要饱食终日，无所用心，而要多动脑子，如读书看报、绘画绣花、练习书法、从事创作、演算数学、学习技术、攻读外语、钻研学问等。每天适当运用大脑，既能使脑子越用越灵，又能预防肥胖的发生。

第四招：按摩理疗

中脘、带脉、足三里，是岭南针灸名家靳瑞教授治疗肥胖常用穴位。针上述穴位，采用按摩的方法，对肥胖的预防和治疗有意想不到的效果。

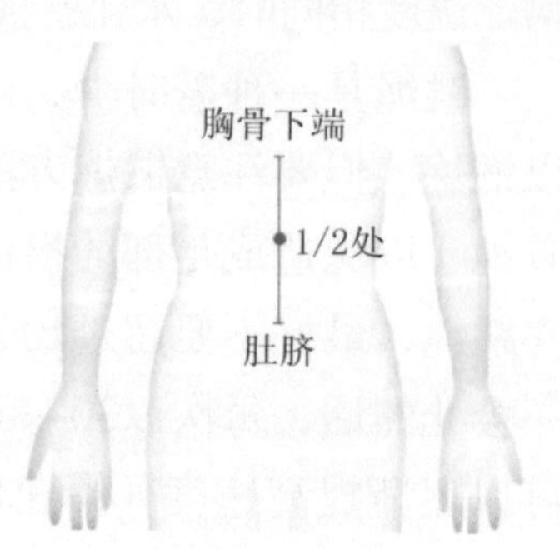

中脘穴位置图

● 按摩中脘穴。中脘，位于前正中线上，脐上4寸的位置，大约相当于胸窝与肚脐窝连线的中点。中脘穴属任脉，具有和胃健脾、降逆利水之功。按摩时取坐位或仰卧位，将手掌搓热后旋转按摩中脘，以5分钟为宜。

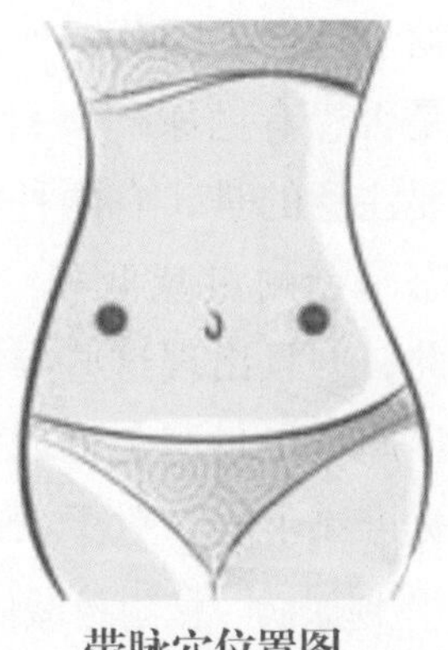
带脉穴位置图

● 按摩带脉穴。在侧腹部，从腋窝中点向下做垂线，该垂线与肚脐水平线的交点即是此穴。带脉穴属足少阳胆经，为针灸减肥常用穴位。以拇指指腹旋转按摩该穴，每天2次，每次5分钟。

● 按摩足三里穴。位置及按摩方法参见上一篇“女性更年期综合征的预防”。

三十二、血糖若失控，后果很严重

医学教科书上讲，糖尿病患者的典型症状是“三多一少”，即吃得多、喝得多、尿得多而体重反而减轻。但在病房中见到的病人，在没有用药之前，“三多”基本都有，身体却并不见得消瘦，很多病人还是比较胖的。可能的情况是，他们的体重比最重的时候下降一些。

在入院之前，很多人并不知道自己患了糖尿病。他们大多是因为糖尿病引起的不适症状入院的，对于病情的描述也不一而足。有的说发现近来体力下降，吃饭反而比原来多，还容易感到口渴；有的说他就是容易感觉到饿，这顿饭等不到下顿饭，不吃点东西就饿得心慌；还有的说他感觉到心悸，容易出汗，牙龈肿痛，口腔发烫；还有些是因为尿频、尿多来就医的，等等。上述这些都是糖尿病的常见表现，此外，糖尿病还可表现为皮肤擦伤或抓破后不易愈合，小腿前出现黑斑，反复的皮肤感染，皮肤瘙痒，尤其是外阴瘙痒；动脉硬化、高血压、冠心病；视物不清；女性月经失调，男性阳痿等。

糖尿病是多种病因所引起的机体的一种代谢紊乱状态，它以慢性高血糖为特征。因此，如出现上段所述症状，需立即对血糖进行检测，以确定是否患有糖尿病。目前，常在空腹和餐后2小时对血糖进行测量。此外需要注意的是，有两种状态虽不判定为糖尿病，但也属血糖异常，这两种状态是糖耐量减低和空腹血糖减损，它们有较大可能发展成为糖尿病。因此，一旦出现这些异常，就应密切关注血糖变化，并采取积极有效的预防措施，尽量避免糖尿病的发生。糖尿病、糖耐量减低、空腹血糖减损诊断标准见下表。对于没有典型症状者，需有2次血糖异常才能做出诊断。

糖尿病、糖耐量减低、空腹血糖减损诊断标准（血糖浓度单位：mmol/L）

诊　断	条　件	血糖浓度
糖尿病	空腹血糖	≥7.0
	餐后 2 小时血糖	≥11.1
糖耐量减低	空腹血糖	<7.0
	餐后 2 小时血糖	≥7.8 且<11
空腹血糖减损	空腹血糖	≥6.1 且≤7.0
	餐后 2 小时血糖	<7.8

（一）糖尿病的形成

糖尿病可分为数种类型，其中最为常见的是1型和2型。1型糖尿病多见于青少年，起病急，症状比较明显；而2型糖尿病多发生于中老年人，起病多缓慢，症状比较轻微。

人体内有一种专门降低血糖的物质，它由胰腺所分泌，因此人们给它起名叫胰岛素。不过，机体为了避免胰岛素将血糖降得太低，还分泌了胰高血糖素等物质，通过它们与胰岛素相抗衡，从而将血糖维持在正常水平。1型糖尿病是由于各种原因导致人体分泌的胰岛素减少了，而胰高血糖素等物质还在正常分泌，从而导致血糖升高。2型糖尿病则不同，它的发病分为两个环节，胰岛素抵抗和胰岛素分泌减少。首先，人体由于遗传、饮食过量、胰高血糖素升高等因素，导致对胰岛素产生抵抗，即对胰岛素产生了耐受性，就像有些人对药物产生耐受性一样。这时正常剂量的胰岛素已经不能把血糖降下来了，机体必须分泌更多的胰岛素，以维持血糖的平衡。此后，胰岛素抵抗加重，虽然人体分泌了更多的胰岛素，但不足以把升高的血糖降至正常水平。到了最后，人体胰岛素分泌功能衰竭了，这就像一个人用尽全力去举一个重物，而重物的分量却在不断增加，最终力气会耗尽一样。而这时，胰岛素抵抗仍然存在，所以血糖就像断了线的气球一样，失去控制，不断升高。

（二）预防糖尿病的妙招

糖尿病会带来一系列并发症，如肾功能衰竭、双目失明、心脏病变、脑血管病变、神经损害、感染、糖尿病足等，这些并发症严重影响患者的生活质量，甚至导致死亡。因此，我们绝不可麻痹大意，而应从日常生活中的小事做起，预防糖尿病的发生。

第一招：饮食预防

在饮食方面，现代医学提倡适当多食用富含维生素和可溶性纤维素的新鲜蔬菜、水果以及粗粮和杂粮，如菠菜、白菜、油菜、芹菜、南瓜、荔枝、山楂、豆类、燕麦、玉米等。中医学认为，糖尿病的发生，与阴亏燥热、五脏虚弱密切相关，因此应适当食用一些滋阴清热、调补五脏的食物和药物。如银耳、莲藕、苦瓜、鲫鱼、绿豆芽、葛根、知母、山药、天花粉、麦冬、茯苓、芡实、人参、五味子、生地黄等。此外，应节制饮食，并尽量少吃葡萄糖、蔗糖及其制品，限制饮酒。

特别推荐：一粥一茶

● 南瓜燕麦粥

南瓜200克，燕麦片100克。先将南瓜切片，待水烧开后与燕麦一起放入锅内，加入调料，继续煲5分钟，即可食用。

南瓜和燕麦均为高纤维食物，且含有较为丰富的维生素。南瓜本身为低热量食物，而高纤维又能减缓糖的分解吸收，从而有利于血糖稳定。它们所含的丰富维生素，也避免了因食量减少而可能引起维生素缺乏的问题。值得注意的是，粥不可煲得太烂，以免餐后迅速消化吸收而导致血糖一过性增高。

● 麦冬茶

麦冬10克。开水冲泡，代茶饮。

麦冬甘寒柔润，滋阴养胃，清心润肺。可防阴亏燥热而避免糖尿病的发生。但阳虚或痰湿内盛者，用之宜甚。

第二招：运动预防

● 适量运动。现代人较之前人，运动量大幅减少，这是导致糖尿病高发的原因之一。运动能增加肌肉对血糖的摄取和利用，还能够提高胰岛素的敏感性，所以可以很好地降低血糖。此外，运动能够加大能量的消耗，预防肥胖，从而间接地预防糖尿病的发生。

第三招：习惯预防

● 积极减肥。肥胖是导致2型糖尿病的一个重要因素。特别是那些腹型肥胖的人，比那些脂肪集中在臀部和大腿上的人更容易发生2型糖尿病。所以应积极减肥，保持理想体重。

● 避免病毒感染。一些病毒也能引起1型糖尿病。调查发现，一些1型糖尿病患者发病之前曾患过病毒感染，而在病毒大流行之后，1型糖尿病也往往会出现高发期。那些引起脊髓灰质炎、流行性腮腺炎及风疹的病毒，都有可能在1型糖尿病中起作用。因此，在病毒流行时，要做好消毒工作，并且避免到人多的场合去。

● 保持心态平衡。人体在情绪激动、高度紧张等应激状态下，血糖就会升高。一过性的高血糖对人体并无严重损害，但如果持续处于应激状态，就会导致血糖持续偏高，久之就可能导致糖尿病的发生。

第四招：按摩理疗

根据中医学理论，预防糖尿病的按摩，应选择滋阴清热、调补五脏的穴位。特别是肺俞穴、胰俞穴、脾俞穴、肾俞穴、三阴交和太溪穴，对于预防糖尿病有较好的效果。

● 按摩肺俞穴。肺俞穴位于足太阳膀胱经，第3胸椎棘突下旁开1.5寸处，左右各一。简易取穴时，先低头找到脖子后面正中最高的骨性突起，这是第7颈椎的棘突，从这里往下数3个这样的突起，就是第3胸椎棘突了。第3胸椎棘突下，左右约旁开2指宽处，即是肺俞穴。每晚临睡前，用食指和中指指腹旋转按揉两侧穴位，时间以3分钟为宜。

● 按摩胰俞穴。胰俞穴属经外奇穴，位于第8胸椎棘突下旁开1.5寸处，左右各一。第8胸椎棘突的找法，也可以第7颈椎的棘突为起始点，从这里向下数8个胸椎。第8胸椎棘突下，左右旁开约2指处，即是胰俞穴。胰俞穴是预防和治疗糖尿病的经验效穴，其按摩方法同上。

● 按摩脾俞穴。脾俞穴也位于足太阳膀胱经上，在第11胸椎棘突下旁开1.5寸处，左右各一。该穴与胰俞穴在背部同一垂线上，而低于胰俞穴3个胸椎。按摩方法同上。

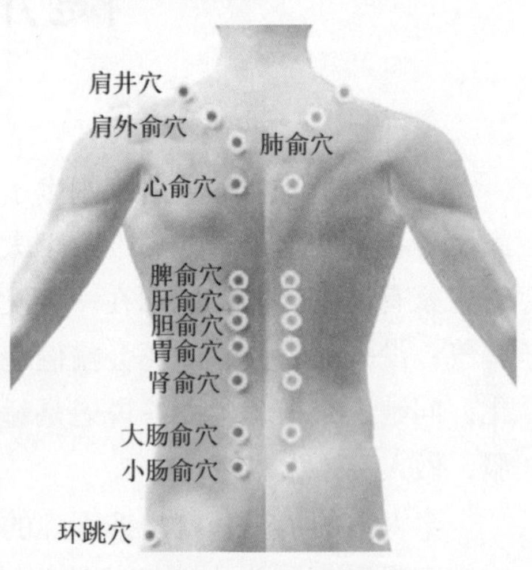

肺脾肾等俞穴位置图

● 按摩肾俞穴。肾俞穴也在足太阳膀胱经上，具体位置是第2腰椎棘突下，旁开1.5寸处，左右各一。简易取穴时，可先找肚脐水平与背部正中线的交点，此处即相当于第2腰椎棘突下，从这里向左右约旁开2指，即是肾俞穴。每晚临睡前，将两手擦热后用掌跟按摩该穴，时间以3分钟为宜。

● 按摩三阴交穴。三阴交穴位于足太阴脾经上，具体位置在小腿内侧，内踝尖上3寸，胫骨内侧缘的后方。简易取穴时，自内踝尖向上量大约4指，即是该穴。每晚临睡前，用大拇指指腹对其进行揉按，时间以3分钟为宜。

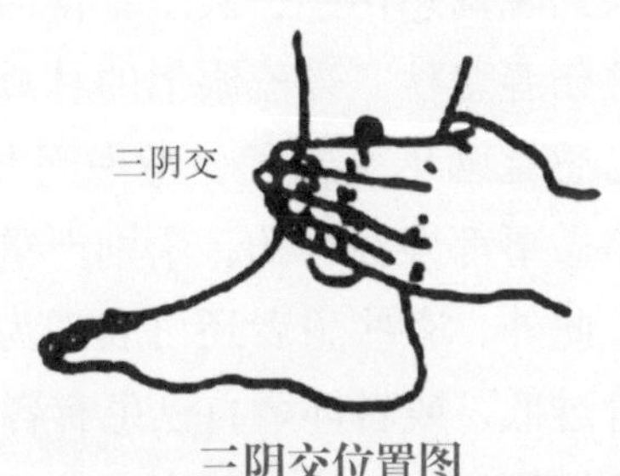

三阴交位置图

● 按摩太溪穴。太溪穴位于足少阴肾经上，具体位置在足内侧，内踝尖与脚跟筋腱之间的凹陷处。太溪之名，意指肾经水液在此形成较大的溪水。本穴按摩方法同三阴交。

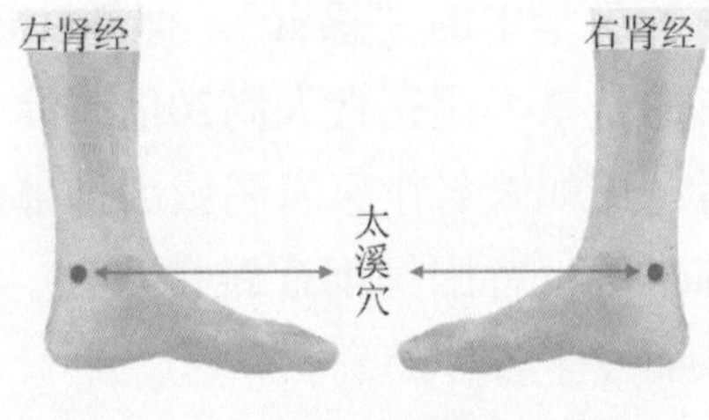

太溪穴位置图

三十三、远离生命的隐形杀手

32岁的李太太几天前刚刚生了个胖小子，全家人别提多高兴了，一家人围着新生儿欢天喜地，唯独李太太阴沉着脸，看不出一点高兴劲儿。有时大家有说有笑的，她却在一旁发呆；有时大家说要看看小孩，她就要发脾气；没人的时候，她还会偷偷地抹眼泪。丈夫小李注意到了她的情绪变化，问她怎么啦，她回答说老是睡不着觉，感觉很疲倦，浑身上下都不舒服，做人真是太难了……

李太太的情况，就是抑郁症的表现。抑郁症是一种以情绪低落、思维迟缓和运动抑制为主要症状的精神类疾病。情绪低落，就是高兴不起来，一天到晚忧愁伤感，甚至觉得活着没意思而出现自杀念头。《红楼梦》中那位伤春悲秋、爱流眼泪的林黛玉，就是这方面的典型。思维迟缓，就是自己感觉脑子变笨了，考虑问题感觉很吃力。运动抑制，就是懒于活动，走路做事都慢吞吞的，个别严重的患者可能不吃不动，日常生活都不能自理。此外，有些患者还可表现为焦虑、精力不足、对事物丧失兴趣、自我评价过低，或者怀疑自己患有各种疾病，感觉全身多处不适等。

抑郁症的发病率很高，几乎每7个成年人中就有1个。因此，它被称为精神病学中的“感冒”。抑郁症还是精神科自杀率最高的疾病，抑郁症患者的自杀率比正常人高20倍，社会自杀人群中可能有一半以上是抑郁症患者。比如著名作家海明威因抑郁症开枪自杀，香港巨星张国荣、内地歌手陈琳等，皆因抑郁症跳楼身亡。此外，抑郁症还会导致人体免疫力降低，从而发生各种疾病。

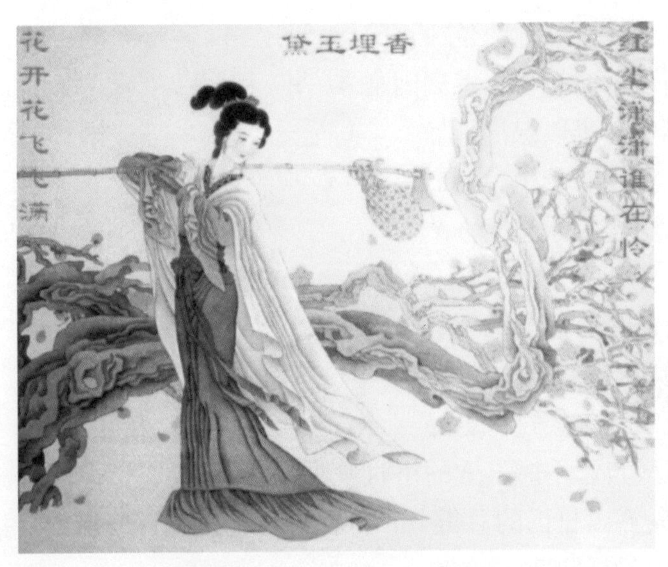

林黛玉的多愁善感其实也是抑郁症的表现

(一) 自我测试是否抑郁症

这是一份抑郁症评分量表，可以帮助情绪低落的人，判断有无抑郁症状，有助于隐匿性抑郁症的初步诊断。

对应每个题目，根据近一周的感觉给自己打分。打分规则如下，如题后字母为A，依次为没有打1分、有时打2分、经常打3分、常常打4分；如题后字母为B，则依次为没有打4分、有时打3分、经常打2分、常常打1分。

(1) 我感到情绪沮丧，郁闷　A

(2) 我感到早晨心情最好　B

(3) 我要哭或想哭　A

(4) 我夜间睡眠不好　A

(5) 我吃饭像平时一样多　B

(6) 我的性功能正常　B

(7) 我感到体重减轻　A

(8) 我为便秘烦恼　A

(9) 我的心跳比平时快　A

(10) 我无故感到疲劳　A

（11）我的头脑像往常一样清楚　B
（12）我做事情像平时一样不感到困难　B
（13）我坐卧不安，难以保持平静　A
（14）我对未来感到有希望　B
（15）我比平时更容易激怒　A
（16）我觉得决定什么事很容易　B
（17）我感到自己是有用的和不可缺少的人　B
（18）我的生活很有意义　B
（19）假若我死了别人会过得更好　A
（20）我仍旧喜爱自己平时喜爱的东西　B

测评结束后，先算出自己的总得分，再将得分转换成百分指数。指数计算公式为，指数=（得分/80）×100　。

指数与抑郁症严重程度的关系如下：

指数在50%以下：正常范围（无抑郁症状）。

指数在50%～59%：轻度抑郁；建议适度放松，调整心态，也可咨询心理医生。

指数在60%~69%：中度抑郁；建议寻求心理医生的帮助与治疗。

指数在70%及以上为重度至严重抑郁；立刻去心理与精神医院救治。

（二）抑郁症的形成

现代医学认为，引起抑郁症的因素很多，包括遗传、大脑相关神经递质的减少、内分泌变化及精神刺激等。抑郁症与遗传有关，调查显示，抑郁症患者家属患该病的几率，比普通人群要高15倍。大脑神经递质，就是大脑中负责传递神经信号的化学物质。它们的作用类似于社会上的邮递员，因此被形象地称为“神经递质”。大脑中的神经递质有很多种，它们的作用也不一样。其中一些神经递质的缺乏，可能会影响到愉快信号的传到，因此就会导致抑郁症的发生。内分泌系统的变化，特别是雌激素、孕激素等的迅速下降，也容易导致抑郁症的发生。这就是为什么女性在产后或更年期容易患抑郁症的原因。而精神刺激等因素，可能是影响到了内分泌功能和大脑的相关神经递质，因此引起了抑郁症的发生。

（三）预防抑郁症的妙招

抑郁症会影响患者及其家人的日常生活，给患者的身心造成巨大伤害，甚至导致极端行为的发生。因此，我们要积极采取措施，预防抑郁症的发生。

第一招：饮食预防

现代医学认为，富含维生素和氨基酸的食物，有利于预防抑郁，保持精神健康。这些食物包括水果、粗粮、鱼类、乳制品、肉蛋等。中医学认为，抑郁症的主要病因为肝失疏泄、脾失健运、心失所养。因此，饮食方面应适当多食用一些可舒肝健脾养心的食物或药物。如山药、莲子、大枣、龙眼肉、茯苓、合欢皮、合欢花、麦芽、柴胡、酸枣仁等。

特别推荐：一粥一茶

● 龙眼肉山药鲤鱼粥

龙眼肉30克，鲜山药100克，鲤鱼肉50克，粳米100克。将鲜山药和鲤鱼肉切片，与另两味同入锅内，加水适量，烧开后文火煲至米烂粥成，加入调料，再煲3分钟即可食用。

山药、粳米健脾胃，龙眼肉补心安神，鲤鱼肉富含氨基酸，氨基酸中的色氨酸可转化为五羟色胺，五羟色胺是大脑内一种重要的神经递质，可使人产生良好的情绪。故数味合效，可预防抑郁症的发生。

● 合欢花茶

合欢花5克。开水冲泡，代茶饮。

合欢花具有解郁安神之功，因此该茶可预防抑郁。

第二招：运动预防

● 适当参加运动和劳动。随着宅男宅女的增多，抑郁症的发病率呈直线上升趋势，这正是活动量减少惹的祸。因此，要想远离抑郁症的困扰，就要适当参加运动和劳动。适当的活动可帮助人们减少压力，放松心情。

但活动必须有一定的强度、持续时间和频率，才能达到预期效果。以步行为例，专家们建议每周至少3次，每次1 500米，并力争在15分钟内走完。以后可逐渐加大距离，直到45分钟走完4 500米。

第三招：习惯预防

● 培养广泛兴趣。种花、养鱼、下棋、弹钢琴、书法、绘画，甚至织毛衣等，都可以使人从生活压力和苦闷心情中解脱出来，让大脑以一种有益于心理健康的方式运行。

● 参加交际活动。交际活动是预防抑郁症的良药，经常参加交际活动的人，比喜欢独来独往的人精神上要愉快得多。

● 学会倾诉。当遇到不愉快的事情时，要学会向家人或朋友诉说。通过倾诉，可以缓解心理上的压力和烦闷情绪，避免抑郁的发生。

● 亲近大自然。大自然的美丽风光可以陶冶人的情操，参加旅游活动，亲近大自然，既可以开阔眼界，又可以使心情愉快。

● 晒晒太阳。云开雾散，阳光普照，人的心情也会好起来。这是因为光照可使大脑产生能够对抗抑郁情绪的神经递质，从而带给人们好心情。

● 工作和居住环境要温馨明快。要注意工作和居住环境的布置，光线要明亮，空气要流通，墙壁以明快色彩为主，并以适量的植物装点房间，这样有利于调动人们积极的情绪，从而预防抑郁。

● 不要好高骛远。做事情要根据所具备的条件制定切实可行的目标，避免目标过于高远，否则一旦实现不了，就容易产生挫败和抑郁情绪。

第四招：按摩理疗

● 按摩水沟穴。水沟穴属督脉，位于人中沟上1/3与下2/3交点处。急救时所掐的“人中”，其实就是水沟穴。因督脉入络脑，水沟穴可醒脑调神而解郁。以指甲掐按该穴，掐下随起，接着再掐，重复进行，时间以2分钟为宜。

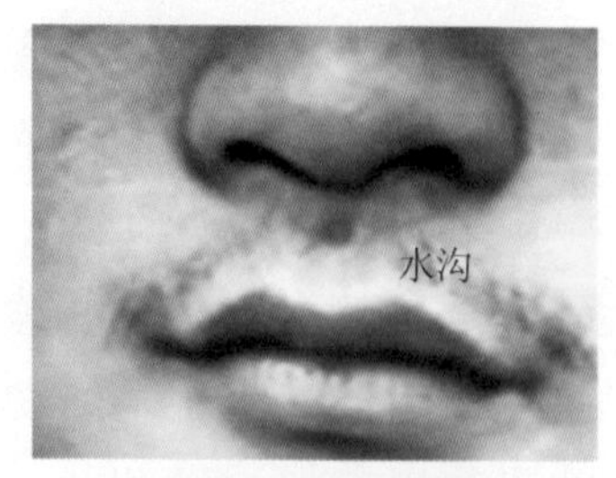

水沟穴位置图

● 按摩内关穴。内关穴属手厥阴心包经。将手掌朝上，当握拳或手掌上抬时能看到前臂中间有两条筋，内关穴就在这两条筋之间，从腕横纹向上，用大拇指测量约两横指的地方。内关穴是心脏的保健要穴，可宁心安神。以左手拇指按右手内关，以右手拇指按左手内关，交替进行，每次2~3分钟即可。按摩的力道要适当，有酸胀感就可以了，不可太强。

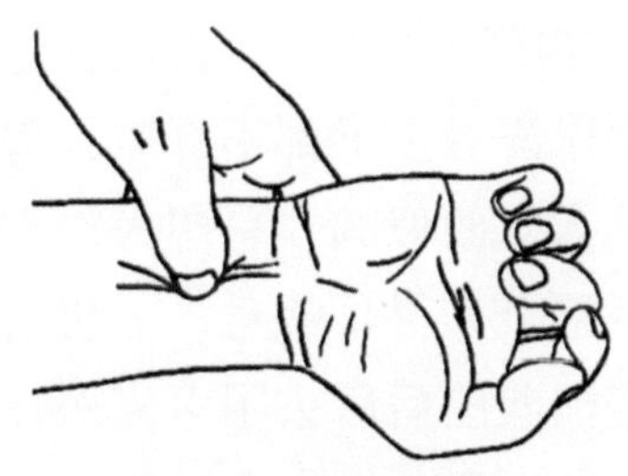

内关穴位置图

● 按摩神门穴。神门穴属手少阴心经，该穴位于腕横纹小拇指侧，五指紧握将拳勾起，在腕横纹的小拇指侧可以摸到一条绷紧的筋，这条筋的大拇指侧凹陷处即是该穴。按摩方法同内关穴。

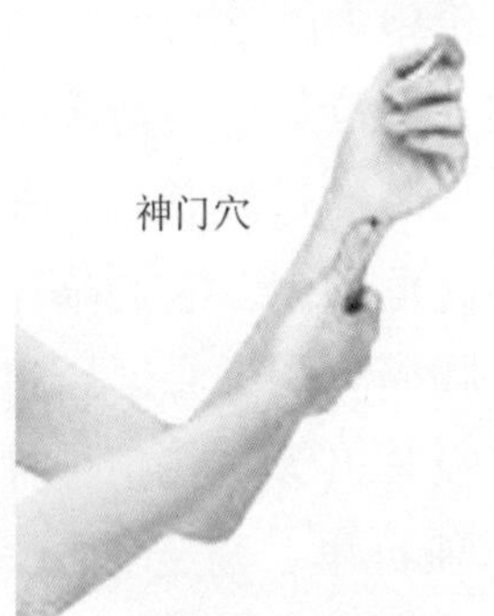

神门穴位置图

● 按摩太冲穴。太冲穴属足厥阴肝经，位于足背第1、2跖骨结合部之前的凹陷中。简易取穴时，将足趾翘起，顺着连于足大趾和二趾的两条筋之间往上找，大约到足趾缝三指远处，你会感到皮下便是骨头了，在骨头之前的那个凹陷中，便是太冲穴。可用拇指按揉该穴，左右两脚的太冲穴可同时进行，每次 2 分钟。

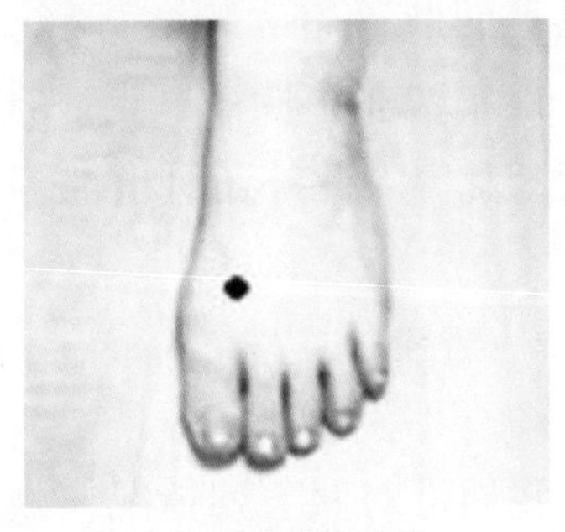

太冲穴位置图

三十四、如何预防亚健康

免疫系统衰老，表现为亚健康，免疫功能差。

在医院门诊，我曾遇到过一个42岁从美国回来的华侨。他说近几个月来觉得浑身上下都不舒服：胃口越来越差，还经常拉肚子；胸口像压着一块什么东西似的，总想大口喘气；晚上躺在床上，翻来覆去很难睡着……搞得整个人很是疲惫，一想起工作就害怕，去办公室就像去刑场一样。但在美国前前后后去了多家医疗机构，做了很多检查，结果是各项指标都正常，医生说他没病。他想，没病怎么能这么不舒服呢？于是，便趁着假期回来了，希望中医学帮他整体调理一下，治好他的病。

其实，这位华侨的情况，正是亚健康的表现。亚健康状态，是处在健康和疾病之间的过渡状态，亚健康人群虽然还没有患病，但已具有发生某些疾病的高危倾向。它的临床表现多种多样：在心血管系统，可表现为心悸心慌、胸痛胸闷，心区压迫感等；在呼吸系统常表现为鼻塞流涕、憋气气急、呼吸紧迫等；在精神神经系统常表现为精神紧张、焦虑不安、容易激动、孤独自卑、意志消沉、情绪低落等；在消化系统可表现为食欲不振、腹胀、两肋疼痛，有时排便次数增加或出现腹泻等；在骨关节系统经常感到四肢乏力、腰酸背痛、骨节作响等；在泌尿生殖系统可表现为尿频、夜尿增多、性欲减退、性冷淡，在女性还可出现月经量过多或偏少，周期紊乱等。此外还可出现容易疲倦、精力下降等症状。

（一）亚健康的自我测定

我们可对照下列情况，测评一下自己是否处于亚健康状态，或亚健康状态的程度。如果你的总分超过50分，就需要坐下来，好好反思一下目前的生活状态，并想办法进行调整。如果累积总分超过80分，就需要申请休假，好好的休息一段时间了。如果休息后仍然没有好转，则应立即找医生咨询治疗。

（1）早上起床时，常有较多的头发掉落。5分

（2）感到情绪有些抑郁，会对着窗外发呆。3分

（3）昨天想好的事，今天怎么也记不起来了，而且近些天来,经常出现这种情况。10分

(4) 害怕走进办公室，觉得工作令人厌倦。5分

(5) 不想面对同事和上司，有自闭症趋势。5分

(6) 工作效率下降，上司已对你不满。5分

(7) 工作1小时后，身体倦怠，胸闷气短。10分

(8) 工作情绪始终无法高涨。最令人不解的是：无名的火气很大，但又没有精力发作。5分

(9) 一日三餐，进餐甚少，排除天气因素，即使口味非常适合自己的菜，近来也经常味同嚼蜡。5分

(10) 盼望早早地逃离办公室，为的是能够回家，躺在床上休息片刻。5分

(11) 对城市的污染、噪声非常敏感，比常人更渴望清幽、宁静的山水，休息身心。5分

(12) 不再像以前那样热衷于朋友的聚会，有种强打精神、勉强应酬的感觉。2分

(13) 晚上经常睡不着觉,即使睡着了，又老是在做梦的状态中，睡眠质量很糟糕。10分

(14) 体重有明显的下降趋势，早上起来，发现眼眶深陷，下巴突出。10分

(15) 感觉免疫力在下降，春、秋季流感一来，自己首当其冲，难逃"流"运。5分

(16) 性能力明显下降。10分

(二) 亚健康的形成

亚健康的形成是一个比较复杂的过程，以下几个因素在其形成过程中起重要作用。第一，是精力和体力的透支。现代社会竞争激烈，人体长期过度疲劳而又得不到充分休息，从而造成精力和体力的透支。第二，是不良的生活习惯。如不吃早餐，暴饮暴食、烟酒过度、通宵熬夜等。第三，是环境的恶化。如温室效应、大气污染、水污染、食品污染、拥挤的生存空间、人为制造的室内外温差等。第四，是长期不良情绪的刺激，如忧

郁、焦虑、紧张、恐惧、烦闷等。

（三）预防亚健康的妙招

● 现代社会竞争激烈，亚健康人数不断增多，世界卫生组织调查显示，亚健康人数已占全部人口的70%。处于亚健康状态的人，如果不注意调理和保健，很容易引发各种疾病，甚至导致“过劳死”。因此，我们要想办法预防亚健康的发生。

第一招：饮食预防

现代医学认为，要摆脱亚健康的困扰，在饮食方面就应该注意一日三餐中荤素的搭配和营养的均衡，不能有所偏嗜，且饥饱要适度，饮酒要限量。此外要适量补充人体不能自行合成的维生素和矿物质，简便的方法是按用量服用多维元素片，或者食用不同种类的水果、蔬菜及干果等。中医学对亚健康也有深刻的认识，早在两千多年以前的《黄帝内经》中，就已提出了“治未病”的观点。唐代药王孙思邈更是提出了“欲病说”，他在《千金要方》中，将人体的健康状态分为“未病”、“欲病”、“已病”三个阶段，与现代所说的“健康、亚健康、疾病”三个阶段十分类似。此外他对“欲病”阶段的病理机制也进行了分析，认为这个阶段是人体内部出现了轻度的阴阳气血失调所致。因此，在饮食方面需要根据自己的体质选择合适的食物。例如：体质偏热易上火者，就应多吃寒凉性质的食物，像苦瓜、水鸭等；体质偏寒者就应多吃一些温热性质的食物，如生姜、大枣、鸡肉等；经常熬夜造成阴虚体质者，则应多吃补阴类的食物，如雪梨、麦冬、百合等；而体质偏阳虚者，则应多吃一些补阳类的食物，如核桃仁、杜仲、菟丝子等……

第二招：运动预防

● 有氧运动。跑步、打球、打拳、爬山，做保健操等有氧运动，可增强人体组织器官的自我调节能力，从而避免亚健康状态。

第三招：习惯预防

● 保持良好心态。积极、乐观的心态不仅可以预防亚健康，而且可以帮助疾病的康复。常言道“人生之不如意十之八九”，逆境本来就是生活不可分割的一部分，因此，要学会以平常心待之，以保证健康、良好的心境。

● 劳逸结合，作息规律。适度劳逸是健康之母，而作息规律人体生物钟才能正常运转，从而保证机体的健康。

第四招：按摩理疗

● 按摩脾俞、肝俞和肾俞。这三个穴位可调补气血阴阳。脾俞和肾俞的位置及按摩参见“血糖若失控，后果很严重”篇。肝俞穴在足太阳膀胱经上，第9胸椎棘突下，旁开1.5寸，左右各一。简易取穴时，可以脾俞穴为起点，向上平移2个胸椎棘突即是。每晚临睡前，用食指和中指指腹旋转按揉两侧穴位，时间以3分钟为宜。

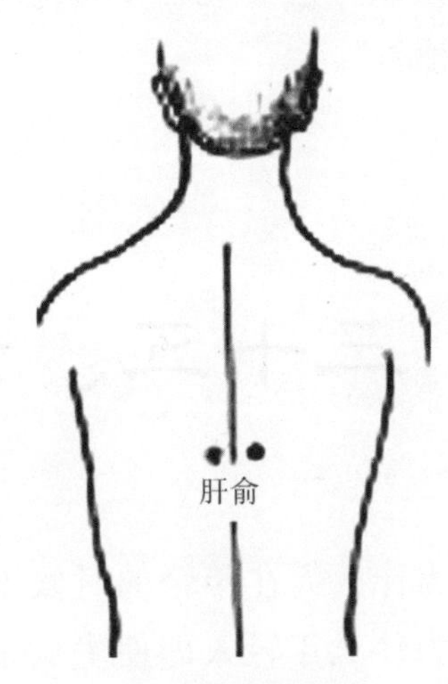

肝俞穴位置图

● 按摩膻中穴。膻中穴在任脉上，前正中线平第4肋间隙处。简易取穴时，将两乳头连线，取其中点处即是。膻中穴为八会穴之气会，可调理人体气机。其按摩手法分揉法和推法。采用揉法时，用拇指或用手掌大鱼际部先顺时针后逆时针方向各按揉20次，反复10遍。采用推法时，以两只手掌面自膻中穴沿胸肋向两侧推抹至侧腰部，以20次为佳。

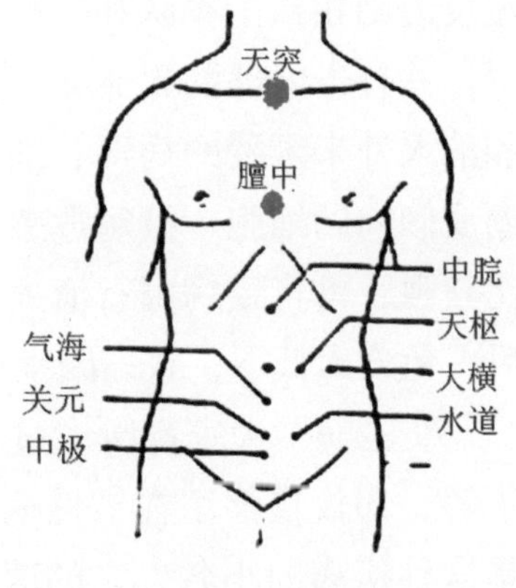

膻中穴位置图

● 按摩关元穴。关元穴位于任脉上，腹中线的脐下3寸处。在前阴上方有一骨，名叫耻骨。取穴时，取仰卧位，从肚脐到耻骨上方画一线，将此线五等分，从肚脐往下3/5处，即是此穴。可培补元气，防治亚健康。用拇指指腹揉按该穴，时间为3分钟。

● 按摩足三里穴。该穴可补益人体气血阴阳，从而预防亚健康。其位置及按摩方法参见“女性更年期综合征的预防”。

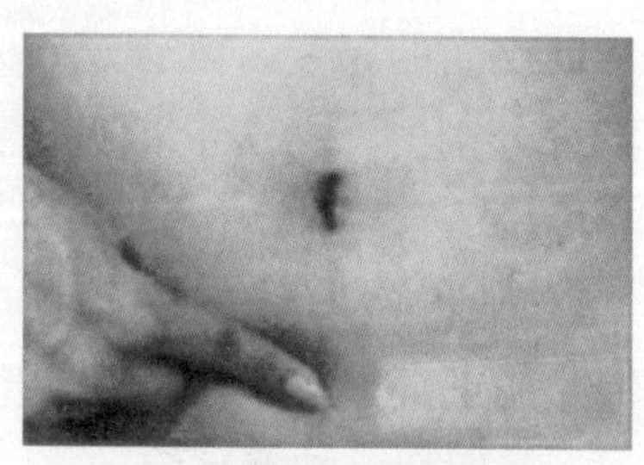
关元穴位置图

三十五、如何提高免疫力

为什么人在年轻的时候不容易生病，而上了年纪后却常常需要看医生？为什么年轻人即使生病也会很快好起来，而老年人若患病却总是反复？这种种现象，都与免疫力有关。

免疫力是人体的自我防御能力，执行这一能力的是免疫系统。如果把人体比作一个国家的话，免疫系统就相当于这个国家的军队和公安系统，而免疫力则相当于军队和公安的战斗力。军队和公安的职能是防御外敌的入侵，并打击内部的犯罪分子。免疫系统的功能也与此类似，它们可以识别和消灭外来入侵的病毒、细菌等异物，并处理体内“变坏”的细胞，如有癌变倾向的细胞、被病毒感染的细胞等。人在年轻的时候，免疫力一般都比较强，可将致病因素消灭在萌芽状态，因此不容易生病。而进入老年之后，免疫力低下，致病因素可以轻易地攻破这道防线，从而引起疾病。

“艾滋病”大家都听说过吧？许多人谈“艾”色变，但对于这种疾病的了解，却仅仅停留在“性病”和“绝症”的水平上。其实，“艾滋病”只是这种疾病的小名，它的医学名称叫“免疫缺陷综合征”。这种病是免疫力的克星，得了这种病的人免疫系统遭到了毁灭性的破坏，从而很容易因其他疾病而死亡。

（一）免疫力下降的原因

免疫力的下降，主要是由于免疫系统的功能减退所导致的。人体的免疫系统主要由淋巴器官、淋巴组织和免疫细胞等组成。淋巴器官包括胸腺、骨髓、淋巴结、脾和扁桃体等。淋巴组织包括弥散淋巴组织和淋巴小结。而免疫细胞，则包括淋巴细胞、抗原呈递细胞、浆细胞、粒细胞和肥大细胞等。其中淋巴细胞是免疫系统的核心，也是免疫力的重要保障，它可经血液和淋巴周游全身。除了免疫系统随着老龄化所出现的衰退之外，不良心理因素、缺乏锻炼、过度疲劳、营养失衡、不规律的作息以及不良的环境因素等，都可使免疫器官和组织发生异常，并使免疫细胞数目减少，从而影响免疫系统功能的正常发挥，导致免疫力下降。

（二）提高免疫力的妙招

养兵千日，用兵一时。我们人体的免疫力也是一样，不要到了生病以后才想到要提高免疫力，在日常生活中我们就要维护好这支部队的战斗力，那样到了关键时刻，它才能保障人体的健康。

第一招：饮食提高

现代医学认为，富含蛋白质、维生素C、β-胡萝卜素、维生素B_6、维生素B_{12}、维生素E、叶酸、泛酸、铁、锌、铜、镁、硒等的食物，在免疫力的保持中起主要作用。这些食物包括鸡肉、鱼肉、花椰菜、卷心菜、椰菜、马铃薯、紫花苜蓿、红辣椒、绿豆、荞麦、大豆、黑米、柑橘、黑莓、番木瓜、杏以及核桃仁、杏仁等坚果。中医学认为，“正气存内，邪不可干”，要想提高人体的免疫力，就要适当多吃扶助人体正气的食物和药物。如蘑菇、黑木耳、银耳、枸杞子、大枣、黑豆、百合、灵芝、人参、西洋参等。此外，要少吃糖和含有防腐剂等添加剂的食品，并减少咖啡因和酒精的摄入。

特别推荐：一粥一茶

● 黑米蘑菇鱼肉粥

黑米100克，鲜蘑菇50克，鲜鱼肉50克。上三味同入锅内，加水适量，烧开后文火煲至米烂粥成，加入适当调料，再煲5分钟即可食用。

黑米和蘑菇富含维生素和矿物质，鱼肉富含易于消化吸收的蛋白质。故三味相合，有助于提高人体的免疫力。

● 人参/西洋参茶

人参或西洋参数片，开水冲泡，代茶饮。

人参和西洋参均可扶助人体正气，以提高免疫力。两者区别在于，人参偏温而西洋参偏凉，故应根据体质和季节斟酌选用。

第二招：运动提高

● 适度运动。适当的运动可促进全身包括免疫系统的血液循环和新陈代谢，增强免疫细胞的活力，从而提高免疫功能。但应注意运动量，运动量太小起不到锻炼的目的，而运动量太大会反过来降低免疫力，因为持久的运动会消耗人体大量的能量，并生成过量的自由基和前列腺素，进而影响免疫细胞的功能。因此，应选择爬山、跑步等中等强度的运动。每周宜运动3~4次，每次30~45分钟。

第三招：习惯预防

● 保持良好的情绪。紧张、愤怒、焦虑、恐惧等负面情绪体验，会降低机体免疫功能，从而增加个体对疾病的易感性。所以，要学会控制自己的情绪。

● 戒烟。香烟中含有大量的有害物质，它们会破坏人体的免疫系统，从而降低人体的免疫力。

● 合理睡眠。良好的睡眠可使体内的免疫细胞数量上升，功能增强，从而提高人体的免疫力。

第四招：按摩理疗

参见“如何预防亚健康”篇。

怎样延缓衰老

一、事业诚可贵，健康价更高

车要注意保养，人要注意健康。商人很拼命，一身都是病。不要年轻时拿命换钱，年老时拿钱换命。钱有很多可以赚，命只一条赔不起。没了命，钱再多也是人家的。健康才是硬道理。

现代社会竞争激烈。中小学生要升学，靠竞争；大学生要就业，靠竞争；青年人要买房买车，靠竞争；中年人要事业，靠竞争；甚至一些人到了老年仍不醒悟，要名声，仍然要竞争。好多人竞争的结果，是想要的东西到手了，不想要的疾病也跟着来了，本来能活一百岁，结果提前几十年就和这个世界说再见。

好多人也许到了一病不起时，才会意识到健康的重要。但到了那时，已是悔之晚矣。因此奉劝各位，“事业诚可贵，健康价更高”。为了您生活得更开心，更长寿，请注意您的健康。

（一）商人很拼命，一身都是病

我发现在广州等商业发达的城市，到医院看病的，除了看先天性疾病及意外伤害的病人外，大部分是商人。这些商人所得的病，大部分与他们的生活习惯有关，例如糖尿病、酒精肝和胃溃疡等多是应酬出来的；高血压和心脏病等与压力大和过度劳累有关等等。我曾遇到过一位40来岁的商人，他在商业上非常成功，拥有好几家公司，身价数亿。每次来看病开的车都不同，上次是宝马，这次是保时捷，下次又换了法拉利……但是他的身体状况十分糟糕，晚上经常失眠，白天总觉得很累，前年因胃癌做了胃切除，去年因心脏病安了心脏起搏器……情妇半开玩笑地对他讲，你说的话是假的，你浑身上下也都是假的，连心脏都是假的。他自己也觉得活得十分辛苦。

（二）车要注意保养，人要注意健康

现代人买车的越来越多。人们买了车之后，总是希望可以开更长的时间，可以更久地保持其崭新的面貌。因此，开车的时候会选择好的路况，并且每过一段时间会对其进行清洗和保养。但是对于自己的健康，却往往心存大意。人们总是认为自己还年轻，为了工作，熬点夜，没问题；为了生意，喝点酒，没关系；因为烦恼，抽几支烟，无所谓。结果，健康就在你认为没问题、没关系、无所谓的时候，偷偷地溜走了。健康，就像你的恋人，如果你不在乎她，她也就不会在乎你。

（三）钱有很多可以赚，命只一条赔不起

现在青年人中流行一句话，叫“年轻时拿命换钱，年老时拿钱换命”。这句话不知误导了多少人。是的，年轻人没有经济基础，需要尽快赚钱。但是，拿命去换钱却是一笔不划算的交易。有这样一个故事：一位贫穷的年轻人向一位年老的富翁抱怨，说自己一无所有。富翁却说：“其实你很

富有。”青年人说：“我身无分文，怎么能称得上富有呢?”富翁问：“我给你十万元，买你一只手，你愿意吗?”青年人想了一下，回答说：“我不愿意。”富翁又问：“我给你一百万，买你一条腿，可以吗?”青年人沉默了一会，回答说：“不可以。”富翁接着问：“我把所有财产都给你，买你一条命，行不行?”青年人一听，马上跳了起来，叫道：“不行，没了命，我要你的钱干什么呢?”

是啊，命比钱重要得多，没了命，钱再多也是人家的。希望大家明白这样一个简单的道理，从年轻开始，投资健康。这样，你将收获一个快乐和长寿的人生。

二、心态平和寿自高

衡量衰老有标准，进行心理测试和生理测试便可知。

心态不但影响命运，更影响寿命。喜怒忧思悲恐惊，七情过激均可致病。研究显示，性情急躁的人患高血压和心脏病的几率比常人高很多。

人们常说：“心态决定命运”，其实心态不但影响命运，还会影响寿命。对于养生来说，最好的心态是平和。因为不管哪一种情绪，如果过于激烈都会导致疾病发生。例如：范进中举，大喜过望，结果发了疯；周瑜因嫉妒诸葛亮，最终吐血而亡；林黛玉为花垂泪，郁郁寡欢，结果她本人也像一朵娇弱的鲜花，难逃红消香残的命运……

(一) 先哲及医学界对心态养生的看法

我国古代就已非常重视心态对于养生的重要性。2 000多年前的老子就提出“交乐乎天，不以人物利害相撄”，“淡然无为，神气自满，以此为不死之药”，即要以平常心对待人和事，将利诱、烦恼、得失置之度外，如此才可健康长寿。老子还告诫人们要“知足”、“知止”。他说：“知足不辱，知止不殆，可以长久。”反之，如果贪得无厌，追求过多，反而招致重大损失，即“祸莫大于不知足，咎莫大于欲得”。因为如果欲望太多太高，就会过度地耗费心神，从而损害健康，导致疾病。

《黄帝内经》是祖国医学的奠基之作，它也将“恬淡虚无”、“志闲而少欲”列为健康长寿的重要条件。书中还告诉我们要“美其食，任其服，乐其俗，高下不相慕”。翻译成白话，就是说有饭吃有衣服穿就可以了，对于社会风俗要乐于接受，也要满足于自己的社会地位，不要老是羡慕别人，这样才会获得健康和长寿。而如果“嗜欲无穷，而忧患不止”，就会导致“神去而病不愈”，甚至死亡。现代社会物质越来越丰富，人们的欲望也越来越多，追求欲望需要劳神费心，而一旦欲望落空又不免悲观失望，甚至绝望，而由这些不良情绪所导致的疾病也不断增多。因此，现代人更需要一颗“不以物喜，不以己悲”的平常心，对于客观上实现不了的事情不要心存妄想，对于经过奋斗之后既成的事实要乐于接受。

现代医学也认识到心态对于健康和长寿的影响，世界卫生组织在1992年的《维多利亚宣言》中，将“心理平衡”作为健康的四大基石之一，郑重地提了出来。

（二）心态养生范例

我国古代彭祖生性乐观豁达，“每把戏言多取笑，常口乐意莫生嗔”。据传他活了八百岁，若果真如此，他就是古今中外长寿第一人了。

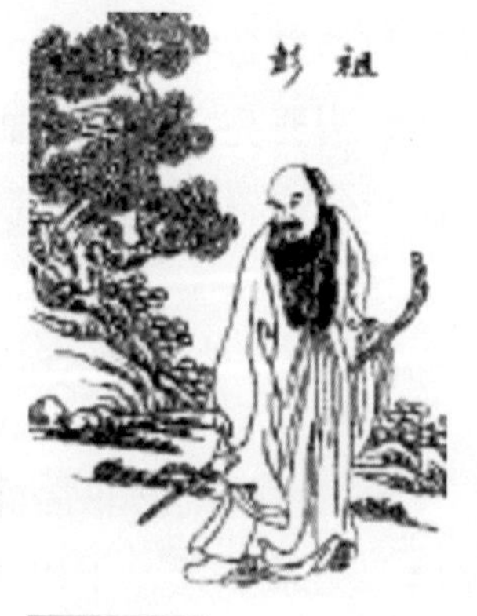

彭祖图

刘禹锡和柳宗元同为唐代文学大家，二人还是很要好的朋友。刘禹锡生于772年，柳宗元生于773年。793年二人同中进士，后又同因为永贞革新失败而被贬，但他们对此的心理反应却截然不同。刘禹锡生性豁达，人称“诗豪”，被贬地方后曾作《浪淘沙》，“莫道谗言如浪深，莫言迁客似沙沉。千淘万漉虽辛苦，吹尽寒沙始到金”。一度奉诏还京后，刘禹锡又因诗句“玄都观里桃千树，尽是刘郎去后栽”触怒新贵再度被贬。多年后还京，再作诗云“百亩庭中半是苔，桃花净尽菜花开。种桃道士归何处，前度刘郎今又来”，其豁达乐观之情溢于言表。在“人生七十古来稀”的古代，他能够活到七十岁，实在得益于他良好的心态。而柳宗元就不同了，被贬后抑郁寡欢，曾作《江雪》，“千山鸟飞绝，万径人踪灭。孤舟蓑笠翁，独钓寒江雪”，充分显示了他的孤独郁闷之情。柳宗元46岁而卒，与他的这种心态不无关系。

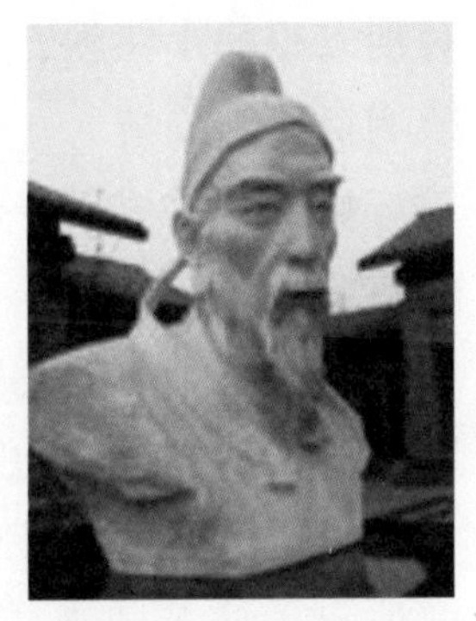

“诗豪”刘禹锡

现代著名作家冰心享年99岁，也属于长寿老人了。当别人向她讨教长寿的秘诀时，老人笑悠悠地说：“我确实没有特别的养生之道，就是心里豁达一点，从不跟人计较，也不跟自己过不去。”

（三）保持心态平和的原则

不管是谁的人生之路，都不可能永远艳阳高照、一帆风顺，挫折本来就是人生的一部分。当挫折来临时，我们应采取什么方法去应对呢？下面为大家列出一些保持心态平和的方法。

● 不要对自己过于苛求。每个人都有自己的理想和抱负，但这些必须根据自己的能力来定。否则，目标太高只能是自寻烦恼，当实现不了时就会产生巨大落差，造成心理失衡。

● 不要过分苛求他人。首先，不要要求别人按照自己的想法去做。在现实社会中，一些妻子把自己终身的幸福寄托在丈夫的身上，而一些父母则把毕生的希望寄托在儿女身上，一旦他们达不到自己的要求，就会陷入失望和痛苦之中。其实这是一种很不明智的做法，因为每个人都有他自己的人生目标，他有权利按照自己的规划去生活，而不是按照你的要求去做。其次，要有宽容的心。金无足赤，人无完人，人非圣贤，孰能无过？

对别人犯的小错误，要学会宽容和谅解，否则不但影响彼此的关系，更会影响自己的心情。

● 不钻牛角尖。世间万事纷繁复杂，并非事事都要搞个云开雾散，水落石出。做事当学会内方外圆，大事清楚，小事糊涂。君不曾闻“聪明难，糊涂更难”的感叹？在适当的时候糊涂一下，给对方留一个回旋的余地，能显示你宽广的胸怀，对方也会心存感激。

● 学会倾诉。倾诉是一种很好的疏泄情绪的方法。找一个合适的人，把让自己痛苦或者愤怒的事情向他诉说，这样不仅疏泄了自己的不良情绪，还能够从他们那里得到安慰和劝导，有利于自己的心理健康。

● 扬长避短。竞争是前进的动力，但是要把握好竞争的度，明白自己的优势和劣势，扬长避短，不要事事处处都和别人竞争。寸有所长，尺有所短，只有拿自己的优势参与竞争，才容易取得事业上的成功，也才利于保持内心的平衡。

● 合理利用时间。在工作和生活中，要分清事情的轻重缓急，以此来支配自己的时间。不要漫无头绪，否则就会为琐事所累，身心疲惫。

● 善待他人。对别人微笑，别人也会对你点头。对别人表示善意，别人绝不会把你当作敌手。善待他人，这样才能广交朋友，避免人际关系给自己带来的麻烦。

● 退一步海阔天空。有些事情，如果当事双方针锋相对，寸步不让，最终的结局可能是两败俱伤，给心理留下难言的伤痛。因此，在适当的时候要学会让步，以退为进是一种智慧，退一步看待事情，你会发现它比原本想象的要简单得多。

● 乐于助人。施比受更为有福，乐于助人的人更容易快乐。不管是贫穷还是富有，乐于助人的人都是心灵上的富豪。帮助他人可以肯定自我，净化心灵，忘却烦恼，从而得到心理上的满足与快乐。

（四）心态养生歌诀

现撷取古今部分有关心态养生的歌诀，与大家共勉。

● 《坐忘铭》

常默元气不伤，少思慧烛有光。
不怒百种和畅，不恼心地清凉。

注：常默是指少言，不惹事；少思指静心，不伤神。

● 《却病歌》

人或生来气血弱，不会快活疾病作。
病一作，心要乐，心一乐，病都却。
心病或将心药医，心不快活空服药。
且来唱我《快活歌》，便是长生不老药。

● 《八一歌》

笑一笑，少一少；
恼一恼，老一老；
斗一斗，瘦一瘦；
让一让，胖一胖。

● 《无题》

岁月本长而忙者自促；
天地本宽而卑者自隘；
风花雪月本闲，而劳忧者自冗；
天行健，君子以自强不息；
地势坤，君子以厚德载物；
宠辱不惊，闲看庭前花开花落；
去留无意，漫随天外云卷云舒。
不妄取，不妄予，不妄想，不妄求；
与人方便，随遇而安。

● 《知足歌》之一

世间万事怎能全，少得温饱即感天。
我虽淡饭充饱腹，还有饥饿叫可怜。
我虽布衣遮身暖，还有露体冷凄然。
我虽破屋蔽风雨，还有茅篷长漏天。

我虽妻小多负累，还有孤苦独自眠。
我虽薄田种几亩，还有地无一垄田。
凡事但将下等比，我今所得已多焉。

● 《知足歌》之二

知足歌，知足歌，衣裳何必用绫罗，布衣亦足遮身体，破衲何妨保太和。
君不见，世间还有无衣者，霜雪侵肌可奈何？
请看破，莫求过，鹑衣百结常知足，胜佩朝臣侍漏珂。
知足歌，知足歌，盘餐何必羡鱼鹅，蔬食菜羹聊适口，欣然一饱便吟哦。
君不见，世间还有无食者，爨冷烟消可奈何？
请看破，莫求过，粗茶淡饭常知足，鼓腹嬉戏效太和。
知足歌，知足歌，娶妻何必似娇娥，荆钗裙布知勤俭，黾勉同心乐更多。
君不见，世间还有无妻者，独宿孤眠可奈何？
请看破，莫求过，妻房丑陋常知足，白首欢谐胜翠娥。
知足歌，知足歌，养儿何必尽登科，当知有子万事足，虽然玩纯可磋磨。
君不见，世间还有无儿者，只影单形可奈何？
请看破，莫求过，有儿绕膝常知足，切莫劳形作马骡。

● 《知足歌》之三

日月两轮悬，乾坤几万年；
华屋量人斗，娇妻送客船。
良田身外物，儿女眼前冤；
世人谁不染，知足是神仙。

● 《知足歌》之四

人生尽有福，人苦不知足。
思量事累苦，闲事便是福。
思量患难苦，平安便是福，
思量疾厄苦，康健便是福。
思量饥寒苦，饱暖便是福。
思量挑担苦，步行便是福。
思量孤单苦，有伴便是福。

思量奔驰苦，居家便是福。
思量罪人苦，无犯便是福。
思量下愚苦，明理便是福。
思量日晒苦，阴凉便是福。
思量无被苦，有盖便是福。
莫谓我身不如人，不如我者尚多极。
退步思量海洋宽，眼前便是许多福。
他人骑马我骑驴，仔细思量我不如。
回头望见推车汉，比上不足下有余。

● 《知足歌》之五

知足是为乐，咋过也是过。
与其愁似海，不如信放舵。
风物长放眼，拮据更舒歌。
一瓢饮百泉，百年融一乐。
长水自向东，四季谁少么？
能容自然景，道也未虚托。

● 《宽心谣》

日出东海落西山，愁也一天，喜也一天。
遇事不钻牛角尖，人也舒坦，心也舒坦。
每月领取活命钱，多也喜欢，少也喜欢。
少荤多素日三餐，粗也香甜，细也香甜。
新旧衣服不挑拣，好也御寒，赖也御寒。
常与知己聊聊天，古也谈谈，今也谈谈。
内孙外孙同样看，儿也心欢，女也心欢。
全家老少互慰勉，贫也相安，富也相安。
早晚操劳勤锻炼，忙也乐观，闲也乐观。
心宽体健养天年，不是神仙，胜似神仙。

注：此乃赵朴初先生所作，赵先生享年93岁，良好的心态也是他长寿的一个重要因素。

三、合理饮食防衰老

民以食为天，中医讲究饮食有节、合理搭配、寒温适宜、注意卫生。

民以食为天，虽然人活着不是为了吃饭，但是没有人可以不吃不喝而活着。饮食，又是直接进入我们身体里面的，是它提供了人体所需的营养和能量。因此，饮食对于健康来说十分重要。

（一）合理饮食的要点

要想保障健康，饮食一定要合理。合理饮食的要点，可以概括为如下十六个字：饮食有度、合理搭配、寒温适宜、讲究质量。

● 饮食有度。饮食要掌握好量的问题，既不要吃得太少，也不要暴饮暴食。壽字下面是“口”和“寸”，就是说吃饭要有分寸，这是健康的根基。可是看似简单的一条要求，还是有很多人做不到。比如在学生和白领中，每天早晨为了赶时间而不吃早餐的大有人在。这样长期下来，很容易营养不良。而有些人，特别是一些企业老总和机关领导，虽然管人管事都有一套，可就是管不住自己的嘴。结果吃得大腹便便，还美其名曰成功人士，殊不知已经为糖尿病、高血压等疾病埋下了祸根。其实，从医学观点来看，在不至于营养不良的前提下，适度的节食是有助于长寿的。《黄帝内经》早就提出了食饮有节的观点，认为这是养生的必备条件之一，并强调过量饮食会损伤肠胃，引发疾病。这一观点也得到了现代医学的认同，现代医学研究认为，适度节食可减慢人体的新陈代谢，减少自由基的产生，从而延长寿命。

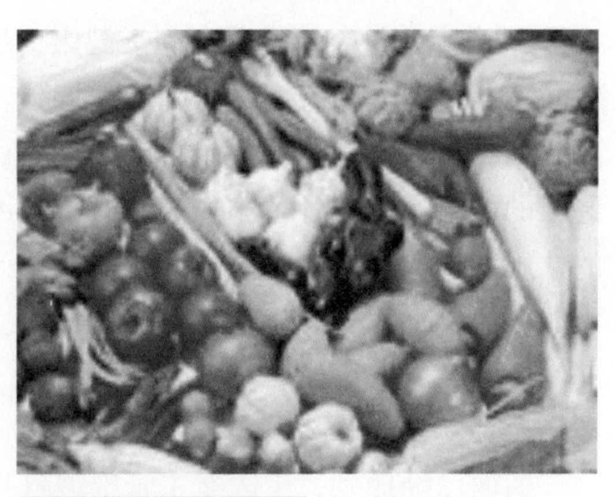
饮食多样利于健康

● 合理搭配。饮食中的营养成分要全面，并且要按照人体的需要量来调配它们之间的比例。中华民族数千年的饮食文化，形成了素食为主、荤素搭配、全面膳食的饮食观点。正如《黄帝内经》所说："谷肉果菜，食养尽之"，"五谷为养，五果为助，五畜为益，五菜为充"。如果饮食搭配不合理，人体就会因为缺乏某些营养成分而生病。如缺乏蛋白质会引起发育不良和免疫力低下，缺乏维生素A会引起夜盲症，缺乏维生素C会引起坏血病，缺钙会引起佝偻病，缺磷会引起神经衰弱，缺碘会引起甲状腺肿，缺铁会引起缺铁性贫血，缺少锌和钼则会引起身体发育不良等。通过食物的合理搭配，或有针对性地增加这些食物成分，就能起到预防和治疗这些疾病的效果。而祖国医学在上述基础上，结合自身特点，创造了极富特色的食疗文化。主张饮食应因人而异，根据各人不同的体质、职业，以及所处的时间、地域等，做到审因用膳与辨证用膳。这对于身体健康和养生长寿具有重要意义。

● 寒温适宜。饮食的寒热要适中，不要太热，也不宜太凉。这在饮食中看似是个小问题，但它对健康的影响并不小。俗话说"心急喝不了热稀饭"，可日常生活中还是有些人喝得下去。他们不但喝热稀饭，而且喝热茶，要么是因为赶时间，要么是因为风俗习惯，总是，还很烫的时候就喝了下去。这样做会损伤食管，成为食管癌发病的一个重要原因。而相对于饮食过热，饮食过冷的现象就更加普遍了。现代社会由于空调的普及，人们不但在夏天喝冰冻饮料，不少人即使在寒冷的冬天，也是从冰箱拿出饮料就喝，似乎这样才够刺激。殊不知在你感到刺激的同时，你的肠胃也同样感受到了刺激。经常这样刺激，就会造成胃寒，导致消化功能受到影响，出现食欲下降、呕吐、拉稀等症状。

● 讲究质量。饮食要有利于健康，尽量摒弃那些影响健康的食品和饮料。不健康的食品有烟熏、烧烤、腌制、油炸食品，加入各种添加剂的食品，高脂、高糖、高盐食品，污染及发霉变质的食品，反季节食品等。不健康的饮料有加入各种添加剂的饮料，可乐类饮料，高浓度白酒，被污染的饮用水等。

（二）中医学食物功效分类

前面已经提到，中医学主张根据自身体质选用相应的食品。因此我将常见食物按功效分类列出，以方便大家参考。

● 补气类。粳米、黄米、糯米、小米、大麦、莜麦、山药、马铃薯、胡萝卜、香菇、豆腐、鹅肉、牛肉、青鱼、鲢鱼、鸡肉、狗肉、鹌鹑、兔肉、大枣。

● 补血类。菠菜、胡萝卜、黑木耳、猪肉、羊肉、羊肝、牛肝、甲鱼、海参、松子、桑椹、荔枝、龙眼肉。

● 滋阴类。大白菜、银耳、黑木耳、牛奶、鸡蛋黄、甲鱼、乌龟、乌贼鱼、猪皮、雪梨、葡萄、桑椹。

● 补阳类。韭菜、豇豆、刀豆、羊肉、羊乳、狗肉、鸽蛋、雀肉、鹿肉、鳝鱼、海虾、海马、淡菜、核桃仁。

● 健脾类。粳米、糯米、玉米、薏苡仁、扁豆、蚕豆、栗子、芋头、南瓜、包心菜、山药、胡萝卜、香椿、大头菜、芫荽、醋、牛奶、白鸭肉、猪肚、无花果、柚、木瓜、大枣。

● 消食类。萝卜、神曲、麦芽、谷芽、鸡内金、山楂。

● 理气类。荞麦、高粱米、刀豆、菠菜、白萝卜、韭菜、茴香菜、大蒜、香橼、柑皮、佛手、柑、橙。

● 活血类。慈姑、油菜、茄子、山楂、酒、醋、蚶肉。

● 止血类。黄花菜、茄子、黑木耳、刺菜、莴苣、栗子、藕节、槐花、花生衣、猪肠、乌梅、香蕉、枇杷。

● 凉血类。黑木耳、蕹菜、芹菜、丝瓜、莲藕、茄子。

● 温里类。辣椒、胡椒、花椒、八角茴香、小茴香、干姜、蒜、葱、韭菜、刀豆、羊肉、鸡肉。

● 泻火类。绿豆、蕨菜、茭白、苦菜、苦瓜、西瓜。

● 生津类。荸荠、番茄、甘蔗、甜瓜、甜橙、柑、柠檬、苹果。

● 利水类。玉米、赤小豆、黑豆、冬瓜、葫芦、白菜、白鸭肉、鲤鱼、鲫鱼、西瓜。

● 利咽类。荸荠、鸡蛋白、橄榄、罗汉果。

● 解暑类。西瓜、绿豆、赤小豆、绿茶、椰汁。

● 通便类。菠菜、竹笋、芹菜、蜂蜜、红薯、番茄、香蕉。

● 收涩类。芡实、莲子、高粱、黄鱼、鲶鱼、石榴、乌梅。

● 安神类。小麦、秫米、莲子、蘑菇、猪心、石首鱼、龙眼肉。

(三) 领导人饮食秘密

在世界各国领导人当中，中国领导人的平均寿命一直居于前列，其中的奥秘在哪里呢？据原北京医院营养科主任、首长营养保健专家曾煦媛透露，领导们少食多餐、多吃粗粮的科学饮食方式，是长寿的主要原因。

在众人眼中，领导人的饮食，应该是常人难得品尝的山珍海味，而事实并非如此。曾煦媛表示，为首长们配餐，讲究的是少食多餐，种类多样，营养均衡。一般正餐7成饱，外加2顿零食，每样菜吃的都很少，但种类多，每天吃够25种食物。

曾煦媛为领导们安排的食谱如下。早餐是半杯牛奶，1盘凉拌海带丝、胡萝卜丝或青椒丝，1个小麻酱咸花卷，1小碗小米粥或莲子羹；中餐是里面放10种以上食物的什锦砂锅，50克左右的红豆焖饭或薏苡仁饭；晚餐是氽萝卜丝鲫鱼丸子，小米粥。此外，会额外加些水果或酸奶等零食。

食物的烹饪方法也很重要。曾煦媛说，低盐、低脂、高膳食纤维，是必须遵守的原则。蒸、煮、焖、拌、氽等烹饪方法，能够减少营养流失，保证低脂饮食。领导们的饮食正是以上述烹饪方法为主，而炸和炒的食物一般每星期只吃1次。

此外，领导们会多吃健脑、养心的食物，如豆类、杏仁、芝麻、核桃仁、葡萄酒等。

而从事营养工作60多年的原北京军区总医院营养科主任李瑞芬说，领导们很少吃4条腿动物。因为从营养学上来说，4条腿的（猪、牛、羊等）不如2条腿的（鸡、鹅等），2条腿不如1条腿的（菌类），1条腿不如没有腿的（鱼类）。

据报道，享年91岁的已故元老陈云，生前喜欢吃花生，但是严格控制食用量，每天只吃13粒。他的妻子则奉行“五果为助”的原则，饭后要陈云吃2根香蕉或其他水果。

（四）饮食养生谚语

饮食养生谚语生动形象，通俗易懂，又可指导实践。现撷取精要者列于下面，大家共勉。

- 荤素搭配，长命百岁；膏粱厚味，吃坏脾胃。
- 五谷杂粮多进口，大夫改行拿锄头。
- 若要身体壮，饭菜嚼成浆。
- 汤泡饭，嚼不烂。
- 少吃多餐，益寿延年。
- 每餐少一口，活到九十九。
- 不要饥极而食，食不可过饱；不要渴极而饮，饮不可过多。
- 节饮自然脾健，少餐必定神安。
- 暴食暴饮易生病，定时定量可安宁。
- 宁可锅中存放，不让肚子饱胀。
- 一顿吃伤，十顿喝汤。
- 凡食温胜冷，少胜多，熟胜生，淡胜咸。
- 冬吃生姜夏吃蒜，有病不用背药罐。
- 上床萝卜下床姜，不用医生开药方。
- 朝食三片姜，犹如人参汤。

● 要想身体健，食物要新鲜。
● 肉生火，油生痰，青菜豆腐保平安。
● 莫喝空心茶，少吃半夜饭。
● 萝卜杏仁干姜梨，治咳有效不求医。
● 猪胰淡菜汤，消瘦润发不尿糖。
● 只要三瓣蒜，痢疾好一半。

四、作息规律身体好

天人合一，起居应顺应自然阴阳消长规律。

作息，就是工作和休息。要想身体好，工作和休息就应该遵循一定的规律。

(一) 作息的基本规律

作息的基本规律可概括为两句话：一，效法自然；二，合乎自身。

● 效法自然。要做到天人合一，根据自然界的变化来调整自身的作息。老子说的“人法地，地法天，天法道，道法自然”是这一思想的直接来源。人本身就是天地万物的一分子，人的生命也有赖于天地所赋予的物质和条件才得以存在，因此人与天地是相通的。《黄帝内经》曰“人与天地相参也，与日月相应也”，“天地之间，六合之内，其气九州九窍、五脏、十二节、皆通乎天气”，即人与天地自然息息相关，都是按照阴阳五行规律运动和变化的，这是《黄帝内经》天人相应的整体观。这种观念反映在养生方面，就要求人们取法自然，根据自然界阴阳消长及寒暑变化来调摄自身阴阳，使机体与天地自然相通以保持健康。对于一日之内的作息，《黄帝内经》作了如下描述：“故阳气者，一日而主外，平旦人气生，日中而阳气隆，日夕而阳气已虚，气门乃闭。是故暮而收拒，无扰筋骨，无见雾露，反次三时，形乃困薄”。也就是说，人体中的阳气与自然界中的阳气一样，白天运行体外，保卫机体。早上时阳气初生，到中午阳气隆盛，而日落西山时阳气虚衰，人体的汗孔也随之关闭。人体的活动也应该顺应阳气变化的这一规律，在白天阳气旺盛之时工作，在傍晚阳气逐渐收敛时就应该减少活动，不要扰动筋骨，不要触犯雾露。如果违反了阳气盛衰的规律，就会导致身体憔悴衰弱。对于如何根据四季阴阳变化来安排作息，《黄帝内经》也做了精彩论述。它认为春天是万物复苏的季节，人应该晚睡早起，起床后到庭院里散散步，使形体舒缓，精神舒畅，以顺应“春生”之道；夏天是万物繁茂的季节，人应该晚睡早起，不要厌恶白天，少动怒气，保持肌腠宣通，适当进行户外活动，以顺应“夏长”之道；秋天是收容平定的季节，人应该早睡早起，保持心情平静，敛养自己的精神情志，使肺气通利调畅，以顺应“秋收”之道；而冬天是万物闭藏的季节，人应早睡晚起，不要扰动体内的阳气，要保持情绪内敛，注意防寒保暖，不要使皮肤开泄，以顺应“冬藏”之道。总之，如能够很好地顺应自然变化的规律，可使人体正气充足，机体康健，而如果经常违反自然规律，就可能导致人体阴阳气血失调，变生各种疾病，从而折损寿命。

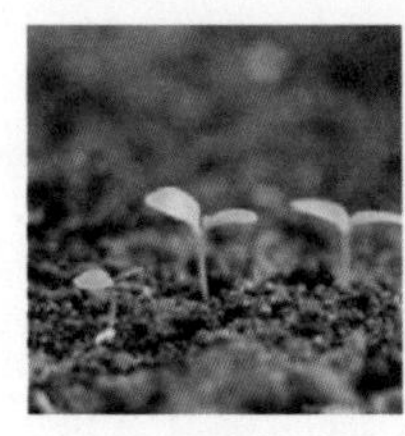
春生

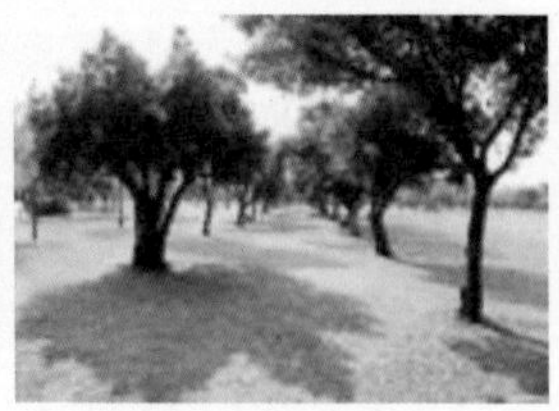
夏长

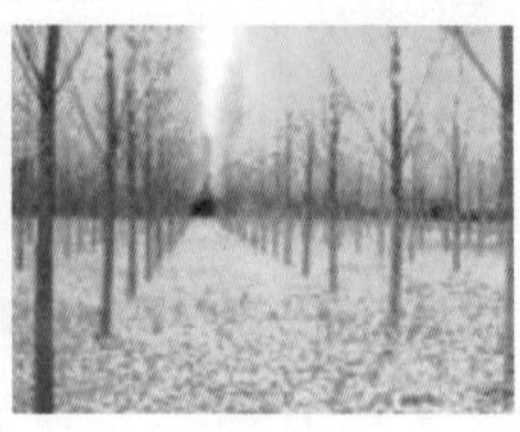
秋收

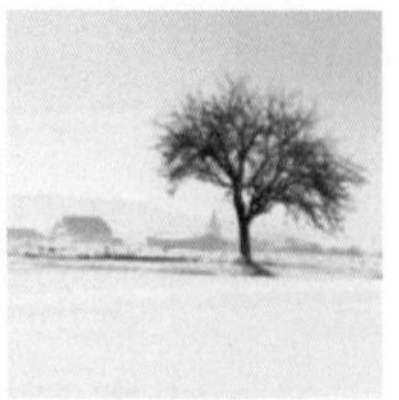
冬藏

● 合乎自身。根据自身情况调节，不能过劳过逸。作息要合乎自身规律，应该是在效法自然的基础上进行的，它是效法自然的补充。人的年龄有长幼之分，体质有强弱之别，比如有人睡6个小时就已足够，有人却睡8

个小时还不解乏；同样的工作量，有人可以轻松完成，而有人却感觉非常吃力，甚至根本无法完成。因此，必须根据自身情况来安排自己的作息，不要盲目追求和别人一样。在感觉疲倦时，就要注意休息；在感觉困乏时，就要注意睡觉。这是根据自身调节作息最基本的原则。

（二）脏腑“值班”时间表

人体有与脏腑相对应的十二条经络，一天也有十二个时辰，它们之间有着一一对应的关系。人体的气血是在十二经络中依次流动的。在某一特定时辰，人体的气血就会流注到某一经络，该经络所属脏腑的功能就比较旺盛，这里，我姑且将这一时辰称为该脏腑的“值班”时间。各脏腑的值班时间如下：

子时：即23点~1点，是胆的值班时间。此时胆进行排毒工作，且这一时辰阴阳交接，宜在熟睡中进行。

丑时：即1点~3点，是肝的值班时间。肝经于此时排毒，宜熟睡。

寅时：即3点~5点，是肺的值班时间。肺有问题的人在这个时候咳嗽会较厉害。

卯时：即5点~7点，是大肠的值班时间。大肠此时要排废弃物，因此晨起之后宜排便。

辰时：即7点~9点，是胃的值班时间。宜进食。

巳时：即9点~11点，是脾的值班时间。脾主运化，此时消化功能较强，为人体提供了充足的能量，所以工作效率很高。

午时：即11点~13点，是心的值班时间。午时又是阴阳交接的时刻，宜午休。

未时：即13点~15点，是小肠值班时间。午餐最好在这一时辰之前吃完。

申时：即15点~17点，是膀胱值班时间。这段时间要多喝水，并适当运动，以助膀胱排除体内废物。

酉时：即17点~19点，是肾的值班时间。肾为封藏之本，故此时宜减少户外活动，回到室内。

戌时：即19点~21点，是心包的值班时间。心包是心的屏障，可代心受邪，此时心包排除邪气，宜休息。

亥时：即21点~23点，是三焦的值班时间。三焦与胆、胃、大肠、小肠、膀胱并列，为六腑之一。三焦可疏通水道，运行水液。此时宜休息，以利于水道的通利。

要想身体好，最好能够参考脏腑的值班时间来安排自己的作息。

（三）白居易的作息安排

唐代大诗人白居易生于公元772年，卒于公元846年，享年74岁，也算是长寿了。白居易青年时代体弱多病，而最终能获得高寿，与其注重养生的生活方式是密切相关的。他有一首名为《作息率有常》的诗作，该诗反映了他一天的生活安排，我们一起来看一下。

《作息率有常》

日出起盥栉，振衣入道场。
寂然无他念，但对一炉香。
日高始就食，食亦非膏粱。
精粗随所有，亦足饱充肠。
日午脱巾簪，燕息窗下床。
清风飒然至，卧可致羲皇。
日西引杖屦，散步游林塘。
或饮茶一盏，或吟诗一章。
日久多不食，有时唯命觞。
何以送闲夜，一曲秋霓裳。
一日分五时，作息率有常。
自喜老后健，不嫌闲中忙。
是非一以贯，身世交相忘。
若问此何许，此是无何乡。

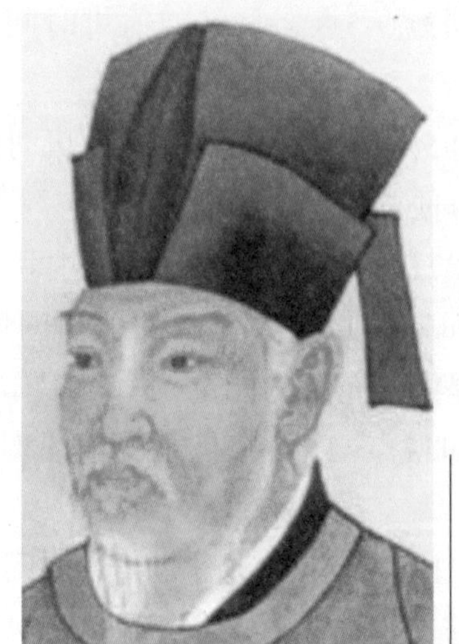

白居易画像

从这首诗可以看出，白居易日出而起，梳洗完毕先静默养神，而后吃早餐。中午休息，傍晚时散步，兼以饮茶吟诗，颐养性情。晚上则听曲休养。整体来看，生活很有规律，符合科学生活方式。

（四）作息养生箴言

下面是一些作息养生方面的箴言，希望对大家有所启发。

● 冬起宜迟，夏起宜早，春睡宜足，午睡宜少。

● 养生莫善于习动，夙兴夜寐，振起精神，寻事去做，行之有常，并不因疲，日益精壮。

● 久视伤血，久卧伤气，久坐伤肉，久立伤骨，久行伤筋，是谓五劳所伤。

● 力视损明，力听损聪。

● 力所不胜而强思之，伤也。力所不任而强举之，伤也。

● 早起不在鸡鸣前，晚起不在日出后。

● 久劳则安闲以保极力之处，久逸则导引以行稍滞之气。

● 春秋冬夏，四时阴阳，生病起于过用。

● 不困不要强睡觉，不冷不要强穿衣。

● 耳不极听，目不极视，坐不至久，卧不及疲。

五、适当运动不显老

《黄帝内经》强调劳逸适度、不枉劳作，因此运动要掌握好“度”。

人们常说“生命在于运动”，世界卫生组织提出健康的四大基石是“合理膳食，适量运动，戒烟限酒，心理平衡”，运动也是其中之一。因此，我们要想健康长寿，日常生活中就一定要进行适当的运动。

（一）运动的要点

我们运动要掌握一定的要点，才会对身体有益。运动的要点包括运动时间的选择、运动量的控制及运动要领的掌握。

● 运动时间的选择。在运动时间的选择上，传统观念认为应以早晨为佳，理由是早晨空气新鲜，且早晨活动肢体可为一天的工作做好准备，其实不然。早晨的空气并不新鲜，这里面有两个原因。其一，各种植物都是在阳光的照射下，才能通过光合作用吸收二氧化碳，释放氧气。在没有阳光的晚上，它们则吸收氧气，而释放二氧化碳。因此，早晨的时候，二氧化碳的浓度比较高。其二，阳光可杀灭各种病菌，因此，有阳光的白天，空气中各种病菌的数量会逐渐下降，而晚上则会逐渐升高。到了早晨，空气中病菌的数量也达到了高峰。早晨除了空气不够新鲜之外，还是心血管系统疾病的高发期，如心肌梗死和心脏猝死等。因为早晨人体血液比较黏稠，易形成血栓；体内去甲肾上腺素浓度也比较大，易引起冠状动脉收缩，甚至痉挛。此时若再进行体育锻炼，特别是运动量大的锻炼，会使心肌耗氧增加，可能会诱发或加重冠状动脉痉挛，从而引起心血管疾病的发生。因此早上并不适合运动，而运动的最佳时机应在下午4点左右。因为此时空气质量较好，人体的阳气也比较充足，现代人多从事脑力劳动，此时运动又能消除一天脑力劳动的疲累，所以为最佳时刻。

● 运动量的控制。运动量应该因人而异。孙思邈在《千金要方》中指出："养性之道，常欲小劳，但莫大疲及强所不能堪耳"，就是说经常有所劳作是养生的方法，但应注意劳作的量，不应该使人感到疲累或不能承受，这可作为运动量的控制原则。因为运动量太小达不到锻炼目的，起不到健身的作用；而当运动量太大超过机体耐受的限度时，也会使身体因过劳而受损。长寿的运动员不多，就是这个原因。

运动量的测定，往往以呼吸、心率等作为客观指标，并且结合运动者自身感觉加以全面测评。运动过程中由于耗氧量增加，呼吸会稍快一些，这属正常现象，但不可过快，呼吸次数以每分钟不超过24次为宜。如出现频繁咳嗽、胸闷和呼吸困难，则应减少运动量或停止运动。如以心率衡量，正常成年人的运动量，以每分钟心率增加到140次为宜。而健康老年人的运动量，以运动后最高心率不要超过170减去年龄数为宜。比如运动者年龄为65岁，则运动后最高心率应掌握在每分钟105次的水平。而如果在运动中出现脉搏次数减少或脉律不整齐，则应立即停止锻炼，并及时就医。测量心率的简便方法就是测量脉搏，对于没有心血管疾病的人来说，两者应该是一致的。对于运动次数来说，最好每天都有一次，每周不要少于3次，每次运动以30分钟为佳。长期运动量偏小的人，加大运动量时应该循序渐进，不要一次增加太多，关键是要持之以恒。如果运动之后，锻炼者食欲增强，睡眠良好，精力充沛，说明这样的运动量是适宜的，可继续坚持或适当加大。反之，如果运动后食欲减退，疲倦失眠，说明运动量过大，应适当减少。如减少运动量后，仍有上述症状，则应及时到医院作身体检查，以排除疾病。

● 运动要领的掌握。运动要想达到养生的目的，就要掌握一定的要领。这一要领就是意守、调息、动形相统一。意守，就是要做到心地清净，精神专注，不要胡思乱想；调息，就是调整呼吸，使其可导气血运行；动形，就是运动中所作出的动作。这三者以意守最为关键，总体是一个由内而外的过程，它们之间的关系是：以意领气，以气动形。这样，在锻炼过程中，内炼精神、脏腑、气血；外炼经脉、筋骨、四肢，从而可使内外和谐，气血畅通，整个机体可得到全面锻炼。传统的养生功法，如太极拳、八段锦等，都遵循这一要领。一些传统功法的初学者，往往只追求外在的动作，而不注意意守和调息，这是舍本逐末之举，是达不到锻炼目的的。其实不但是传统的养生功法可贯彻这一要领，现代的各项运动，如跑步、游泳等，也都可以贯彻这一要领。

（二）运动养生格言

撷取有关运动养生的格言，列于下面，大家共勉。

● 运动劲出来，歇着病出来。

● 冬天动一动，少闹一场病；冬天懒一懒，多喝药一碗。

- 天天练长跑，年老变年少。
- 仙丹妙药灵芝草，不如天天练长跑。
- 夏游泳，冬长跑，一年四季广播操。
- 跳绳踢毽，病少一半。
- 墙靠基础坚，身强靠锻炼。
- 运动好比灵芝草，何苦去把仙方找。
- 练练力出，缩缩病出。
- 一日舞几舞，活到九十五。
- 不靠医，不靠药，天天运动身体好。
- 动则不衰，用则不退。
- 饭后百步走，活到九十九；饭后三百步，不用进药铺。
- 跑跑跳跳浑身轻，不走不动皮肉松。
- 若要身体健，天天来锻炼。
- 静而少动，体弱多病；有静有动，无病无痛。
- 水停百日生毒，人歇百日生病。
- 懒惰催人老，勤劳可延年。
- 伸臂踢腿活活腰，胜过花钱吃补药。
- 铁不炼不成钢，人不动不健康。
- 晚年最贵老来勤，不动只等病来临。

六、要想脾胃好，常吃怀山药

山药调补脾胃，性味平和，老幼皆宜。如加鸡内金，则补脾效果更强。

祖国医学认为“脾为后天之本”，脾胃功能正常与否对健康有着重要

的影响。要想健康长寿，就要顾护好这个后天之本。而怀山药就是后天之本的“贴身侍卫”。

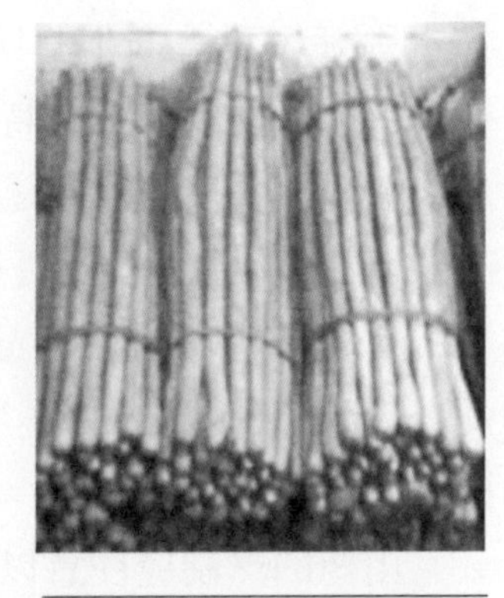
怀山药极品“铁棍山药”

山药在我国中南部省份均有种植，但以古怀庆府（今河南焦作境内）所产山药质量最好，为全国之冠，故药用山药也多称“怀山药”。目前在河南焦作境内，依然大量种植怀山药。而其中的“铁棍山药”因质量高而产量少最为驰名，为怀山药中的极品。

提起山药，还有一个鲜为人知的故事。传说在古时候，河南焦作一带有一个国家，叫野王国。那时战乱不断，野王国是一个小国，常被周边一些大国欺凌。一年冬天，一个大国派军队入侵野王国，野王国的将士虽浴血奋战，但终因寡不敌众而战败。打了败仗的军队在敌军的追赶下逃进了茫茫深山，这时下起了大雪，大国军队的将领认为山高路险，野王国军队进山后必定是死路一条，于是不再追赶，只是封锁了所有的出山道路。逃进深山的将士们饥寒交迫，只好四处寻找可吃的东西。可能是上天相助，他们在山上挖到了一种植物的根茎，吃起来味道可口。这种植物满山遍野都是，他们食用几天之后，感觉体力大增，就连吃了这种植物藤叶的马也强壮了许多。于是士兵们在将军的带领下冲出山林，打败了数倍于自己的敌军，保住了国家。后来，将士们便给这种植物取名“山遇”，意思是在山中遇到的东西。随后越来越多的人开始食用这种植物，人们发现它不但味道鲜美，还具有治病健身的功效，遂将“山遇”改名为“山药”。

《本草纲目》称山药可“益肾气，健脾胃，止泻痢，化痰涎，润皮毛。”中医学认为，山药味甘性平，具有健脾补肺、益气养阴、固肾益精等功效，对脾虚食少、消化不良、体倦便溏等有很好的疗效。山药补而不滞，不热不燥，是食补和药补之上品。

山药食用方法多样，清炒、煲汤、煮粥均可，尤以煮粥最养脾胃。山药煮粥，一般人群均可食用，对于糖尿病、腹胀、慢性肾炎、长期腹泻患者及病后虚弱者最为适宜。村上一位老人已90高龄了，身体还很硬朗，精神也很好。我曾向他打听养生之道，他说：“我也没有什么特殊的养生之道，只是爱吃山药粥而已。”但山药有收涩的作用，所以便秘者不宜食用；有实邪者不宜补，故也应忌食。此外，山药不要与甘遂及碱性药物同服。

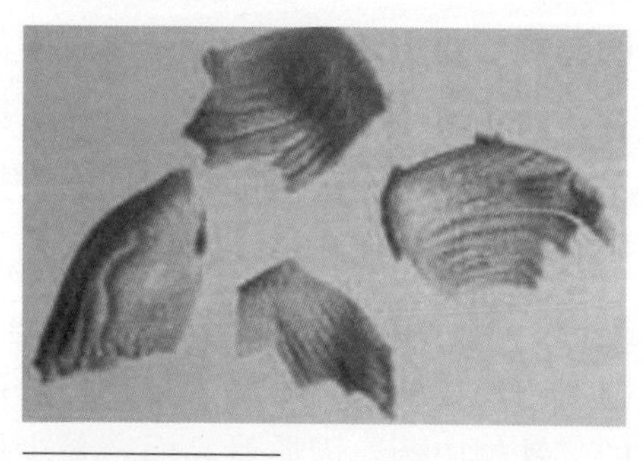

鸡内金图片

山药的烹制应注意以下几点。山药切片后容易氧化，因此切好的山药片应立浸泡在盐水中。山药皮容易导致皮肤过敏，所以食用时最好削皮，削完之后要马上多洗几遍手，要不然就会抓哪儿哪儿痒。

要想取得更好的健脾效果，在煲山药粥时，就应该加入它的“老搭档”鸡内金。

鸡内金就是家鸡的砂囊内壁，其味甘性平，可消食健脾，化坚消石，固精止遗。《本草纲目》说它：“治小儿食疟，疗大人（小便）淋漓，反胃，消酒积”。现代社会饮食极其丰富，逢年过节很容易吃坏肠胃，这时单靠山药力量过于单薄，就需要鸡内金来“救驾”了。

近代名医张锡纯，就曾用鸡内金给病人治疗食积。当年张锡纯在沈阳建立了中国第一家中医院，沈阳城西有一位叫龚庆龄的人，胃脘有硬物堵塞好几年，导致他不思饮食。有人给他介绍张锡纯，他便到张锡纯的中医院求治。张锡纯诊断之后，认为这是他胃中有积，胃气难以下行，阻塞了气机的下降所致。于是大笔一挥，开了两位药：鸡内金一两、生酒曲五钱。龚庆龄一看，这么个简单一个方子能治好病吗？但是既然是张锡纯这个大名医开的，就先吃几服吧。结果服了几服之后，硬物全消，胃口大开，好了。

这就是鸡内金的神奇作用。现在独生子女越来越多，家长视他们为掌上明珠，唯恐他们吃得不好。结果是他们吃得太多、吃得太好，造成肚子胀，不消化，也没胃口了。这就是胃中有食积造成的。这时，用加醋炒的鸡内金研磨冲服，效果是很好的。一般小孩子每天3次，每次吃1克就行了。当然，也可以用和山药一块煲粥的办法，此粥健脾消食，老幼皆宜。

● 山药鸡内金粥

生山药150克，糯米150克，鸡内金10克。生山药去皮洗净切块，鸡内金打碎。先将糯米和鸡内金置锅内，加水浸泡半小时后烧开，再加入山药块，文火煲至米烂，加入调料，即可食用。

七、上床萝卜下床姜，不劳医生开药方

生姜可开胃止吐，还可降低胆固醇，防止动脉粥样硬化的产生。萝卜可帮助消化。

“上床萝卜下床姜，不劳医生开药方”是我国民间的一句谚语，是说晚饭时吃点萝卜而白天吃点姜，对健康大有益处，人就不容易生病，不用去找医生看病了。

为什么会有这种说法呢？这还要先从萝卜和姜的功效谈起。

萝卜种类繁多，包括红萝卜、青萝卜、白萝卜、水萝卜、心里美、胡萝卜等。本文所要介绍的萝卜是除胡萝卜之外的其他品种。萝卜又称莱菔，为我国主要蔬菜之一。元代诗人曾写诗赞美萝卜：“熟食甘似芋，生吃脆如梨。老病消凝滞，奇功真品题。”那萝卜究竟有哪些功效呢？生萝卜味辛甘性凉，煮熟后味甘性平，它可消食导滞，下气化痰、解渴、利尿、止血。因此可用来治疗消化不良、食积、吞酸、吐食、肺热咳嗽、各种出血症及消渴等。《本草纲目》称萝卜：“主吞酸，化积滞，解酒毒，散瘀血，甚效”。因萝卜可消食化积，故晚饭时食用，可以帮助消化，避免饭后不久入睡而造成的消化不良，饮食停滞。

现代研究认为，萝卜中含有葡萄糖、蔗糖、果糖、粗纤维、维生素C、钙、锰、硼等微量元素，以及多种氨基酸。萝卜能诱导人体产生干扰素，增强机体免疫力，抑制癌细胞的生长，因此对于防癌、抗癌有重要意义。它可以促进肠胃蠕动，帮助排除体内的废物。常吃萝卜还可降血脂、软化血管、稳定血压，预防冠心病、动脉硬化等疾病的发生。此外，萝卜不含草酸，不会与食物中的钙结合，是很好的补钙食物。

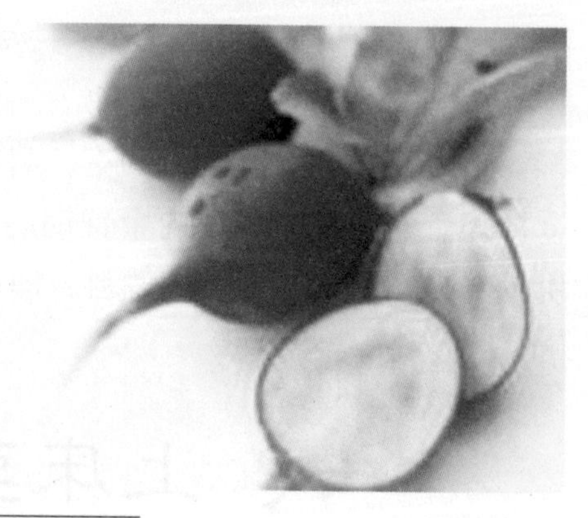

萝卜

萝卜生吃以多汁少辣者为好，一般人群均可食用，但气虚体弱及脾胃虚弱者忌食。此外，在服用人参、西洋参时不要同时吃萝卜，因为参补气，而萝卜下气，作用相反，同吃会影响补益作用。

姜是多年生草本植物姜的根茎。生姜味辛性微温，可发汗解表，温肺止咳，又能温中降逆而止呕、解毒，常用于治疗外感风寒及多种呕吐，前人称之为“呕家圣药”。而干姜是生姜的干燥制品，其味辛性热，可温中散寒，回阳通脉，温肺化饮，常用于脾胃寒证、亡阳证及寒饮伏肺的咳喘。

本文题目中所说的“下床姜”，是指白天吃生姜，因为生姜有开胃之功，且是助阳之品，所以生姜宜在白天食用。我国民众自古就有食用生姜的习惯，春秋时期的儒家创始人孔子就很喜欢吃生姜。他认为姜能通神明，去秽恶，因此“不撤姜食，不多食”，即他一年四季不离生姜，但也不多吃。在那个列国纷争的乱世，孔子却活了73岁，这也许跟他重视食用生姜有些关系吧。宋代大文豪苏轼在《东坡杂记》中更是记述了杭州钱塘净慈寺一位僧号叫聪药王的老和尚，他虽已经80多岁，但却面色红润，目光炯炯。当苏轼向他讨教养生之道时，他“自言服生姜40年，故不老云”。可见生姜的妙处。

生姜除了可作食物之外，还是一味常用的中药，对一些疾病有很好的疗效。如感受风寒或被雨淋后，会出现鼻子不通、流清涕、肚子痛等感冒的前驱症状。这时可用鲜姜25克切片，加上红糖煲水服用，一般很快就可缓解症状，从而避免感冒的发生。除了内服，生姜还可外用。一些患了风寒骨病或关节痛的人，如果患部有冷感，可将鲜姜切碎炒热，用布包好，贴在患处，会收到很好的效果。

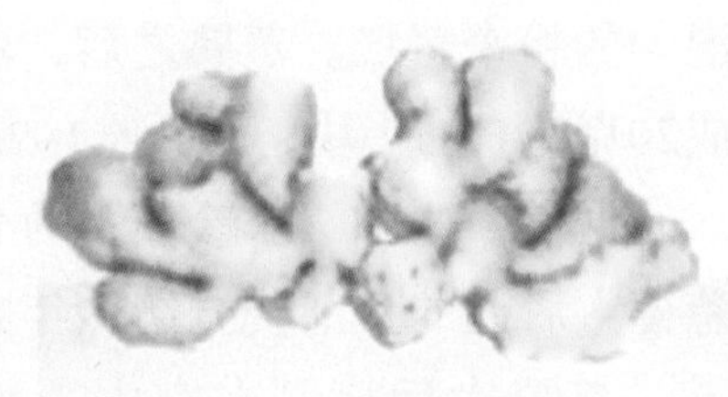

生姜

现代医学研究认为，生姜含有丰富的糖类、蛋白质、脂肪、纤维素、多种维生素和无机盐以及钙、磷、铁等微量元素，还含有姜辣素、姜烯和姜醇等特殊成分。食用生姜可促进消化液分泌、增进食欲，还有止吐、镇痛、杀菌、抗炎、保肝、利胆、延缓衰老等作用。

一般人群均可食用生姜，脾胃虚寒、食欲减退、伤风感冒者尤为适宜。但阴虚内热、邪热亢盛者，以及患有痔疮及高血压病者应忌食。吃生姜一次不宜过多，以免上火；且不要食用烂姜和冻姜，因为姜变质后会产生致癌物质。

八、养生八珍糕

清朝宫廷密膳，长寿皇帝最爱吃的点心。健脾补肾，延缓衰老。

中医学重视脾胃，认为“人有胃气则生，无胃气则死”。既然如此，我们谈养生当然不能绕开脾胃。前面已经谈了一个健脾消食的山药鸡内金粥，这里，再谈一谈另外一种健脾开胃的佳品——八珍糕。

八珍糕的原料组成，有叶天士、陈实功等名医的多个方子，但基本相近。这里，我选择一种最为接近食物的组方，该方由茯苓、芡实、莲子、薏苡仁、山药、扁豆、麦芽、藕粉各100克组成。糕的做法是，将上述原料打粉，加入适量白糖并搅匀，用这种混匀的粉来蒸糕。蒸熟之后，可将糕切成20克左右的小块，每天吃1~2块。

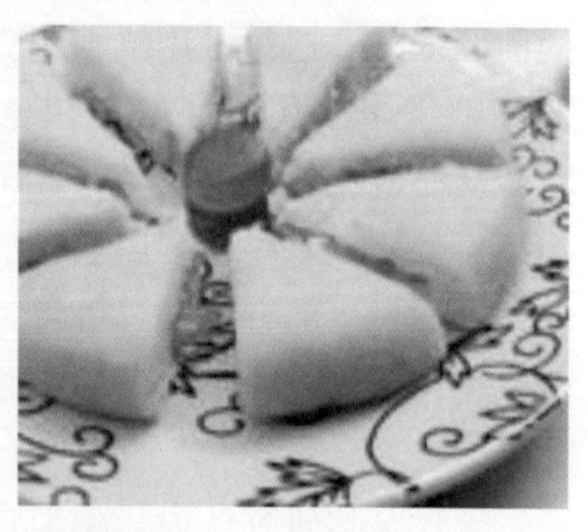
八珍糕

据说，这个“八珍糕”的名称还是慈禧太后起的。清代光绪六年九月的一天，慈禧太后病倒在宫中。她脘腹胀满、茶饭不思、恶心呕吐，还拉肚子，搞得整个人灰灰的没有一点精神。这下可急坏了太医们，谁也不敢轻举妄动，最后由太医李德生率众太医为老佛爷会诊，认为该病是脾胃虚弱所致。太医们又急忙召开会议商讨对策，最终一致认为该给慈禧补脾益胃，他们开了八味既是食物又是药物的处方：茯苓、芡实、莲子、薏苡仁、山药、扁豆、麦芽、藕粉各二两，共研细粉，加白糖七两，用水调和后做成糕点，并给该糕取名“健脾糕”。老佛爷吃了几天这种糕点后，竟完全像换了个人似的，胃口大开，精神饱满，全身也有力气了。慈禧一高兴便将“健脾糕”改称“八珍糕”。从此以后，“八珍糕”就成了慈禧最爱吃的食品之一，不管有病无病，她总喜欢让御膳房为她做“八珍糕”。

“八珍糕”为什么会有如此神奇的功效呢？这还得从它的组分说起。方中茯苓能健脾补中、宁心安神、利水渗湿，它是名方四君子汤的主要成分之一。芡实能补脾除湿止泻、益肾固精。莲子能健脾益气、涩肠止泻、养心安神。薏苡仁可利水渗湿、健脾止泻、清热排脓、除湿痹，为食疗佳品。山药为补益之药，可益气养阴、补脾肺肾。扁豆可健脾、化湿、消暑。麦芽能消食和中、去积除胀。藕粉能养胃滋阴、健脾止泻。故八味相和，健脾开胃之功效更加卓著。

现代社会竞争激烈，长久的思虑及不健康的饮食习惯都会损伤脾胃，造成食欲下降，甚至腹胀拉稀。这时，吃些八珍糕能够及时缓解症状，帮助你恢复健康。而对于老人和小孩来说，八珍糕更是家中必备的佳品。因为小孩脾胃尚弱，而老人脾胃已衰，食用八珍糕可以帮助他们顾护后天之本，从而为健康保驾护航。

去年回家，一位邻居老伯找我看病，他比以前瘦了一圈，精神也差了很多。他说近半年来老是觉得肚子胀胀的，吃饭没有胃口。我又问了他一些其他情况，发现他没有别的问题，就是夏秋季节吃西瓜太多，加上吃冷饭，导致脾胃受损。于是我就建议他自己做八珍糕来吃。几天之后再见到他，他很高兴地告诉我已经好多了。

上面这一组方所做成的八珍糕重在健脾，我们可以叫它健脾八珍糕。对健脾八珍糕进行适当加减，取其中的芡实、莲子、麦芽、山药四味，另外加上板栗、枸杞子、核桃仁和黑芝麻，则做成的八珍糕功能偏重补肾，我们可以叫它补肾八珍糕。补肾八珍糕适用于脾肾虚弱、腰膝酸软者食用。

肾和脾为先后天之本，上述八珍糕一重在健脾、一重在补肾，均可收到延年益寿之功，因此我将它们统称为养生八珍糕。

九、延缓衰老中药介绍

人参、当归、黄芪、枸杞子、何首乌、山楂、大枣。

（一）人参

很久以前，山西五台山的一座古寺，住着一师一徒两个和尚。老和尚好吃懒做，把小和尚当长工使唤，折磨得小和尚面黄肌瘦。有一次，老和尚下山去了，留小徒弟一人在寺庙里干活，这时不知从哪里来了一个穿红兜肚的小孩，很勤快地帮小和尚做事。从此，只要老和尚不在，小孩就来帮小和尚干活。时间一长，老和尚见小和尚面色红润，再多的活也能干完，感到很奇怪。于是他把小徒弟叫来，威逼盘问。出于无奈，小和尚只好说出了实情。老和尚心想，这荒山野岭的，哪来的红兜肚小孩呢？难道是传说中的人参？这可是个好东西啊！于是他眉头一皱，计上心来。他从箱子里取出一根红线，穿上针，交给小和尚，说："等那孩子再来的时候，你悄悄把这根针别在小孩的红肚兜上"。第二天，老和尚早早下了山。红兜肚的小孩来了之后，小和尚本想把实情告诉他，但又怕老和尚打骂，最后只好在小孩回家时，按老和尚交代的做了。第三天清晨，老和尚拿着镐头，顺着红线，找到一棵老松树旁，发现那根针插在一棵人参叶上。他高兴极了，举镐就刨，挖出了一个"参童"来。老和尚把"参童"带回寺后，马上放进锅里，加了水，盖上锅盖，并压上石头。然后，叫来小和尚生火烧煮。恰在这时，老和尚的朋友有急事找他下山，老和尚推辞不掉。临走时，老和尚对小徒弟吼道："我不回来，不准揭锅！"老和尚走后，锅里不断喷出奇异的香气。小徒弟经不住诱惑，揭开了锅盖，看到锅里煮着一只从没见过的东西。小和尚掐下一块放进嘴里一尝，又甜又香！于是，他不管三七二十一把它吃光了，连汤也喝个精光。就在这时，老和尚急急忙忙地赶了回来。小徒弟一急，拔腿就跑，忽然觉得身体轻飘，接着便腾空飞去。老和尚一看，知道"参童"让小徒弟偷吃了，懊悔莫及。

这则关于人参的传说，反映了人们对于这种酷似人形的中药的崇拜。在这里，人参被认为是可以服之成仙的神草。这种认识并非毫无根据，在我国第一部药物学著作《神农本草经》中，人参就被列为"轻身益气不老

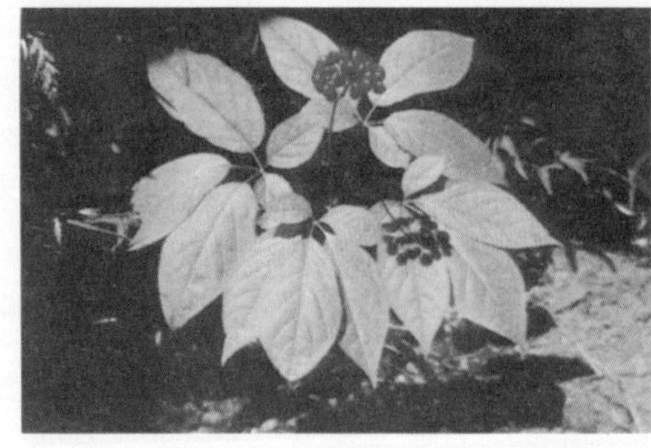

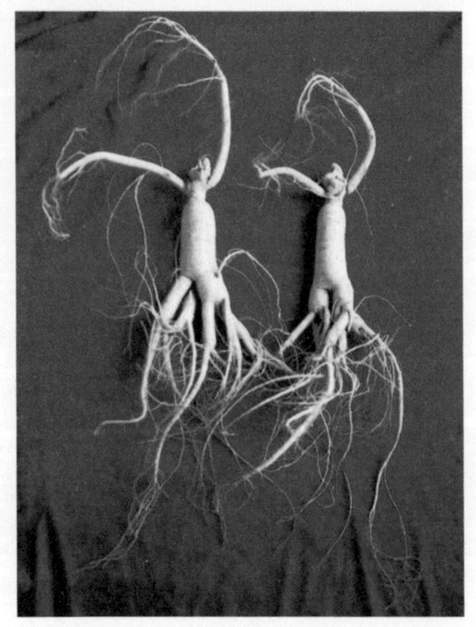

人参

延年”的上品，有“补五脏，安精神，定魂魄，止惊悸，除邪气，明目，开心益智”的功效。李时珍在《本草纲目》中更是对人参推崇备至，认为它几乎是一种包治百病的神药。

人参，味甘微苦性温，可大补元气，补脾益肺，生津止渴，安神益智。常用于久病重病所造成的元气亏虚、脉微欲绝，肺气虚弱的气短懒言、脉虚自汗，脾气不足的体倦乏力、食少便溏以及气血亏虚的心悸、失眠、健忘等症状。对于具有上述症状的人，服用人参是最为适宜的。

现代医学研究认为，人参确有延缓衰老的效果。人参中含有抗氧化剂的成分，可以预防自由基对机体的破坏，而自由基是导致衰老的一个重要因素。人参可以提高人体的免疫力，从而减少疾病的发生。它还有抗肿瘤作用，能够抑制癌细胞的增殖，并将病态的细胞转变成正常的细胞。它可以提高体力和脑力，服用人参者比未服用者能更快地完成工作，并较少出差错。

服用人参虽然有很多益处，但也不可滥用。实证、热证而正气不虚者忌服。体质壮实毫无虚象的人，也不可妄用。如果误用或多用，不但无益，反而有害。另外，服食人参要注意季节，一般来讲，秋冬季节天气凉爽，比较适宜服用；而夏季天气炎热，则不宜进食。

人参的食用方法也很讲究，有炖服、磨粉吞服、嚼食、冲茶、泡酒及炖煮食品等多种方法。炖服是将人参切成薄片，放入瓷碗内并加水，密封碗口，置于锅内蒸炖4~5小时，然后服用，保健量每次5~10克即可。磨粉吞服，就是将人参磨成细粉，每天吞服，其用量视个人体质而定，一般每次1~1.5克。嚼食是以参片含于口中细嚼，是最简单服用方法，服用量与吞服相同。冲茶，是将3~5克参片用开水冲泡，闷盖5分后即可饮用。泡酒，是将整条人参或者适量的参片装入瓶内用酒浸泡，酌情饮用。炖煮食品，是将人参和瘦肉、小鸡、鱼等食物一起烹炖，可除人参之苦味，又可获滋补强身之效。

人参反藜芦，畏五灵脂，恶皂荚，所以人参不要与这三味中药同服。此外，服用人参时不宜服莱菔子，不宜吃白萝卜或喝茶，因为它们会影响人参的补力。

除内服外，人参还可外用。人参浸出液可被皮肤缓慢吸收，它可调节皮肤的水油平衡，扩张皮肤毛细血管，促进血液循环，从而增加皮肤营养，增强皮肤弹性，防止皮肤脱水、老化、起皱。人参活性物质还可抑制黑色素的产生，使皮肤保持白皙。人参加在洗发剂中能增加头发的营养，提高头发的韧性，减少脱发、断发，对损伤的头发具有保护作用。将参片浸入50%医用甘油，10日后即可使用。也可将人参煎成浓汁，冷藏保存使用。

使用时要注意各种人参的区别。野山参为参中之上品，它的补益力较大，年代久远者更佳，但资源少，价值昂贵。园参即人工栽培的人参，其补力不及山参，因加工方法不同，园参又可分为生晒参、红参、白参和参须等规格。其中红参和生晒参质量较好，白参较差，参须更次。生晒参和白参适用于气阴不足者，红参因性偏温，适用于阳气虚弱者。

（二）当归

民间流传着这样一句谜语：丈夫外出三年整——当归。据说，很早以前，四川万宝山五十里外，住着一对年轻夫妇，男的叫陈贵生，女的叫桃花。夫妇俩，男耕女织，相亲相爱，生活过得幸福美满。但美中不足的是，婚后5年，桃花尚未生育，而且身体消瘦，气色不佳，莫非是得了血脉不和的病症么?于是，贵生就告辞妻子，去万宝山寻找调理气血的草药。临别时对妻子说：“你等我三年，若到时不归，你就改嫁。”3年后，贵生满载着挖得的草药回家来了。桃花吃了贵生挖的药后很是有效。后来，人们就将此药叫当归。

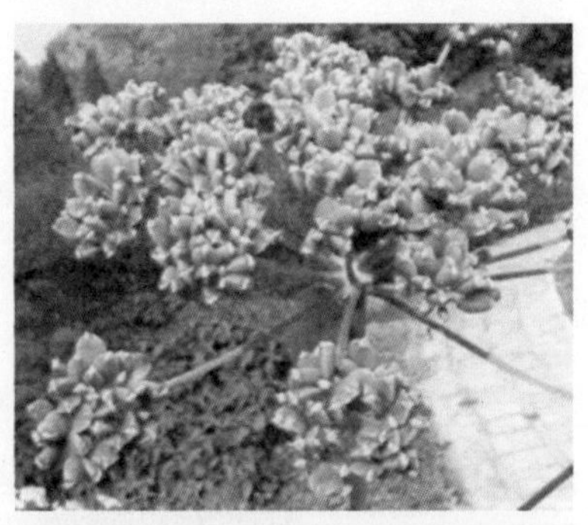

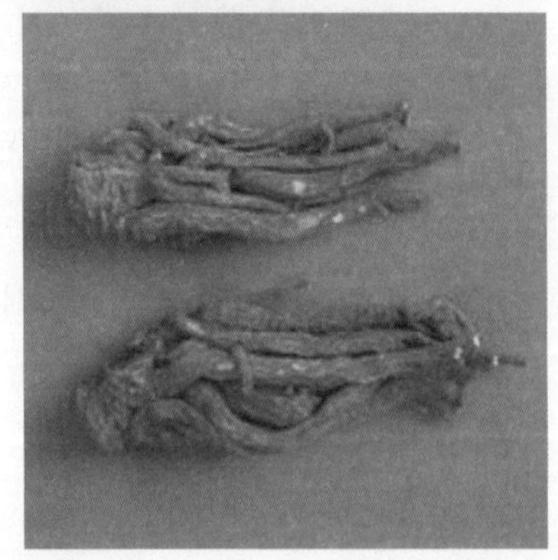

当归

当归性温，味甘、辛，是一种多年生

草本植物，药用其根，主产于我国四川、甘肃、陕西、云南、湖北等省区。根据产地和药用部位与加工炮制的不同，有当归、西当归、归头、归身、归尾、全当归、油当归、酒当归、炒当归、当归炭等多种名称。由于它对妇女的经、带、胎、产各种疾病都有治疗效果，所以中医称当归为“女科之圣药”。

当归主要的功能主要是补血活血，调经止痛，润肠通便。用于血虚萎黄、眩晕心悸、月经不调、经闭痛经、虚寒腹痛、肠燥便秘、风湿痹痛、跌扑损伤、痈疽疮疡。祖国医学认为，当归味甘而重，故专能补血，其气轻而辛，故又能行血，补中有动，行中有补，为血中之要药。因而，它既能补血，又能活血，既可通经，又能活络。凡月经不调，痛经，血虚闭经，面色萎黄，衰弱贫血，子宫出血，产后瘀血，倒经(月经来潮时，出现口鼻流血)等妇女的常见病，都可以用当归治疗。当归入肝、心、脾和大肠经，通过长期的临床观察，中医早已明确其补血活血、调经止痛、润肠通便等主要功能。正如清代《本草经百种录》所说：“当归为血家必用之药……。实为养血之要品。”若分用，当归身长于补血、润肠，当归尾长于活血止痛。

现代医学研究对当归有了新的认识。它含有挥发油、有机酸、氨基酸、维生素、微量元素等多种物质，能显著促进机体造血功能，升高红细胞、白细胞和血红蛋白含量，抑制血小板凝聚，抗血栓，调节血脂，抗心肌缺血、心律失常，扩张血管，降低血压，调节子宫平滑肌。还能增强免疫、抗炎、保肝、抗辐射、抗氧化和清除自由基等。

当归的用法很多，既可内服，也可外用。内服可将当归研磨成粉，每次取10~20克泡开水冲服，是补血益气抗衰老的最好方法。外敷可用当归粉5克加纯净水，调成糊状敷脸，可美容抗衰老。当归还可以食疗，张仲景的《金匮要略》中就记载了当归生姜羊肉汤的做法：取当归15克，生姜30克，羊肉500克（切片），加水煮汤，再以食盐、葱花调味，分2～3次食用。用于虚寒腹痛、产后血虚腹痛及体质虚弱，阳气不足，畏寒肢冷者。

总之，在中药的大家族里，凡是涉及血症，几乎都要用到当归，人以气血为根本，养血、活血、生血的当归，会让我们的生命花朵更加娇艳美丽，楚楚动人。

（三）黄芪

相传古时有一位善良的老中医，姓戴名糁，善针灸术，为人厚道，待人谦和，一生乐于救助他人，后因救坠崖儿童牺牲。老人形瘦，面色淡黄，人们称他为“黄耆”以示尊敬，意为面黄肌瘦的老者。老人去世后，人们为纪念他，便将其墓旁生长的一种草药起名为“黄芪”。

黄芪的药用历史，迄今已有2 000多年了，始见于汉墓马王堆出土的帛书《五十二病方》，《神农本草经》也将其列为上品。明·《本草纲目》载：“耆，长也，黄耆色黄，为补者之长故名……。”《本草汇言》载：“黄芪，补肺健脾，卫实敛汗，驱风运毒之药也……。”《本草逢原》载：“黄芪能补五脏诸虚，治脉弦自汗，泻阴火，去肺热，无汗则发，有汗则止。”黄芪的入药用途十分广泛，有人曾经把中国的古药方用计算机进行统计处理，筛选出了25味最常用的中药，黄芪排在第11位，它的应用范围涉及内、外、妇、儿、五官、骨伤科等，有一药多能的美誉。

黄芪味甘，性微温，入脾经、肺经，有补中益气、止汗、利水消肿、除毒生肌的功效，兼有升阳、益卫固表、脱疮生肌的作用，主治肺脾气虚咳喘、气虚自汗、气虚水肿尿少、气血不足之贫血、气虚血滞之偏枯等病症。中医认为，黄芪是重要的补气药，全身之气皆能补益，所以，清代名医黄宫绣在《本草求真》一书中将黄芪推崇为“补气诸药之最”。与人参相比，黄芪的补气之力虽不及，但人参没有升阳、固表、内托、利水的功效。

黄芪是百姓经常食用的纯天然品，产于我国华北诸省区。黄芪来源于豆科植物黄芪或内蒙黄芪的干燥根。清朝绣宫内称其为“补气诸药之最”，民间也流传着“常喝黄芪汤，防病保健康”的顺口溜，意思是说经常用黄芪煎汤或用黄芪泡水代茶饮，具有良好的防病保健作用。黄芪和人参均属补气良药，人参偏重于大补元气，回阳救逆，常用于虚脱、休克等急症，效果较好。而黄芪则以补虚为主，常用于体衰日久、言语低弱、脉细无力

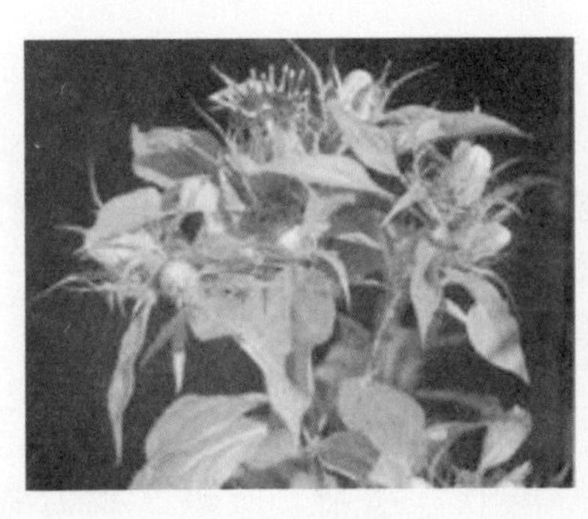
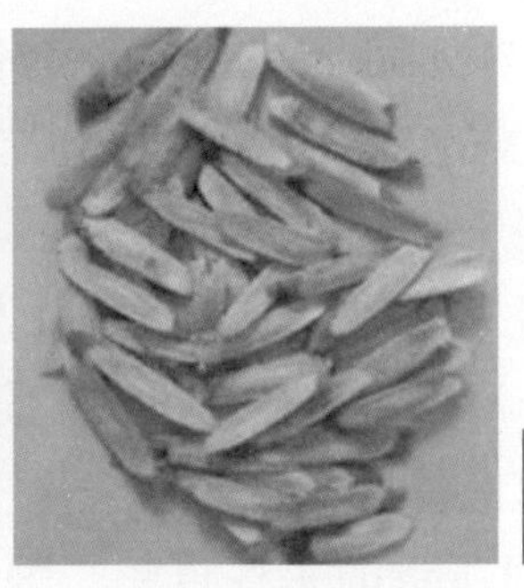

黄芪

者。有些人一遇天气变化就容易感冒，中医称为“表不固”，可用黄芪来固表，常服黄芪可以避免经常性的感冒。

中国的药剂师将黄芪用作增进能力和抵抗疾病的良药，现代医学研究表明，黄芪含皂甙、蔗糖、多糖、多种氨基酸、叶酸及硒、锌、铜等多种微量元素，有增强机体免疫力、保肝、利尿、抗衰老、抗应激、降压和较广泛的抗菌作用。能消除实验性肾炎蛋白尿，增强心肌收缩力，调节血糖含量。黄芪不仅能扩张冠状动脉，改善心肌供血，提高免疫功能，而且能够延缓细胞衰老的进程。

黄芪含有丰富的微量元素——硒。硒对人体来说是非常重要的微量元素，它能提高机体对疾病的抵抗能力，并延缓细胞衰老，同时也是一味抗癌防癌的中药新秀。

黄芪多服久服方能见效：《伤寒》不用黄芪，《金匮》罕见四逆，可见黄芪是内伤杂病的用药。岳美中先生经验，“黄芪之于神经系统疾患之瘫痪麻木消削肌肉等确有效，且大症必须从数钱至数两，为一日量，持久服之，其效乃效”。黄芪以10~30g为常用范围，大剂量可达120g甚至更多。但表实邪盛，气滞湿阻，食积停滞，痈疽初起或溃后热毒尚盛等实证，以及阴虚阳亢者，均须禁服。

（四）枸杞子

盛唐时代，据说有一天，丝绸之路来了一帮西域商贾，傍晚在客栈住宿，见有一女子斥责一老者。商人上前责问：“你何故这般打骂老人？”

那女子道："我训自己的孙子，与你何干？"闻者皆大吃一惊。原来，此女子已200多岁，老汉也已是九旬之人。他受责打是因为不肯遵守族规服用草药，弄得未老先衰、两眼昏花。商人惊诧之余忙向女寿星讨教高寿的秘诀。女寿星见使者一片真诚，便告诉他自己四季服用枸杞子子。后来枸杞子传入中东和西方，被那里的人誉为东方神草。

枸杞子有滋补肝肾、强壮筋骨、养血明目、润肺止咳之功效。可用于治疗肝肾阴虚所致的头昏目眩、腰膝酸软、遗精、咳嗽、视力减退等病症，尤其适宜于老年人服用，有延年益寿的效果。我国历代的医学家、养生家都很重视枸杞子。《本草纲目》载有枸杞子治病强身药方多达33条。葛洪、陶弘景、孙思邈等历代医学界的老寿星都很喜欢喝枸杞子酒。我国民间也有炮制枸杞子酒的习俗，并把它叫做"却老子"，意思是远离衰老。枸杞子，自古就被用于明目，"要想眼睛亮，常喝枸杞子汤"，所以老百姓又把它叫做"明眼草子"。

枸杞子中的维生素C含量比橙子高，β-胡萝卜素含量比胡萝卜高，铁含量比牛排还高。更吸引人的一点是，枸杞子所起到的壮阳功能令人喜出望外。枸杞子作为药食两用的进补佳品，有多种食用方法。枸杞子一年四季皆可服用，夏季宜泡茶，但以下午泡饮为佳，可以改善体质，利于睡眠。但要注意的是，枸杞子泡茶不宜与绿茶搭配，适合与贡菊、金银花、胖大海和冰糖一起泡，用眼过度的电脑族尤其适合。冬季枸杞子宜煮粥，它可以和各种粥品搭配，枸杞子炖羊肉也是很适合冬天食用的。家常炒菜加入枸杞子后口感颇佳，如枸杞子炒蘑菇就是一道色香味俱佳的素菜。枸杞子玉米羹鲜香可口，色泽美观。对于女性而言，常吃枸杞子还可以起到美白养颜的功效。枸杞子性味甘、平，归肝肾经，具有滋补肝肾，养肝明目的功效，常与熟地黄、菊花、山药、山茱萸等药同

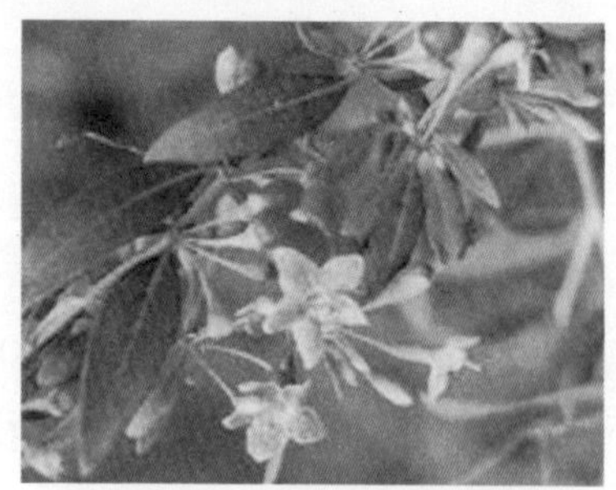

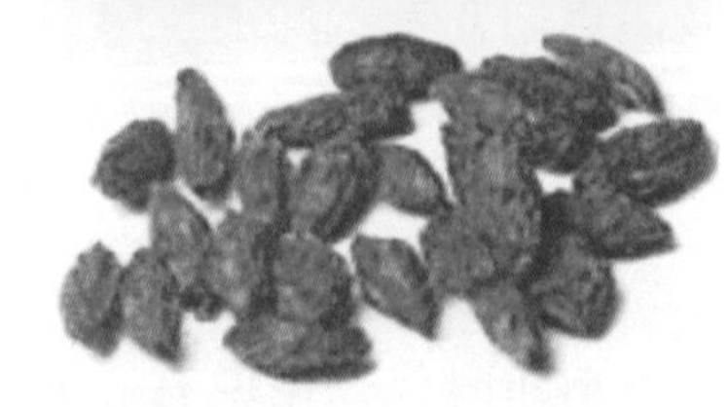

枸杞子

用。枸杞子全身都是宝，能补虚生精，用来入药或泡茶、泡酒、炖汤，如能经常饮用，便可强身健体。枸杞子的叶、花、根也是上等的美食补品。现代医学研究表明，它含有胡萝卜素、甜菜碱、维生素A、维生素B_1、维生素B_2、维生素C和钙、磷、铁等，具有增加白细胞活性、促进肝细胞新生的药理作用，还可降血压、血糖、血脂，防止动脉粥样硬化和有利于糖尿病人的治疗和康复；抑制脂肪在肝细胞内沉积和促进肝细胞新生的作用，能保护肝脏；还能促进造血功能，预防贫血。

民间以枸杞子益身健体的办法很多，举例如下：

补血：可用枸杞子鸡血藤饮补血，枸杞子20克，鸡血藤15克，水煎服。

安神：食用枸杞子龙眼粥对血虚失眠效果较好。取枸杞子10克，龙眼肉15克，大枣4个，粳米100克，洗净加水熬粥食用。

明目：常喝枸杞子菊花茶能起到养肝明目的功效。取枸杞子15克，菊花10克，用沸水冲泡，作茶饮。

乌发：将枸杞子60克，核桃仁12个，小黑豆100克，加水熬煮取浓汁，置于冰箱内，每日早晚各服30毫升。

美容：将枸杞子500克，生地黄150克，共研细末。每次15克，以开水冲服，每日3次。

任何滋补品都不要过量食用，枸杞子也不例外。一般来说，健康的成年人每天吃20克左右的枸杞子比较合适；如果想起到治疗的效果，每天最好吃30克左右。现在，很多关于枸杞子毒性的动物实验证明，枸杞子是非常安全的食物，里面不含任何毒素，可以长期食用。

枸杞子虽然具有很好的滋补和治疗作用，但也不是所有人都适合服用的。由于它温热身体的效果相当强，正在感冒发烧、身体有炎症、腹泻的人，最好不要吃。

（五）何首乌

民间流传服用何首乌可延年不老，这其中还有一段传奇故事。相传在很早以前，顺州南河县有一个叫田儿的小伙子，从小体弱多病，骨瘦如柴，眩晕无力，于是外出寻求民间草药治病疗疾。一日，他走到一座庙宇前，腹中饥饿、体力不支，晕倒在地，拜庙里道士为师，精心修炼道术，潜心钻研导引，以强体魄，身体大有进步。一晃30年过去了，田儿50有余，未曾婚娶，一日与朋友相聚多饮了几杯酒，回来在小路上醉卧不醒，朦胧中似见2株3尺余长的藤蔓，相交在一起，久久不散，散后不久再度相交，如此往复不止。田儿看到此情景，心中诧异，顿时酒醒，发现自己躺在路旁的藤蔓之下，于是好奇地挖出藤蔓下的根，其形状大小、粗细、长短不一，回庙宇请教道长乃至众道士，都不知是什么植物。

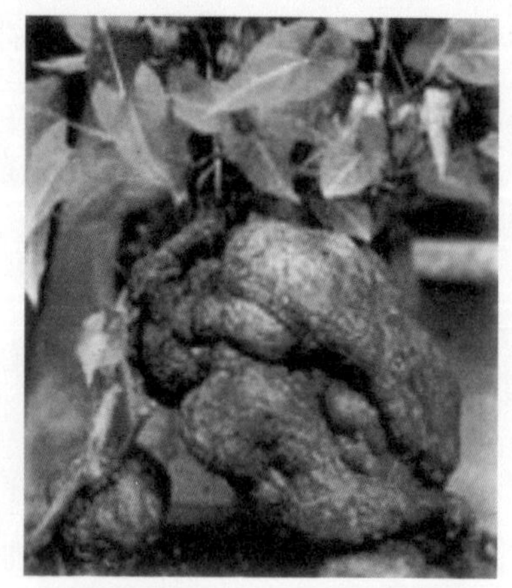

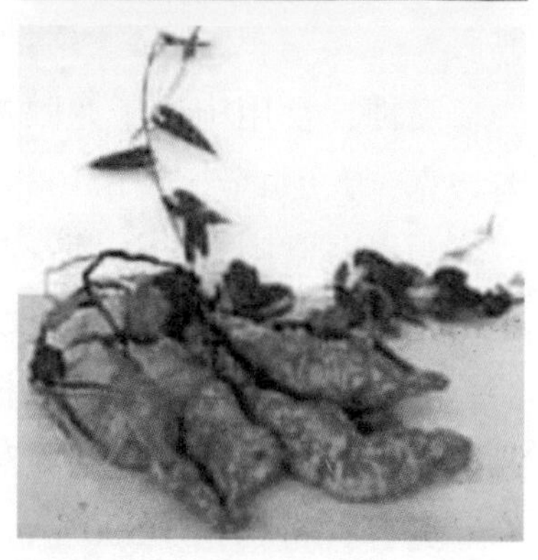

何首乌

后来，上山偶遇一山中长发老者，其步履快捷，耳聪目明，须发乌黑，田儿问老者请教这是何物，并将梦境告与老者。老者说道，此藤所呈相交之象，确实令人奇怪，但似有龙凤呈祥之兆，这是上天降给你的祥瑞，赐给你的神药，不妨服之试试。田儿感到有道理，嘴里说道多谢指教，抬头发现老者已不知去向，不由得惊出一身汗。田儿回去后将这种根晒干研成粉，每日服之，服了一段时间，感到日渐强壮，宿疾自愈。服了一年多，田儿的须发变得乌黑，容颜润泽红光满面，似有返老还童之象，且在花甲之年娶一妙龄之女为妻，竟生儿育女。田儿喜上眉梢，将名字改为能嗣，并将此药的服法传授到儿子延秀，又传给孙子何首乌。首乌服了此药后，须发乌黑至年老不变，体质强健，子孙满堂，首乌年值130岁时，仍须发未白，乌黑油亮如年轻小伙子，乡邻百姓来请教首乌服什么长生不老药，首乌拿出这怪状根块介绍给乡亲，但百姓谁也不知道为何物，一位头领说，那就叫它何首乌吧！何者，是首乌之姓也。从此何首乌延年不老的效用流传到民间，后被后世医家收录于本草之内作为药物。

何首乌，味苦、甘涩，性微温。入肝，肾经。功能养血滋阴，润肠通便，截疟，祛风，解毒。主治血虚头昏目眩，心悸，失眠；肝肾阴虚之腰膝酸软，须发早白，耳鸣，遗精，肠燥便秘，久疟体虚，风疹瘙痒，疮痈，瘰疬，痔疮。

制何首乌功善补肝肾、益精血、乌须发，治血虚萎黄，失眠健忘，常与熟地黄、当归、酸枣仁等同用。与当归、枸杞子、菟丝子等同用，治精血亏虚、腰酸脚弱、头晕眼花、须发早白及肾虚无子，如七宝美髯丹（《积善堂方》）；亦常配伍桑椹子、黑芝麻、杜仲等，用治肝肾亏虚、腰膝酸软、头晕目花、耳鸣耳聋，如首延寿丹（《世补斋医书》）。

生何首乌有截疟、解毒、润肠、通便之效，若疟疾日久、气血虚弱，可用生何首乌与人参、当归、陈皮、煨姜同用，如何人饮（《景岳全书》）；若瘰疬痈疮、皮肤瘙痒，可配伍夏枯草、土贝母、当归等药（《本草汇言》）；也可与防风、苦参、薄荷同用煎汤洗，治遍身疮肿痒痛，如何首乌散（《外科精要》）；若年老体弱之人血虚肠燥便秘，可润肠通便，与肉苁蓉、当归、火麻仁等同用。

何首乌虽好，但大便清泄及有湿痰者不宜，而且，食用何首乌也要考虑与其他食物配合的宜忌。《何首乌传》“忌猪肉、血、无鳞鱼”，《开宝本草》“忌铁”，《宝庆本草折衷》“恶萝卜”，《本草纲目》“忌葱、蒜”。

（六）山楂

山里有户人家，种着一些山坡地，有两个孩子。老大是前妻留下的，老二是晚娘生的。晚娘把老大看做眼中钉，为了能让亲生的儿子独吞家产，她天天盘算着暗害老大。可是，该怎么下手呢？一不能拿刀杀，二不能推下河。她盘算来盘算去，想出了这么个损主意——设法让这孩子生病，活活地病死他！

凑巧，爹要出门做生意，嘱咐儿子听娘的话。爹刚出门，晚娘就对老大说：

“家里这么多活儿，你得分几样干！”

“让我干什么呀？”

“你年纪小，看山去吧。我给你做好饭带着。”

从此，老大就每天风里来雨里去地到山上看庄稼。狠毒的晚娘每天故意给他做些半生不熟的饭带着。老大人又小，整天在野地里吃这种饭哪里消化得动，日久天长就闹开了胃病。他的肚子时而疼，时而胀，眼瞧着一天天变瘦了。老大跟晚娘说：“妈，这些日子我一吃这夹生饭肚子就疼得厉害！”晚娘张口就骂了他个狗血喷头：“才干了这么点活儿就挑饭！哼，就是这个，爱吃不吃！”老大不敢还口，只好坐在山上哭，山上长着许多野山楂。老大实在咽不下晚娘的夹生饭，他吃了几个野山楂，觉着这东西倒是充饥又解渴。于是，老大就天天吃起山楂来了。谁想吃来吃去，肚皮不胀了，胃也不疼，吃什么也都能消化了。晚娘很奇怪：“这小子怎么不但不死反倒胖起来了，莫非有什么神灵保护他？”

从此，她就把邪心收了，不敢再害老大了。

又过了些日子，爹回来了。老大把前后经过告诉了爹，做生意的人脑子快，他断定山楂一定有药性，就用它制成药，卖给病人吃。后来，果然发现山楂有健脾和胃、消食化瘀的作用。

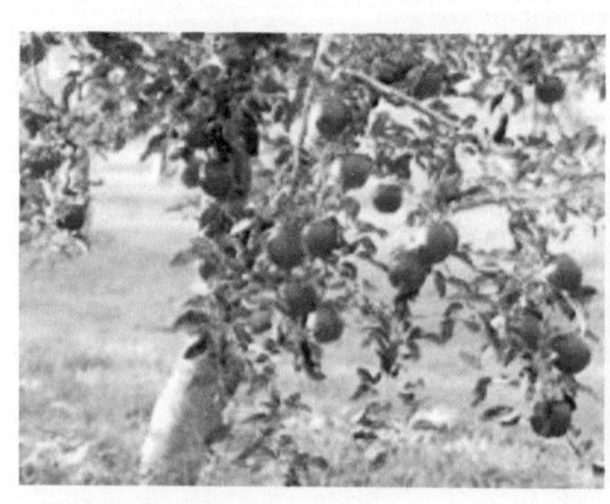

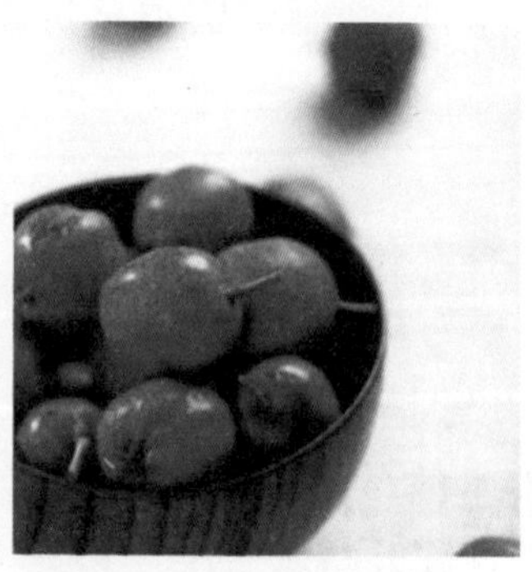

山楂

山楂有重要的药用价值，自古以来，就是健脾开胃、消食化滞、活血化痰的良药。山楂以果实作药用，性微温，味酸甘，入脾、胃、肝经，有消食健胃、活血化瘀、收敛止痢之功能，对肉积痰饮、痞满吞酸、泻痢肠风、腰痛疝气、产后儿枕痛、恶露不尽、小儿乳食停滞等均有疗效。中国古代医学家早已重视山楂的软坚消积作用。煮老鸡硬肉时，加几颗山楂即易烂，说明它有消积肉食的作用。中成药焦三仙、保和丸、山楂丸等均以山楂为其主要成分。现今，已有50多种中药配方以山楂做原料，如常见的开胃健脾药有“山楂丸”、“焦三仙”等。

山楂中含有的牡荆素等化合物具有抗癌作用，常食用山楂有利于防癌。据报道，山楂片水煎液可延长长瘤动物的寿命，如可抑制小鼠艾氏腹水癌细胞作用，对人的子宫颈癌TCC-26抑制率达70%；鲜山楂具抗噬菌体作用，说明有抗癌活性。

山楂的果胶含量居所有水果之首，达6.4%。据最新研究，果胶有防辐射的作用，从体内带走一半的放射性元素（锶、钴、钯等）。果胶还有吸附和抗菌性质，可从肠子上去除细菌、毒素并束缚住水分，因此，可治泻肚。山楂中还含有丰富的钙和胡萝卜素，钙含量居水果之首，胡萝卜素的含量仅次于大枣和猕猴桃，最适于小儿食用。

现代研究认为，山楂能防治心血管疾病，具有扩张血管、强心、增加冠脉血流量、改善心脏活力、兴奋中枢神经系统、降低血压和胆固醇、软化血管、利尿和镇静作用。山楂酸还有强心作用，对治疗老年性心脏病也有益处；它能开胃消食，特别对消肉食积滞作用更好，很多助消化的药中都采用了山楂；山楂有活血化瘀功效，有助于解除局部瘀血，对跌打损伤有辅助疗效；山楂对子宫有收缩作用，在孕妇临产时有催生之效，并能促进产后子宫复原；山楂所含的黄酮类、维生素C、胡萝卜素等物质，能阻断并减少自由基的生成，能增强机体的免疫力，有防衰老、抗癌的作用；山楂中有平喘化痰、抑制细菌、治疗腹痛腹泻的成分。

山楂可单味或与其他食物、药物配伍以提高其食疗作用，如山楂片、果丹皮、山楂糕等都有强心、降血压、降血脂、柔和血管、促进消化等功能，是动脉硬化、消化不良和缺少胃酸患者的理想食品。山楂单味加红糖制成独圣散，可活血化瘀、促进食欲、帮助消化，适用于产后瘀血、停阻的儿枕痛。

山楂加麦芽、神曲等制成的焦三仙，可用于消化不良、饮食停滞的腹满、嗳气、不思食等症状；山楂与枳壳相配能消积散痞，用于食滞脘腹饱满，山楂与木香相配能消食、积腹满胀痛；山楂与川芎相配能行血止痛，再加当归能散瘀止痛，用于产后恶露不止。

山楂15克与罗布麻叶6克、五味子5克及冰糖制成降压茶，久服可降低血脂、血压，防治冠心病。山楂片15克加菊花10克、草决明15克水制代茶，可制成菊楂决明散，能润肠通便、降压降血脂，适于高血压兼冠心病患者饮用。山楂15克加荷叶12克，水煎代茶制成山楂荷叶饮，能降压降血脂、扩张血管，适于高血压兼高血脂患者饮用。山楂10克、肉桂6克加红糖，可制成桂皮山楂煎，能温经散寒、活血化瘀，适用于妇女有寒邪、月经延期及痛经。生山楂60克去核干燥研粉，加鸡内金干燥粉30克制成山楂内金散，每次15克，用刘寄奴15克煎汤加红糖送服，每日3次，治疗闭经甚验。山楂50克加益母草50克水煎加红糖收膏，制成山楂益母膏，能活血化瘀、补中健胃，适于产后瘀血、恶露不止患者。山楂加谷芽、槟榔、枳壳等量研末，制成消食散，每服1~2克，可健脾开胃。

山楂加糯米制成山楂粥，能开胃消食、化滞消积、活血化瘀、收敛止痢，适于食积腹胀、消化不良、腹痛泄泻患者食用。鲜山楂1千克加核桃仁100克、蜂蜜250克制成山楂桃仁露，能活血化滞、健胃消食、降血压、降血脂、降胆固醇、扩张血管、营养心肌，适用于心血管病患者长期服用。山楂60克加荸荠300克、白糖适量等可制成雪红汤，能开胃消食、强心降血压、舒张血管、清肝化滞，适于肝火旺的高血压、动脉硬化和冠心病患者食用。山楂250克加丹参500克、枸杞子250克、蜂蜜、冰糖等制成养肝消瘀蜜，能补心血、清肝热，缓肝气、破瘀血、通经脉、润大便，适于肝炎患者恢复期饮用。

中医认为，山楂只消不补，脾胃虚弱者不宜多食。健康的人食用山楂也应有所节制，尤其是儿童，正处于牙齿更替时期，长时间贪食山楂或山楂片、山楂糕等，对牙齿生长不利。食用后要注意及时漱口刷牙，以防伤害牙齿。糖尿病患者不宜食用，可适当食用山楂鲜果。

注意：孕妇莫吃山楂！孕妇早期妊娠反应，喜欢选择味道酸的水果，但不要选择山楂，因为山楂有破血散瘀的作用，能刺激子宫收缩，可能诱发流产！产后服用可促进子宫复原。

（七）大枣

从前，郑韩大地有一对恩爱的中年夫妇，他们男耕女织，小日子过得幸福美满。有句话一直流传到现在：“每天一颗枣，红颜不见老”。为了让自己的妻子更年轻漂亮，他在自家的院子里种了一棵枣树，供妻子享用。

日复一日，年复一年，小枣树也一天天地长大。妻子每天食用一颗枣，也一天比一天年轻漂亮，大枣树看见它能为夫妻二人带来快乐和美丽的容颜，心里也十分高兴，所以结的大枣一年比一年甜、脆。

可是有一段时间，大枣树看见他们有点愁眉不展，妻子虽然还是美貌如花，但是头上已有几丝银发。原来是夫妇二人眼看自己的年龄越来越大了，到现在还没有个孩子，整天唉声叹气。大枣树决定帮帮这对夫妇。

这天晚上，二人早早吃过晚饭，上床入睡，进入了梦乡。妻子梦见了大枣树告诉她说：“我身上有一颗又大又红的枣儿，他就是你们的儿子。”当晚梦中醒来，按照大枣树的吩咐，夫妇二人小心翼翼地把那颗又大又红的枣儿摘了下来。掰开一看，里面坐着一个面色红润，又白又胖的小男孩。

这个好消息，很快就传遍了郑韩大地，许多没有孩子的人们都来这里定居，希望能

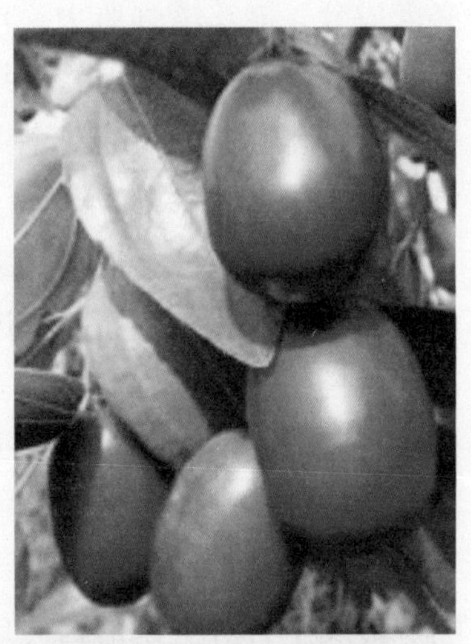

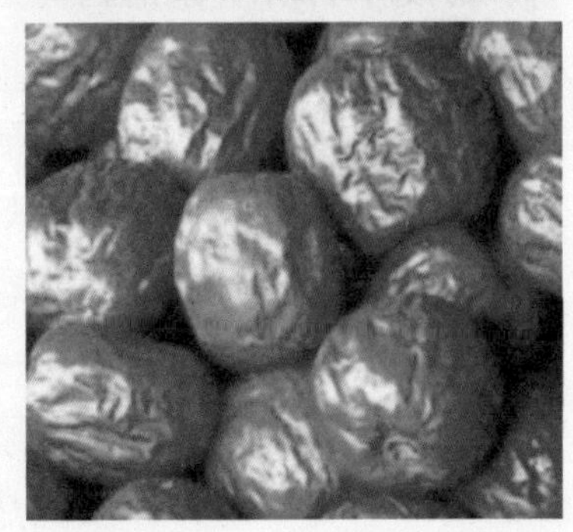

大枣

得到大枣树的恩赐。人们开辟荒地，种下了许许多多棵大枣树，人们也如愿以偿，过上了幸福的生活，成为了一个村庄。因为是梦中得子，所以后人就把村庄起名为梦庄，也就是现在的大枣之乡孟庄了。

大枣又名红枣、干枣、枣子，起源于中国，在中国已有4 000多年的种植历史，自古以来就被列为“五果”（桃、李、梅、杏、枣）之一。大枣富含蛋白质、脂肪、糖类、胡萝卜素、B族维生素、维生素C、维生素P以及钙、磷、铁和环磷酸腺苷等营养成分。其中大枣的维生素C含量在果品中名列前茅，有维生素王之美称。

据国外一项临床研究显示：连续吃大枣的病人，健康恢复比单纯吃维生素药剂快3倍以上。大枣所含有的环磷酸腺苷，是人体细胞能量代谢的必需成分，能够增强肌力、消除疲劳、扩张血管、增加心肌收缩力、改善心肌营养，对防治心血管系统疾病有良好的作用。中医中药理论认为，大枣具有补虚益气、养血安神、健脾和胃等作用，是脾胃虚弱、气血不足、倦怠无力、失眠多梦等患者良好的保健营养品。大枣对慢性肝炎、肝硬化、贫血、过敏性紫癜等病症有较好疗效。大枣含有三萜类化合物及环磷酸腺苷，有较强的抗癌、抗过敏作用。

难怪俗语说：一日食三枣，郎中不用找；门前一颗枣，红颜直到老；要想皮肤好，粥里加大枣；五谷加大枣，胜似灵芝草；一日吃三枣，终生不显老；宁可三日无肉，不可一日无枣。

大枣生吃时，枣皮易滞留在肠道中不易排出，因此吃枣时应细细咀嚼。枣皮中含有丰富的营养成分，炖汤时应连皮一起烹调。大枣虽然可以经常食用，但一次最好别超过20枚，吃得过量会有损消化功能，引发便秘。过多食用大枣会引起胃酸过多和腹胀。腐烂的大枣在微生物的作用下会产生果酸和甲醇，人吃了烂枣会出现头晕、视力障碍等中毒反应，重者可危及生命，所以要特别注意。

大枣具有补血的效果，一般认为最适合女性食用，但有些情况下却并非如此：月经期间有眼肿或脚肿、腹胀现象的女性不适合吃大枣，否则水肿的情况会更严重；体质燥热的妇女不适合在月经期吃大枣，否则会造成月经量过多。

十、怎样补钙才合理

合理补钙，增加骨质，提高骨密度。

钙是人体内含量最多的元素，约有1 200克，也是最容易缺乏的元素之一，其中99%形成骨骼，1%存在于血液软组织里。人体是否缺钙与两方面原因有关。一是峰值骨量，即在35岁左右时，人体骨量达到人生中最高骨量时的钙含量，主要由遗传因素、补钙因素和锻炼因素决定；二是钙流失情况，由钙的补充和流失量及生活习惯所决定，如嗜烟酒、咖啡、茶、可乐及盐摄入量过高、吃肉过多或过少都可导致钙的流失。

1. 不随广告走。增加自己的保健知识，正确认识补钙。钙品生产企业常以明星为前驱，吸引消费者。对此消费者应根据自身需要作出选择，不要被各类响亮的补钙商品名称所惑，切记此类商业用语纯属炒作，在营养学领域多数并不存在。

2. 不要听信某些钙品的夸大宣传。如一些广告称的“沉积好、吸收快”，使人误认为人体对钙的吸收是简单的过程，实际上钙进入人体首先要进入血液，形成含钙细胞，之后再通过复杂的变化过程穿透骨头最外面的硬层，固定到里面的骨质中。另有广告宣称自己的产品“颗粒比一般产品小若干倍”，实际上颗粒大小只是物理变化，并不能从本质上改善人体对钙的吸收率。目前人体对补钙产品中钙的吸收率仅在30%左右，事实上并不存在所谓的“95%”的吸收率。

3. 尽量通过改善饮食结构，达到从天然食品中获取足量钙的目的。在家庭日常的食物中，含钙较多的有牛奶、奶酪、鸡蛋、豆制品、海带、紫菜、虾皮、芝麻、山楂、海鱼、蔬菜等，特别是牛奶，每100克鲜牛奶含钙120毫克，如果每人每天喝奶250克，便能提供钙300毫克，再加上膳食中其他食物供给的300毫克左右的钙，便能完全满足人体对钙的需要。值得注意的是，在食用这些含钙丰富的食品时，应避免过多食用含磷酸盐、草酸、蛋白质丰富的食物，以免影响钙的吸收。

4. 检测钙的含量，应去正规医院。商店药店里摆放的“单光子骨密度测试仪”，只能测手臂的尺骨和桡骨，而钙的流失主要是腰椎和胯骨的缺钙，因此这种测试不准确。而且这类仪器是放射源，其辐射会对身体产生不良影响。

5. 钙产品并非越贵越好，应根据自身需要选用。目前市场上流通的钙产品，其品质没有太大区别。而且不同钙品适宜人群也不同，碳酸钙含净钙量高，吸收率高，是传统补钙制剂，但它并不适合胃酸缺乏者：磷酸钙含磷高，但不适合慢性肾功能不全者。

6. 补钙不是越多越好，重要的是吸收。每次服用元素钙超过200毫克时，就会降低吸收率。

7. 缺钙是老年人骨质疏松症的重要原因，应从改善饮食结构和服用钙品两方面加强钙的摄入量。在摄入含钙食品时，老年人应考虑自身的身体状况，饮食合理适中，促进身体吸收；在服用补钙产品时需注意，老年人肠道对钙的吸收能力较弱，单纯服用钙制剂无法从发病机制上有效防治骨质疏松症，必须服用一定剂量的维生素，才能防止钙质流失，提高肠道吸收钙的能力，促进骨代谢和骨形成。但特别需要引起重视的是，单纯补钙并不能全面防治骨质疏松症，内分泌失调、维生素D活力下降、运动量减少、盐摄入量过高等因素，都可能导致老年人患骨质疏松症。

8. 儿童补钙应以食补为主，在服用钙品时应特别小心。儿童肠胃功能较弱，不要选择碱性强的钙品，如碳酸钙、活性钙等。不应在服用钙品时同时饮用汽水、碳酸饮料等，以免降低吸收率。另外，儿童过量服用钙品，会抑制对锌元素的吸收，因此对缺锌儿童进行补钙时应以食补为主。

9. 服用添加维生素D的钙品应谨防积蕴中毒。许多消费者认为，补钙只能选择与维生素D合一产品，这是一种误解，由于人体个体差异普遍存在，并不是所有的人同时既缺钙又缺维生素D，部分人长期服用维生素D

反而会抑制体内自身维生素 D 的形成，或是引发维生素 D 大量摄入而积蕴中毒现象，中毒症状为高钙血症引起的肝肾功能损伤和软组织钙化，表现为食欲减退、反应迟钝、心律不齐、呼吸困难、恶心呕吐、烦渴多尿、便秘等。

10. 疾病患者应在医生指导下补钙。研究发现，心脏病患者补钙不当，会因钙沉积而引发人身意外，因此高血压、冠心病等心血管疾病患者应在专科医生指导下，合理摄取钙或服用钙制剂来达到降血压的目的，不能盲目补钙，避免发生意外。此外，正在服用甲状腺激素、四环素、皮质类固醇等激素类药物的患者，补钙时要先向医生咨询清楚，因为补钙剂与这类药物可能会相互作用，对人体产生不利影响。

十一、你会喝水吗

每天饮水量多少，何时饮水最合适，应该饮什么水，饮料不可以代替水。

亚太国际功能水协作组织专家委员专家提示：

我国成年人要维持正常健康的新陈代谢，平均每日应补充2升左右的水，大约为7～8杯水（其中包括从饮食中补充的水分）。要养成定时饮水的习惯，不要等渴了再去喝水，因为这时候机体已经缺水。喝水要讲究时间和方法，每天早、中、晚都要喝上1～2杯水，慢慢喝、细细品，就能从中感觉到有一股微微的甘甜，而且小便清长，大便通润，神清气爽。我们常说人可三天不吃饭，但不可一日不喝水。平时有个头疼脑热到医院看病，末了大夫除了要你按时服药之外，一定会叮嘱你好好休息，要多喝些水。这不仅是因为药物只有溶解在水里才能被人体吸收，而且水本身就有镇静、清热、排毒的作用。我国宋代诗人陆游在颠簸流浪中活了80多岁，曾写下诗句："九转还丹太多事，服水可以追神仙。"在他看来要健康长寿饮水比炼丹还要好。

1. 饮用水的要求。

从饮水与健康的角度来讲，目前主流科学家都认为良好的饮用水应该符合以下几点要求：

(1) 应该是干净的，不含致病菌、重金属和有害化学物质。

(2) 应该含有适量的矿物质和微量元素。

(3) 应该含有新鲜适量的溶解氧。

(4) 应该是偏碱性的，水的分子团要小，活性要强。

2. 饮用水的分类。目前市场上饮用水大致可分为3大类：

(1) 纯净饮用水：非常干净，特别适合用来调酒、调味，也可饮用。在水源、水质较差的地区，喝纯净饮用水不失为一个较好的选择。我们只是不提倡小孩和老人单纯饮用纯净饮用水。

(2) 健康饮用水：符合标准的矿泉水是不错的，另外自来水经过深度加工（如精密过滤、活性炭吸附、紫外线灭菌等）以及经矿化活化处理后的纯净水都可称为健康饮用水。

(3) 功能性饮用水：是较新的饮用水品种，它要求水在洁净的基础上经过物理处理，使水分子团变小，酸碱度为偏碱性，水的氧化还原电位降低，甚至为负电位。功能性饮用水具有抗疲劳、抗氧化、调节血脂的作用。难能可贵的是，这些保健作用都是在不加添加剂（药物和营养剂）的情况下产生的。它除了可作一般饮用水外，更适合中老年人和目标人群（如工作繁忙、压力过大、营养过剩）饮用。

3. 饮用水的"体质"。专家教您分辨饮用水的"体质"：

(1) 纯水：经过膜分离过滤装置的饮用水，一方面滤掉了水中的有害物质，另一方面也滤掉了对人体有益的矿物质和微量元素。

(2) 净水：经活性炭等过滤的饮用水，在过滤有害物质的同时会对矿物质等有益元素进行保留，但过滤芯必须保持干净、定期更换，才能保证水的"体质"稳定。

(3) 矿泉水：采自地下深层流经岩石的地下水，经过一定处理成为饮用水，以含有一定的矿物质和微量元素为显著特征，对人体的新陈代谢有益。矿泉水优劣辨别：商标上印有水中的离子含量，一般钙高钠低的搭配为上品，另外还标注了镁、钾、硫酸根等微量元素含量的为最佳。

(4) 矿物质水：矿物质饮品不是矿泉水，矿物质是人工添加的，在配比上有难度，营养价值不如意。

(5) 山泉水：山泉水也不是矿泉水，因国家尚无相关标准，“体质”并不稳定

(6) 富氧水：富氧水为人工充氧，水中氧的溶解是有饱和度的，并非越多越好。

(7) 蒸馏水：水在煮至100℃沸点后，在高温杀菌的同时，一些沸点小于100℃的有害物质也会留存下来，如沸点为70℃的四氯化碳就无法过滤掉。

“安全并不是唯一标准，人们在选择长期的饮用水时更应该注重其是否有益于人体健康”，中国医促会健康饮用水专业委员会常务理事牛晓英认为，“不含有害物质的纯水很干净，尽管安全但长期饮用对人体并无益”。评判水的“体质”健康与否更重要的是，水的硬度是否偏弱碱性，其中宏量元素和微量元素的含有量以及水分子的大小也十分重要。

尽管专家一致认为矿泉水是饮用水之冠，但人们对矿泉水却有众多疑问。如“为什么矿泉水喝起来有股怪味”、“为什么用矿泉水泡茶会发红”……面对众多的疑问，复旦大学公共卫生学院朱惠刚教授解释，不同水源采来的矿泉水“体质”也有差异。

目前国家制订的矿泉水标准只是对矿泉水生产企业的准入限制，并没有对不同地下水源的“体质”作出更细化的评价。如在日本，除国家标准外，矿泉水还拥有美味和健康两项指标，用来给不同口味的消费者提供选购的便利。如有的矿泉水健康指数平平，美味指数则偏高，而有的则是健康指数奇高，美味指数刚过关，这或许对于引导消费者饮用会有帮助。

4. 专家提出健康饮水7大标准。在2003年9月首届天津科技学术交流月活动中，有关专家提出健康饮水7大标准：

(1) 不含有毒、有害及有异味的物质；

(2) 硬度适中；

(3) 人体所需的矿物质含量适中；

(4) ph值呈微碱性；

(5) 水中溶解氧及二氧化碳含量适中；

(6) 水分子团小；

(7) 水的生理功能强。

5. 专家提示。

(1) 成人最好每天喝水不少于6次。

(2) 少年儿童每天喝水要保证在1 000毫升左右。

(3) 喝新鲜开水时不要太烫，一般以25～30℃为宜。

(4) 发烧时，多喝开水可提高抵抗力，消汗，多小便，除了能降低体温外，还能排除血液中的有毒物质，所以科学饮水将使人受益无穷。

(一) 如何喝水才算科学

喝水虽然人人会，但如何喝水才算科学？

喝水在保健饮食中扮演重要角色，科学地根据人体的生理要求来安排每天喝水的数量、时间和方法。这对人体的健康有很大的关系。人们喝水，一般常根据是不是口渴了而定，这是不合理的。因为口渴表示人体水分已失去平衡，是人体细胞脱水已到一定程度，中枢神经发出要求补充水分的信号。口渴后才喝水，等于泥土龟裂了才灌溉，不利于植物的生长。

1. 宜餐前空腹喝水。人体每天平均消耗的水分（经过呼吸道、大小便、皮肤等）约为2 500毫升，除了体内物质代谢可氧化生水300毫升外，每天至少应从饮食中补充2 200毫升，才能达到平衡。这2 200毫升的水应该怎样科学地补充到人体中去呢？扼要地说就是：餐前空腹喝水，餐时有汤有水。餐前空腹喝水，是说早、中、晚三餐之前约1小时，应该喝一定数量的水。因为，食物的消化是靠消化器官的消化液来完成的。消化液（唾液、胃液、胆汁、胰腺液、肠液）每天分泌的总量达8 000毫升左右。饭前空腹喝水，水在胃内只停留2～3分钟，便迅速进入小肠并被吸收进入血液，1小时左右可补充到全身组织细胞，满足体内对水的需要。所以，餐前喝水就可以保证分泌必要的、足够的消化液，来促进食欲，帮助消化吸收，同时又可以不影响组织细胞中的生理含水量。因此，饭前补充水分很重要，尤其是早餐前。因为睡了一夜，时间较长，人体损失水分较多，早上醒来，多饮些水是非常重要的。

2. 空腹宜喝温开水。空腹喝水宜用温开水，也可以用清淡的饮料，如果汁、淡茶、菜汁等。牛奶、豆浆等补充营养不应在空腹时食用，而应放在进餐时或进餐后食用。天热多汗，应酌量增加喝水量；大量出汗后应补充一些极淡的盐水。

浓茶和盐水不能代替空腹喝水，因为浓茶有利尿作用，影响人体水的平衡，会引起细胞脱水。盐即氯化钠，由于细胞内含钠量很低，我们喝了盐水以后，盐水能进入血液和组织，却不能进入细胞，过浓时反而引起细胞脱水，这对人体是没有好处的。

3. 为什么进餐时要有汤有水呢。进餐时喝一定数量的汤水，有助于溶解食物，以便胃蠕动时将食物和胃液搅拌，进行初步的消化，并供应更多的水分，以利于食物在小肠中的消化和吸收作用。如果餐前、餐时不补充适量的水分，当饭后胃液大量分泌时体液失水，势必引起口渴。这个时候再喝水，就会冲淡胃液而影响消化，还要因喝水过多而增加心脏和肾脏的负担。

（二）儿童与水

1. 少儿不宜长期饮用纯净水。有了饮水机和纯净水，喝水似乎变得方便多了，但多数人想不到我们喝的竟是一种没有营养、功能退化的水。纯净水喝多了对少年儿童的害处很大。水营养学专家李复兴教授介绍，纯净水在清除水中有害物质的同时，也过滤掉了水中的微量元素。他指出，少年儿童钙的需要量30%来自于水，长期喝纯净水的话，这部分钙的来源就没有了。另外食物中的钙比水中的钙吸收要来得慢，要低很多。儿童长期喝这样的水，不仅不能补充钙、锌等微量元素，体内已有的矿物质反而会被纯净水吸收排出体外。

前不久，中国消费者协会正式发布消费警示，少年儿童和老年人不宜长期喝纯净水。还要提醒消费者的是，桶装密封的纯净水，一旦启封与空气接触24小时后，就开始滋生细菌。所以，把一桶纯净水喝上几周的做法是不可取的。

2. 儿童饮料首选温开水。当各种饮料充斥各大商场的柜台时，国内外一些专家也以极大的兴趣，潜心于对温开水活性的研究。研究表明，温开水能提高脏器中乳酸脱氢酶的活性，有利于较快降低累积于肌肉中的“疲劳素”——乳酸，从而消除疲劳，焕发精神。水对人体的生理功能主要有四个方面：

⑴ 人体组织和细胞的养分及代谢物在体内运转，都需要水作载体。

⑵ 水可以调节体温，使人体温度不会波动太大。

⑶ 水是人体组织之间摩擦的润滑剂。

⑷ 水有极强的溶解性，多种无机和有机物都易溶于水中，体内代谢废物在水的作用下易清除到体外。

所以，专家强调，孩子们的饮料首选温开水。

（三）老人与水

1. 半夜喝水可防病。医学人员曾对老年人进行分组研究，一组半夜起来喝250毫升白开水，另一组则一觉睡到天亮，然后在清晨分别测定他们的血液浓度。结果发现，喝水一组的人血液浓度明显降低。

脑血栓形成绝大部分是清晨起床时被发现的，猝发时间多在半夜。老年人由于生理衰老等各种因素，大都有不同程度的动脉粥样硬化等心血管疾病，血液黏稠度也较高。夜间缺水会使血液黏稠度升高，血小板凝聚力亢进，使原来粥样硬化的血管更易产生栓塞，当栓子脱落在脑动脉、冠状动脉及其分支内时，便发生缺血性中风或心肌梗死。

2. 老人多喝水防皮肤衰老。人一到了中、老年期，细胞内的水分会比青年期减少3～4成之多，也因为这样，中、老年人大多数的皮肤会出现皱纹，如果不能充分补充水分，不仅皮肤起皱情况严重，还将影响正常的排尿运行！

国外的研究报告指出，人们习惯口渴后才喝水，但是到了中年，口渴的感觉会随年龄增加而越来越不明显。老年人往往在明显缺水时，喝水的要求也不强烈，尤其是气温骤升或是热浪袭人时，发生中暑或其他意外的特别多，甚至还出现“热死”的案例。所以中年人最好要有随时喝水补充的概念，老年人则要养成不渴也要适量饮水的习惯。

其实补充水分的方法很多，许多营养师的建议是：将蔬果熬成汤、喝茶（浓茶不宜）或凉开水等等。特别注意的是，早上起床后如果能先喝一杯凉开水，对身体很有帮助；因为人体一夜睡眠之后，水分从出汗、排尿和呼吸中消耗不少，血液变得浓稠，血管腔也因血流量减少而变窄，容易引发心脑血管栓塞等意外。所以，正确地补充水分，不但可降低血液稠度，促使血管扩张，还具有清涤胃肠道的功用，进而帮助消化，防治便秘。

至于饮水量方面，还得视个人状况而定，最好是少量多喝。而较卫生的选择，应该是喝凉开水、盐开水、茶水或新鲜的矿泉水等。当然，每次摄水量不宜过多，以免增加心、肾负担。其次，与常人一样的，中、老年人劳动或运动过后，虽然大量出汗，也不适合喝得太多。

3. 老人不渴也应喝点水。步入花甲以后的老人，体内水分会逐渐减少，呈现慢性脱水现象。如皮肤细胞水分减少，使皮下组织和弹性组织减少，皮脂腺分泌水分降低，皮肤变得干燥，皱纹增多。水分不足还会影响唾液、胆汁、胃液的分泌，老人因而会感觉精神萎靡、出现消化功能障碍等。因此，为了健康长寿，老人要养成即使口不渴也要每天喝点水的习惯。每天以1 000～1 500毫升为宜，在每日三餐前半小时喝可增加食欲，同时也有益于老年人的全身健康。一般来说，在冬春季节，气候寒冷而干燥，老年人易患感冒，容易因发烧而引起机体缺水，加之冬季饮水量减少，老年人在冬春季容易出现体内缺水。夏秋季节，人出汗较多，如果不能及时补充水分，也容易引起机体脱水。另外，在一年四季都有可能吃不洁食物而引起腹泻，其结果也可致老年人体内严重缺水，所以在腹泻时要注意多饮水。

4. 老年人饮水的最佳时间。

（1）睡前：据专家研究，老年人晚间睡前不饮水，可导致血浆浓缩、血液黏稠度升高和血小板凝聚能力亢进，从而导致体内血栓形成。对于老年人或患心脑血管缺血性疾病的人，晚间睡前饮杯水，可以预防致死性梗死。不少老年人不习惯睡前饮水，怕夜间起床排尿。其实老年人膀胱萎缩，容量减少，不饮水照样要起床排尿。

（2）半夜：老年人由于肾脏收缩功能减退，夜间尿多，这就导致体内缺水，易使血流黏稠，心脑血流阻力加大，易引发心脑血管病变。对于患有心脑血管病的老人来说，因血管内膜发生变化，血液黏滞性偏高，易形成缺血性脑中风，夜间缺水更加大了这种危险。因而，半夜饮水很重要。

（3）起床后：老年人在夜间睡眠时，因排尿、出汗、呼吸，体内相对缺水，导致血液浓缩、血流缓慢、机体代谢物积存。起床后饮杯水，可使血液正常循环，有预防高血压、脑血栓、心肌梗死等疾患发生的作用。饮水后跑跑步更有益处。水分可使胃肠道保持清洁，还有助于肝脏的解毒以及肾、内分泌功能的改善，提高免疫功能，预防感冒、咽喉炎、关节炎和某些皮肤病。

（四）女人与水

1. 喝清水可减肥。清水有助燃烧脂肪，最简单的减肥法是日饮8杯清水。饮清水可以减肥？不少人每天为食物热量与体重这几组数字而烦恼，德国科学家却发现一种可能是最简单的减肥妙法，就是每天喝2升水，帮助消耗热量，达到减肥效果。不过，营养师对此“崭新”发现持审慎态度，并强调减肥也要注意均衡营养，而每天喝2升水确是有助身体新陈代谢的健康之道。

德国柏林查理特大学（Charite University）一项研究发现，那些遵从健康建议每天喝2升水（以每杯水约250毫升计，即大约8杯）的人，每天可额外燃烧多628.02焦耳热量。领导这项研究的教授Michael Boschmann称，水能刺激交感神经调节新陈代谢，提高身体新陈代谢效率，达到燃烧更多热量的效果。但研究人员强调，只有喝清水才有额外消耗热量的效果，饮用有气的水及其他饮料则只会有相反效果。

2. 水做的女人。水不是万能的，但没有水是万万不能的。在严寒干燥的季节柔滑的肌肤是美丽的最高指数。水分到底能发挥多少的美容功效？外用的补水产品是否比饮水更加功效显著？那些是饮水可以解决的皮肤问题吗？我们为你解答——

饮水多的人比饮水少的人皮肤润滑，所以饮水可以使干燥的肌肤变得滑润！错！冬天里皮肤变得干燥是皮肤表面同时失去水分和油脂所致，要有效解决干燥需要及时涂抹具有保湿作用的乳液。仅仅通过饮水不能解决问题。

冬季出汗少所以不会消耗太多的水分，每天的饮水量不必达到8杯？错！我们每天大约烧掉8 372焦耳的热量，而每烧掉62.8焦耳的热量就需要流失一勺的水分。每天8杯水正好补充每日的流失量。而且饮水可以带走身体里的废物和毒素，饮水充足的人比饮水少的人更少受皮肤问题的困扰。所以冬季也不应减少饮水量。夏季排汗多，有意识增加饮水倒是必要的。

多饮水可以消除黑眼圈！错！黑眼圈形成的原因有二。第一、遗传因素、睡眠不足、感冒或敏感的影响。第二、血液循环不好。但是多饮水并不能促进血液循环而使黑眼圈消失。

倒刺、指甲边的硬皮是双手缺水的信号！对！除了专门的润手霜以及新颖的可以滋润双手软化倒刺和手指关节纹的手套外，还可以用2勺蜂蜜、1勺杏仁油和1勺柠檬肉一起揉搓双手。揉搓几分钟后用温水洗掉可以起到深层滋润的作用。另外，在干燥部位涂上凡士林以后再入浴，比浴后涂的效果更好。对于指甲边的硬皮剪并不是最好的办法。除了使用专门的软化油之外，以蛋黄、菠萝汁和醋的混合液摩擦可以使硬皮软化，但是要长期坚持才有效果。

3. 要“面子”请“喝水”。“我的脸最近干巴巴的，用点什么好？”

“脸部皮肤变得敏感了，有时有小红疙瘩，甚至又痒又疼，该怎么办?”春季来临，不少化妆品专柜前常能听到这样的询问。面子上的事可马虎不得，不仅是女性，众多男性也想挑到合适的护肤产品让自己颜面有光。

据专业人士讲，春季人体机能活跃，皮脂腺分泌旺盛，皮肤并不缺油，感觉干是因为缺水。具备保湿功效的护肤品，如水分平衡产品、保湿液、霜、凝露等是必不可少的，同时避免购买油性成分大的护肤品。另外，春季干燥多风，紫外线也很强烈，防晒用品也要用，也不妨做做深层皮肤护理。

如果没有时间或囊中羞涩不能光顾美容院，在家用加湿器或干脆打一盆开水，让蒸气熏蒸脸部，然后用毛巾包住脸部10～15分钟后，会感到十分舒畅。

（五）白开水是最好的饮料

白开水不含热量，不用消化就能为人体直接吸收利用，一般建议喝30℃以下的温开水最好，这样不会过于刺激肠胃道的蠕动，不易造成血管收缩。

1. 喝水不当会“中毒”。“水中毒”是指长期喝水过量或短时间体内必须借着尿液和汗液将多余的水分排出，但随着水分的排出，人体内以钠为主的电解质会受到稀释，血液中的盐分会越来越少，吸水能力随之降低，一些水分就会很快被吸收到组织细胞内，使细胞水肿。开始会出现头昏眼花、虚弱无力、心跳加快等症状，严重时甚至会出现痉挛、意识障碍和昏迷。因此有些女孩子靠超大量喝水来减肥是很危险的。

2. 补充水分因人而异。除了口渴，健康的人以尿液颜色来注意何时应该多补充水分：尿液颜色正常应该是淡黄色，如果颜色太深就必须多补充水分；若颜色很浅就可能是喝水太多了。多喝水可以刺激肠的蠕动并软化大便，因此，便秘的人应特别注意汲取足够水分。感冒发烧时多喝水，能促使身体散热，帮助病人恢复健康。运动量大的人也需要增加水量。有膀胱炎病人常常会因排尿不畅控制饮水，其实这是不明智的做法。此类病人要比平常喝更多水，使尿量增多，增加冲洗流通的作用。水有利尿功能，可以使输尿管、膀胱流畅，防止结石发生和细菌感染。水喝太多会增加心脏及肾脏的负担，患有心脏病、肾脏及肝脏有问题的人，都不适合多喝水，应根据医生建议控制饮水量。

3. 饮水的4个最佳时间。

第一次：早晨刚起床，此时正是血液缺水状态。

第二次：上午8时～10时左右，可补充工作时间流汗失去的水分。

第三次：下午3时左右，正是喝茶的时刻。

第四次：睡前，睡觉时血液的浓度会增高，如睡前适量饮水会冲淡积压液，扩张血管，对身体有好处。